高 等 学 校 教 材

医学图像处理

第二版

丁明跃 蔡超 张旭明

U0243637

高等教育出版社·北京

内容简介

　　本次修订后的教材主要分为两个部分：第一部分包含图像滤波、图像恢复、边缘检测、轮廓提取、图像编码等传统图像处理内容，以及对于图像分析中广泛涉及的两个最为重要的内容——图像分割与图像配准的详细介绍；第二部分重点介绍深度学习、非局部均值等近年来广泛应用的新的图像处理方法在医学图像处理中的应用实例，从而使读者在掌握最新图像处理方法的基础上，对于图像处理在医学领域的应用也有所了解。本教材在课程内容介绍过程中，特别注重加入了作者多年来从事医学图像处理相关的研究工作内容，从而使该教材与传统的图像处理教材相比，更具实用性和先进性，为读者了解和掌握医学图像处理的主要理论和技术方法奠定了基础。

　　本书适用于生物医学工程专业本科生、硕士研究生以及其他非电类专业毕业的博士研究生，也可以作为从事生物医学工程专业研究工作的青年教师的自学用书。

　　本书为新形态教材，用手机扫描二维码，输入封底的 20 位密码（刮开涂层可见），完成与教材的绑定后可观看学习网上资源。与教材绑定后，网上资源的使用有效期为一年。

图书在版编目（CIP）数据

　　医学图像处理/丁明跃,蔡超,张旭明主编.--2版.--北京:高等教育出版社,2021.4（2022.5重印）
　　ISBN 978-7-04-055235-5

　　Ⅰ．①医… Ⅱ．①丁…②蔡…③张… Ⅲ．①医学图像-图像处理-高等学校-教材 Ⅳ．①R445

　　中国版本图书馆 CIP 数据核字（2020）第 209299 号

Yixue Tuxiang Chuli

策划编辑	王耀锋	责任编辑	王耀锋	封面设计	张　楠	版式设计	杨　树
插图绘制	于　博	责任校对	高　歌	责任印制	存　怡		

出版发行	高等教育出版社	网　　址	http://www.hep.edu.cn
社　　址	北京市西城区德外大街 4 号		http://www.hep.com.cn
邮政编码	100120	网上订购	http://www.hepmall.com.cn
印　　刷	北京市艺辉印刷有限公司		http://www.hepmall.com
开　　本	787mm×960mm　1/16		http://www.hepmall.cn
印　　张	19	版　　次	2010 年 3 月第 1 版
字　　数	350 千字		2021 年 4 月第 2 版
购书热线	010-58581118	印　　次	2022 年 5 月第 2 次印刷
咨询电话	400-810-0598	定　　价	37.60 元

第二版前言

  《医学图像处理》自 2010 年出版以来，被多个学校选为教材和参考书，迄今已有十年。在"医学图像处理"课程讲授过程中，作者及学生们发现了书中所存在的一些问题和错误，因此，有必要出版新的版本加以勘误。此外，近十年来，医学图像处理技术也有了飞速的发展，许多新的方法与思想不断涌现，在这些新的医学图像处理思想和方法中，基于非局部均值和深度学习方法的影响最为巨大。为此，我们邀请了张旭明副教授和蔡超副教授分别增加编写了"基于非局部均值的医学图像降噪"和"深度学习方法"两章，作为新版教材的第二部分，即应用篇。这两章以医学图像处理的应用为实例，介绍了这两种新的理论与方法在图像处理中的各种具体应用，以期为读者提供关于这两种方法的基本思想、基本原理与基本方法的介绍，从而为人们开展非局部均值和深度学习方法在医学图像处理中的应用研究奠定基础。

丁明跃

2020 年 7 月

第一版前言

从 1895 年德国物理学家、德国维尔茨堡大学校长兼物理研究所所长伦琴教授(1845—1923)拍摄的世界上第一张 X 光片算起,医学成像技术已经经历了一百多年的发展历程,先后出现了超声、CT、MRI、PET/SPECT 等已在临床中广泛应用的各种成像技术。特别是伴随着计算机技术的发展、普及和应用,医学图像处理技术也有了飞速的发展,计算机技术不仅使得所采集到的图像更加清晰,提高了图像的对比度,同时通过研究各种自动分割算法,使得从图像中自动或半自动提取人们感兴趣的图像特征成为可能。各种三维、四维图像采集与处理系统,进一步拓宽了医学图像处理的应用领域,它不仅可以辅助医生进行疾病的诊断与治疗,而且通过图像配准等技术手段,实时地为介入式无创或微创手术治疗提供手术导引,从而大大提高了治疗效果,缩短了病人住院以及康复的时间。此外,医学影像在病人随诊等过程中,可以完成手术前后的定量对比和比较,从而为准确判断手术以及药物等的疗效提供定量的分析数据和可靠的科学依据。

生物医学工程是运用现代自然科学与工程技术的原理与方法,从工程学的角度,在多层次上研究生物体,特别是人的结构、功能及其他生命现象,研究和开发用于防病治病、人体功能辅助及卫生保健的人工材料、制品、装置、系统和工程技术的一门交叉学科。目前,我国已有一百多所大学建立了生物医学工程本科专业,因此,编写一本能够适用于该专业教学和科研应用需要的医学图像处理教材很有必要。作者从 2002 年起就先后在加拿大西安大略大学、华中科技大学等讲授"医学图像处理"本科生及研究生课程(为了区别,研究生课程一般命名为"现代医学图像处理",重点讲述图像分割和图像配准两大部分等内容)。本书的编写目的是在现有教材讲义基础上,通过充实、提高,形成一本能够适用于生物医学工程专业的专业课教材。

本书在编写过程中主要考虑了以下三个特点:

1. 注重与传统图像处理教材的区别。传统的图像处理主要以图像处理在通信、工业检测、国防等领域为主要应用对象,未涉及医学成像自身的特点和规律,而本书将紧紧围绕医学应用这一主题进行介绍和论述,因而具有更大的实用性。

2. 更具直观性和实践性。图像处理是一门实用性很强的技术,因此,为了便于学生们了解和掌握基本概念和方法,我们采用了大量的图像与图片进行直观分析和说明,并辅助以大量的编程实践习题,这不仅大大增强了他们的感性认识,同时也可进一步提高学习兴趣,培养学生的动手能力。

3. 紧密结合医学应用。医学图像处理是一门应用技术,学习该课程的一个首要目的就是使学生不仅能够掌握基本的图像处理概念和基本知识,更重要的是通过各种实例,使学生学会如何在具体的医学应用中运用这些基础知识和理论,并对这些方法和算法进行计算机编程。

本书共分为十章。第一章引言。重点介绍了什么是图像、图像的基本分类、图像处理的典型应用,特别是图像处理在医学中的应用。第二章图像处理基本知识。首先介绍了人眼视觉系统、图像的二维与一维表示、三维与四维图像的定义,接着给出了图像中四邻域与八邻域的定义,最后在介绍图像直方图的基础上,讨论了目前常用的图像质量评价标准和定量度量方法。第三章图像滤波、恢复与增强。首先介绍了图像噪声的数学模型与分类,在此基础上,介绍了常用的图像滤波方法,包括均值滤波法、高斯滤波方法、中值滤波法等,接着介绍了常用的图像增强方法,最后讨论了什么是图像恢复、去运动模糊的基本方法和图像插值问题。第四章边缘检测。首先对于常用的 Roberts 算子、Prewitt 算子、Sobel 算子进行了介绍,然后讨论了 LOG 算子以及 Canny 算子。第五章图像分割。首先介绍了什么是图像分割以及图像分割方法的主要分类,然后分别介绍了基于门限的图像分割方法、区域生长方法、分水岭方法以及基于纹理的图像分割方法。第六章图像轮廓提取。该章是本书的特色和重点之一,分别介绍了主动轮廓模型、近年来较为流行的水平集方法以及主动形状模型方法。第七章图像配准。首先介绍什么是图像配准以及图像配准的主要应用和图像配准方法的分类,然后重点介绍了目前最常用的四大类图像配准方法,即基于区域的配准方法、基于特征的配准方法、点映射的配准方法和基于互信息的配准方法,最后介绍了非刚体变换的两种配准方法。第八章数学形态学。形态学是图像处理,尤其是二值图像处理中的一个常用数学工具。该章重点介绍了基于形态学的图像处理方法,包括二值图像和灰度图像的形态学处理方法。第九章基于偏微分方程的图像处理方法。该章对于近年来应用较为广泛的基于偏微分方程的图像处理方法进行了介绍,包括各向异性的图像模型,以及异质扩散在图像噪声抑制、边缘提取与分割中的应用。第十章图像压缩。首先介绍了什么是图像压缩以及图像压缩的主要应用,然后讨论了图像压缩方法的分类问题,重点介绍了霍夫曼编码等无损压缩方法以及 JPEG、JPEG2000 以及小波变换等有损压缩方法,最后介绍了目前图像处理中常用的医学图像压缩格式。

医学图像处理是一门新的专业课程,因此如何正确选择所包含的讲授内容是一项值得研究与探讨的问题。目前与之相关的已经出版的教材主要有《医学图像处理与分析》(田捷,包尚联,周明全,电子工业出版社,2003 年)和《医学图像处理与分析》(罗述谦,周果宏编,科学出版社,2003 年 8 月)两本。在这两本教材中，都包括了医学影像系统中的许多内容，而这些内容与生物医学工程专业的"医学影像系统原理"等专业课程存在较大的重叠。因此，一方面考虑到"医学图像处理"课程学时数的限制（在华中科技大学目前采用的是 32 学时），同时又考虑到生物医学工程专业学生大多将选修"医学影像系统原理"课程，而没有选修过"数字图像处理"课程的专业特点，本教材试图在较短的时间内能够介绍医学图像处理所涉及的主要基础理论和方法，从而为学生奠定必备的数字图像处理基础知识。但由于作者个人水平的局限，所选内容是否能够满足生物医学工程专业发展的需要，还需要经过实践的检验，也希望读者提出宝贵意见。在原讲义形成过程中，我们所选用的各种图片来自不同的渠道，包括作者自己所从事的科研工作、发表的论文与专著（章节）以及在会议及其他场合所作的报告，还有一部分来自网页或通过其他途径获得，我们已尽可能获得相关的授权或许可，但仍有部分图片无法确定其来源，希望这些图片的版权所有者能与我们联系，以适当方式妥善解决该问题。

　　本教材也是作者从事图像处理二十多年来工作的总结，在此感谢作者指导过的研究生们对本书所提供的帮助。同时，作者对所有其他对于本书的形成提供过帮助的人表示感谢。

丁明跃，蔡超

2009 年 8 月

目　　录

第一章　引言 ··· 1

1.1　图像的定义 ··· 1

1.2　图像的分类 ··· 1

1.3　图像处理的定义 ·· 5

本章小结 ··· 8

参考文献 ··· 8

习题 ·· 9

第二章　图像处理基本知识 ·· 10

2.1　人眼的结构 ·· 10

2.2　四邻域与八邻域 ··· 12

2.3　图像的二维与一维表示 ··· 13

2.4　图像直方图 ·· 13

2.5　图像质量评价与度量 ·· 16

2.6　不同类型医学图像特点分析 ··· 18

本章小结 ··· 19

参考文献 ··· 19

习题 ·· 20

第三章　图像滤波、恢复与增强 ··· 21

3.1　图像噪声 ··· 21

3.2　常用的图像滤波方法 ·· 23

3.3　图像增强 ··· 27

3.4　图像恢复的定义 ··· 30

3.5　图像恢复方法 ·· 32

3.6　图像插值 ··· 33

本章小结 ··· 37

参考文献 ··· 37

习题 ··· 37

第四章　边缘检测 ·· 38

4.1　图像边缘的定义 ··· 38

4.2　图像梯度 ··· 39

4.3 图像边缘梯度算子 ·· 40

4.4 高斯-拉普拉斯算子 ··· 41

4.5 Canny 算子 ··· 44

4.6 边缘与轮廓 ··· 47

本章小结 ·· 47

参考文献 ·· 48

习题 ·· 48

第五章　图像分割 ·· 49

5.1 图像分割的定义 ·· 49

5.2 基于门限的图像分割方法 ·· 50

5.3 区域生长方法 ·· 55

5.4 分水岭方法 ··· 59

5.5 基于纹理的图像分割方法 ·· 64

本章小结 ·· 66

参考文献 ·· 67

习题 ·· 67

第六章　图像轮廓提取 ·· 68

6.1 主动轮廓模型 ·· 68

6.2 水平集方法 ··· 73

6.3 主动形状模型方法 ·· 80

本章小结 ·· 92

参考文献 ·· 93

习题 ·· 94

第七章　图像配准 ·· 95

7.1 图像配准的定义 ·· 95

7.2 图像配准的主要应用 ··· 95

7.3 图像配准方法的分类 ··· 98

7.4 基于区域的配准方法 ··· 99

7.5 基于特征的配准方法 ··· 104

7.6 点映射的配准方法 ·· 108

7.7 基于互信息的配准方法 ·· 114

7.8 非刚性医学图像配准 ··· 118

7.9 基于水平集的非线性配准 ·· 125

本章小结 ·· 127

参考文献 ·· 128

习题 ·· 130

第八章　数学形态学 ·· 132

8.1　简介 ··· 132

8.2　一些基本定义 ·· 132

8.3　形态学算子 ·· 134

本章小结 ··· 143

参考文献 ··· 143

习题 ·· 143

第九章　基于偏微分方程的图像处理方法 ·············· 144

9.1　偏微分方程理论及其在图像处理中的应用 ······· 144

9.2　各向异性图像模型 ······································ 147

9.3　基于异质扩散的图像边缘特征提取 ··············· 153

9.4　基于异质扩散的图像噪声抑制 ····················· 163

本章小结 ··· 166

参考文献 ··· 167

习题 ·· 169

第十章　图像压缩 ·· 170

10.1　图像压缩的一般过程 ································· 170

10.2　图像压缩方法的分类 ································· 171

10.3　无损压缩方法 ·· 172

10.4　有损压缩方法 ·· 175

10.5　常用的医学图像压缩格式 ·························· 196

本章小结 ··· 204

参考文献 ··· 205

习题 ·· 205

第十一章　基于非局部均值的医学图像降噪 ············ 206

11.1　非局部均值算法原理 ································· 206

11.2　基于非局部均值的超声图像降噪 ················· 208

11.3　基于非局部均值的 MR 图像降噪 ················ 218

11.4　CT 图像非局部均值降噪 ··························· 228

11.5　PET 图像非局部均值降噪 ························· 232

本章小结 ··· 234

参考文献 ··· 235

习题 ·· 238

第十二章　深度学习方法 ·· 239

　12.1　机器学习方法 ·· 239

　12.2　人工神经网络 ··· 245

　12.3　深度学习和卷积神经网络 ································ 264

　12.4　深度学习在医学图像处理中的应用 ···················· 274

　本章小结 ··· 283

　参考文献 ··· 284

　习题 ··· 285

附录 ··· 287

第一章

引　言

第 1 讲

1.1　图像的定义

　　图像的英文通常译为 image,目前缺乏关于图像严格而统一的定义。一般认为,最早为了与传统意义上的模拟图像相区别,图像又称为数字图像(digital image),是数字化表示的图片(picture)或照片(photo)。这些图片或照片,既可以通过成像装置,如摄像机(camera)、扫描仪(scanner)或数码相机(digital camera)等成像系统直接拍摄获得,也可以由计算机产生的人工图片(picture)或图表(graph)获得。因此,一般来说,可以认为各种数字化表示的图片、图表以及照片的统称即为图像。图像与信号(signal)的概念有区别,它是至少二维的高维信号。图 1.1 给出了各种不同的常见图像表现形式。

1.2　图像的分类

　　根据不同的图像特性,图像可以采用不同的分类方式。例如,按照图像灰度取值的不同,可以分为黑白图像(black and white image)[准确地说应当是二值图像(binary image)]、灰度图像(gray level image)和彩色图像(color image)。图 1.2 给出了同一场景不同类型的图像,从图中可以看出,随着表示图像灰度和色彩灰度等级的增加,图像所包含的信息越来越丰富,但是它们记录这些图像信息所需要的存储空间也越来越大。

　　需要指出的是,图像处理中所指的黑白图像中的"黑白"的含义与人们在论及黑白电视时所指的"黑白"的含义是不相同的。严格意义上讲,黑白电视实际上是指显示图像为灰度图像的电视机,但是由于习惯的原因,人们常常简称为黑白电视,而不是灰度电视。

　　按照图像维数的不同,图像又可分为二维图像(2D image)、三维图像(3D image)或四维图像(4D image)。按照图像是否随时间变化又可分为静止图像(still image)和运动图像(moving image)。运动图像也称之为图像序列(image sequence),即将图像沿时间轴进行排列,又称之为视频图像(video)。通常所见到的单帧图像就是静止图像,而最常见的序列图像就是动态的电视信号图像。

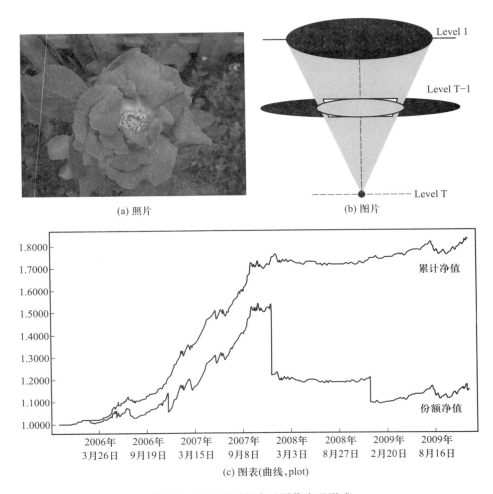

(a) 照片

(b) 图片

(c) 图表(曲线,plot)

图 1.1　各种不同的常见图像表现形式

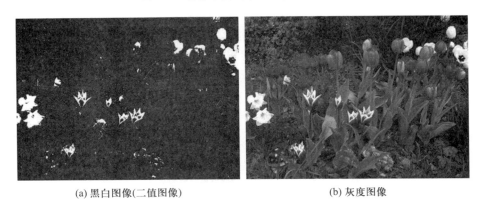

(a) 黑白图像(二值图像)

(b) 灰度图像

图 1.2　同一场景不同类型的图像

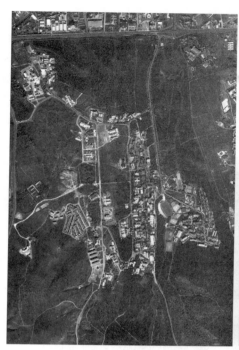

(a) 遥感图像

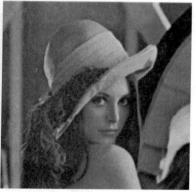

(b) 人像

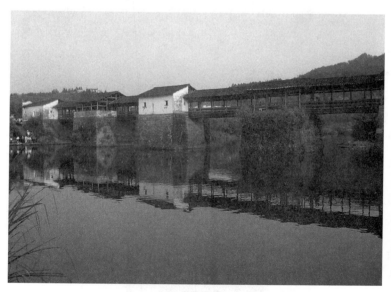

(c) 景物图像

图 1.3　不同用途、对象的图像

另外图像也可以按照不同的用途、拍摄对象以及获取方式进行分类,如遥感图像(remote sensing image)、景物图像(scene image)、人像(photo)等。按照获取图像传感器的不同波段又可分为可见光图像(visible image)、红外图像(infrared image)、微波图像(microwave image)、雷达图像(Radar image)等。还可以根据成像传感器所处的平台进行分类,如卫星图像、航拍图像、显微图像等。图1.3和图1.4分别给出了不同类型图像的例子。从这些例子中可以看出,同一景物不同波段的图像之间存在很大差异,一些景物在一种类型的图像中较为清晰,而另

(a) X射线图像

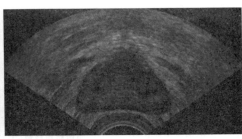
(b) 超声图像

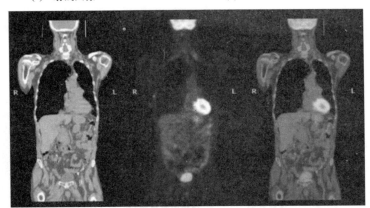
(c) CT与PET图像

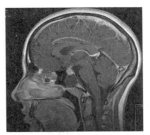
(d) 磁共振图像

图 1.4　常用的医学影像类型

外一些景物或者特征却有可能在另一类型的图像中更加明显,这些差异是人们进行图像融合与识别的基础。在医学应用,尤其是临床医学应用中,医生常常习惯于将医学图像称为医学影像。因为最早的医学图像是 X 射线成像,而 X 射线成像需要对感光胶片进行定影和显影等处理。

本书所研究的主要对象是医学影像。按照成像原理与获取方式的不同,常用的医学影像可分类为 X 射线图像(X-ray image)、超声图像(ultrasound image)、CT 图像(CT image)、核医学图像(PET,SPECT image)、磁共振图像(MR image)等,如图 1.4 所示。

1.3　图像处理的定义

图像处理(image processing),最早又称为数字图像处理(digital image processing)[1],是指为了达到某种目的而采用数字计算机对图像所进行的操作运算和处理步骤。图像处理的目的主要取决于具体的应用。例如,为了减少噪声影响,需要进行图像滤波;为了提高图像亮度和对比度,需要进行图像直方图均衡和图像增强;为了识别或提取感兴趣的物体,需要完成图像分割或提取轮廓;为了减少需要传输图像的数据量,需要对图像进行压缩等。

图像处理又可以分为狭义的图像处理和广义的图像处理两种。狭义的图像处理是指单纯对于图像像素值所进行的改变或变换处理。因此,一般来说,其图像处理算法输入的是图像,输出的也是图像。狭义的图像处理主要包括了早期低层次的处理,即像素层次的处理,而以理解、分析与识别等为目的所进行的图像处理,如特征提取、分类识别等属于较高层次的处理,其输出不再是与输入所对应的图像,而是描述这些图像所形成的特征或者模型,那么这种类型的图像处理就属于广义的图像处理。目前,人们大多已经不加区分地将二者合称为图像处理。

自从 19 世纪末德国物理学家伦琴教授发明 X 射线以来,各种医学影像技术不断涌现,医学影像在临床医学中起着越来越重要的作用。图像处理技术自产生以来,广泛应用于医学影像,有力推动了医学影像在临床医学中的应用,其重要应用包括提高图像质量,进行计算机辅助诊断,利用图像信息进行介入式治疗中手术导引,利用图像作为评价标准和手段进而对于疾病治疗和手术的效果进行定量评价与评估等,它已成为临床医学中不可缺少的最重要的工具和手段。

一、提高成像质量,抑制图像噪声,增强图像对比度

在医学成像过程中,提高成像质量一直是人们努力追求的目标。图像质量的提高主要可以通过两种不同途径来实现。一种是从成像机理和方法方面进行研究,改变成像系统硬件,甚至包括采用不同的成像方式与技术等。例如,传统的 CT 成像对于硬组织的成像效果较好,但是对于软组织的成像分辨效果则不如超声,而磁共振成像则在硬组织和软组织的成像质量与效果上均优于 CT 成像和超声成像。另外一种常用的方式则是通过图像后处理的方法,即运用各种图像处理技术提高图像质量。图 1.5(a) 和 (b) 是图 1.4(a) 和 (b) 处理后的结果图像,从图 1.5 中可以看出,通过调整图像亮度和增加对比度,使原来不清晰的 X 射线图像变得更加清晰,使前列腺超声图像的边缘对比度进一步增大,为医生的观测与判断提供了方便。在许多图像处理软件中,往往这种图像处理的效果和程度还可以由使用医生方便灵活地进行调节,因此大大增加了处理后图像的实用性。

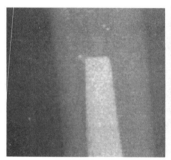 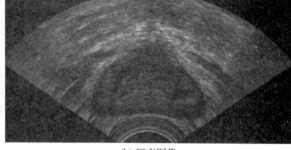

(a) X射线图像   (b) 超声图像

图 1.5 经过图像处理后的 X 射线和超声图像

二、完成感兴趣病灶的分割与特征计算,提高疾病的诊断水平

在传统的医学影像诊断学中,各种疾病的诊断主要通过医生的读片进行,因此判断的结果和准确性主要取决于读片医生的医学水准与临床诊断经验,其普遍存在着难以进行定量度量、个体差异性大(即不同医生诊断出的结论不同)以及判断结果主观性强等问题。为了解决这些问题,需要建立各种疾病的计算机辅助诊断系统。该系统通过对输入医学影像的计算机处理,能够为临床医生提供关于医学影像与诊断相关的定量特征描述和关于患者内部组织结构以及生理系统的直观显示,从而大大方便了医生的初诊与专家会诊,提高了疾病诊断的准确性和医生的工作效率。例如,在基于三维超声图像的肝癌辅助诊断过程中,经过三维图像分割,不仅可以得到关于肿瘤的体积、形状等特征参数描述,同时,结合三维彩色多普勒图像还可以直观显示肿瘤的供血情况,从而为医生进一步判断该肿瘤是属于良性或者恶性奠定了基础。

三、将医学影像与微创无创手术治疗相结合,提供一种基于医学影像的手术导引方法,从而大大推动了微创和无创手术的发展和应用

微创和无创手术(minimal and non-invasive surgery)是世界上近年来在临床中广泛应用的一种新的手术治疗方法。与传统的手术治疗方法比较,它的手术创伤面小得多,因此伤口愈合快,住院时间短,出现伤口感染等并发症的概率显著降低。其不仅减少了病人痛苦,而且大大节省了住院费用,减少了由于病人住院时间长所带来的误工损失,因此得到了越来越多的临床应用。

在微创和无创手术过程中,由于医生不能像传统手术那样直接在病人体内进行手术,而往往需要借助于特殊的手术器械,甚至是机器手进行手术,因此如何有效、正确地将其导引到所需要的位置,准确、及时完成预定的手术就成为决定微创和无创手术成功与否以及影响治疗效果的一个重要因素。为了达到这一目的,人们需要采用基于图像导引的手术与治疗技术(image-guide surgery and therapy technique)。图 1.6 是在三维超声图像导引下进行前列腺癌近放射治疗(prostate cancer brachytherapy)过程,医生在三维超声成像系统导引下将带有放射性的粒子准确植入指定的位置,通过近距离的辐射杀死癌细胞,从而避免了大剂量体外辐射所带来的治疗时间长、大量杀死病人红细胞等健康细胞问题。[2]在图像导引系统中,如何提取用于植入放射性粒子的针头位置以及显示粒子云与前列腺肿瘤之间相对位置等都需要用到图像分割(image segmentation)、直线检测(straight line detection)等图像处理技术。

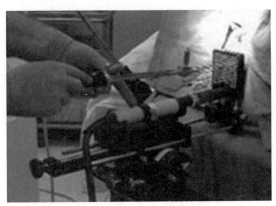

图 1.6　基于三维超声图像导引的前列腺癌近放射治疗过程

四、将图像处理技术用于手术前后药物治疗或手术治疗效果的评估,从而为客观准确的治疗效果评估提供可靠的定量描述

图 1.7 为三维超声图像在颈动脉斑块(plaque)检测与评价中的应用。其

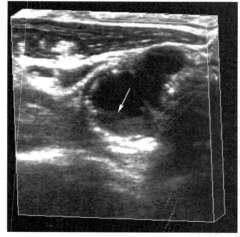 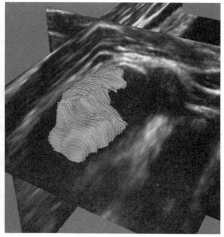

(a) 颈动脉分叉处(bifurcation)三维超声图像　　　　(b) 分割后的血管内斑块图像

图 1.7　三维超声成像在颈动脉斑块(plaque)检测与评价中的应用

中,图 1.7(a)中黑色的低回声部分代表血流,白色箭头所指部分代表血管中斑块。从图中可以清楚地看出,它比其他血流部分的灰度高,但低于其他组织的灰度。图 1.7(b)中的白色块状部分是沿血管轴向二维序列图像斑块分割结果叠加后的三维显示。从图 1.7(b)中不仅可以准确度量斑块的三维体积(在该图像中采用的分割方法所获得的斑块体积为 964 cm^3),而且还可以直观地显示血管斑块的空间形状,从而为定量评价手术前后或者药物治疗前后的斑块变化,进而为手术或药物治疗的评价提供了依据。

本 章 小 结

　　本章是引言部分,重点介绍图像的定义、图像的分类以及图像处理和医学图像处理。关键问题是让读者知道什么是图像,它与传统的一维信号有什么不同,图像有哪些类型,医学图像与普通的图像有什么不同以及医学图像都有哪些类型等。同时,了解图像处理与信号处理的区别与联系,它在临床医学中有哪些应用,从而激发学生学习医学图像处理的积极性。

　　本章需掌握的关键术语、概念主要包括:图像,医学图像;图像的类别,常用的医学图像类别;图像处理,医学图像处理;图像处理与图像分析等。

参 考 文 献

[1] Gonzalez Rafael C,Woods Richard E. 数字图像处理[M]. 阮秋琦,阮宇智,译.2 版.北京:电子工业出版社,2003.

[2] Ukimura Osamu. Contemporary Interventional Ultrasonography in Urology [M].
London:Springer Verlag,2009:25-40.

习　　题

1.1　常用的医学影像有哪些？它们各有哪些特点？

1.2　试述图像处理在医学临床应用中的特点。

第二章

图像处理基本知识

2.1 人眼的结构

第2讲

人眼是人类感知外部世界最重要的感官器件,有证据表明人类接收到的外部信息 90% 以上来自视觉。图 2.1 是人眼的生理结构示意图。人眼可以看作是一个平均直径为 20 mm 的近似球体。[1] 从图 2.1 中可以看出,外来光线通过眼角膜(cornea)、瞳孔(pupil)经过眼晶状体透镜(lens)抵达视网膜(retina)。在人的视网膜上,分布着大量的光敏接受细胞,这些细胞主要分为两类:一类称为视锥细胞(cone cell),另一类称为视杆细胞(rod cell)。其中视杆细胞总数约 130 000 000 个,视锥细胞总数只有 7 000 000 个,远远少于视杆细胞总数。视锥细胞对于外界的细节、颜色等十分敏感,主要集中分布在人眼的视觉中心区,即中心凹附近(见图 2.2),并在日光下(即具有良好照度条件下)起作用,而分布在视网膜周围的大量的视杆细胞则对于暗光下的物体特别敏感。但是,视杆细胞分辨能力较低,且只能识别灰度信息。因此,人的视觉系统是变分辨率成像,在中心区分辨率高,是主要的视觉功能区,用于分辨物体细节与颜色,周围的分辨率低且只能分辨灰度信息,但是所覆盖的范围广,便于人进行大范围的快速搜索。配合视觉注意机制,通过有意识的眼动,人眼总是把中心区对准感兴趣的区域,这使得人眼在具

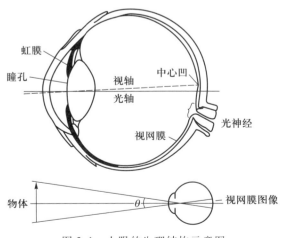

图 2.1 人眼的生理结构示意图

有广阔视野的同时又具有局部高分辨能力,可以使人在对感兴趣的目标保持高分辨率关注的同时,又为快速转移到下一个感兴趣区域提供了引导性信息,大大减少了信息处理量。对于人工视觉系统而言,摄像机的功能就是模拟和代替人眼中的视网膜,其中像素单元就是模拟接受细胞。但是,它与人眼的变分辨率成像不同,它只有一种接受细胞,即视锥细胞,但是没有视杆细胞,且其空间分辨率是均匀相同的。因此,它也就不存在进行类似人的快速搜索所具备的物质基础。近年发展起来的 C-View 技术就是希望通过光学模拟产生类似于人眼中的变分辨率图像(图 2.3),并通过针对这种图像的处理来达到模拟人的视觉快速搜索功能的目的。目前,将该技术应用于目标的快速搜索,取得了良好的效果。

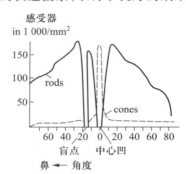

图 2.2　视杆细胞与视锥细胞的空间分布

如图 2.4 所示,在光敏接受细胞后面内、外触突层(inner and outer synaptic layer)之间分布着大量的水平细胞(horizontal cell)、双极性细胞(bipolar cell)以及无长突细胞(amacrine cell),然后才是数量更少的神经节细胞(ganglion cell),这些细胞最终通过光学神经(optic nerve)传导到人的大脑视觉皮层。生物视觉最显著的特点之一就是具有选择性,即定向主动性,观察者的注意力总是有目的地指向最感兴趣的东西。进一步的研究表明,这种定向主动特性是由大脑某一特定的区域完成的。[2,3]该区功能的丧失,会使人不能主动地关注于一些感兴趣的区域;

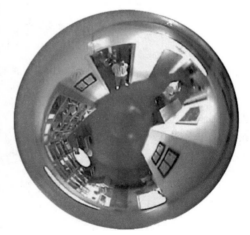

图 2.3　C-View 图像

视觉仿生学研究发现动物大脑皮层视区中的神经元感受野(receptive field)可以检测在特定位置、特定方位(最适方位)的直线或边缘,可以敏感直线和边缘的方向运动,并且作为刺激直线的长度和边缘的宽度都有最佳的适应值[4]。Rodieck[5]提出了描述视网膜和侧膝体上同心圆形感受野的数学模型——DOG 函数模型。Morrone 等人[6,7]发现人类视觉系统对具有相位一致性的图像区域十分敏感,并构造了不受光照影响的相位一致性检测算法。李朝义等人[8]发现在感受野外面,还存在着一个大范围的整合野(integration field),当感受野内的图形与它周围整合野内的图形之间存在着任何静态的(图形质地)或动态的(图形运动速度和方向)特征差别时,都会通过整合野的作用编码各种特征差别。

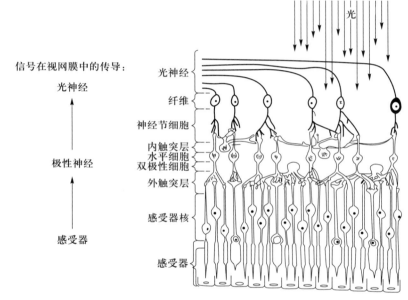

图 2.4   视网膜上信号的传导

2.2   四邻域与八邻域

在用数组表示的图像中,人们分别定义与点(i,j)相邻的上、下、左、右四个点$(i-1,j)$、$(i,j-1)$、$(i+1,j)$、$(i,j+1)$为该点(i,j)的四邻域;而与之相邻的八个点$(i-1,j)$、$(i-1,j-1)$、$(i,j-1)$、$(i+1,j-1)$、$(i+1,j)$、$(i+1,j+1)$、$(i,j+1)$、$(i-1,j+1)$称为该点的八邻域,如图 2.5 所示。对于四邻域中点而言,它到中心点(i,j)的距离为 1,而对于八邻域中的四个对角线上的点到中心点(i,j)的距离为$\sqrt{2}$,即八邻域由到中心点(i,j)的距离小于等于$\sqrt{2}$的八个点组成。

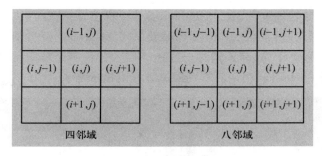

图 2.5　四邻域与八邻域

2.3　图像的二维与一维表示

对于图像而言,最直接的表达方式就是采用二维数组 $A(i,j)$,其中两个分量 i,j 分别表示不同的行列坐标。第一个坐标 i 表示该点所在行坐标,第二个坐标 j 表示该点所在列坐标,即点 (i,j) 表示了第 i 行,第 j 列所在的点的坐标。由于在计算机中,存储单元是按照顺序,即一维方式排列,因此往往人们需要将二维图像表示转化为一维表示。对于二维数组,通过采用从左到右、从上到下的扫描顺序可以将二维图像转化为对应的一维数组,它们之间满足以下关系

$$A(i,j)=B(k),k=i \cdot N+j$$
$$0 \leqslant i < M, 0 \leqslant j < N, 0 \leqslant k < M \times N \tag{2.1}$$

式中,$B(k)$ 表示二维图像 $A(i,j)$ 所对应的一维数组,$M \times N$ 表示图像的大小。

2.4　图像直方图

假设图像 $A(i,j)$ 采用 L 量化(通常 L 取为 2 的幂次,如 $256=2^8$),我们可以根据在图像中每个灰度级出现的次数来统计该灰度级在图像中出现的概率,即所谓的图像直方图。图像直方图可以用以下的一维数组表示

$$H(k) = \sum_{i=0}^{M-1} \sum_{j=0}^{N-1} h(A(i,j)) \tag{2.2}$$
$$0 \leqslant k < L$$

这里

$$h(x) = \begin{cases} 1 & x=k \\ 0 & 其他 \end{cases} \tag{2.3}$$

常用的图像处理软件,如 Photoshop 都具有直接计算图像直方图的功能,如图 2.6 所示就是一幅头部磁共振图像以及采用 Photoshop 获得的图像直方图显示结果。对于彩色图像,其分别对于红色、绿色、蓝色三个分量统计直方图。图 2.7 就是采用 Photoshop 获得的彩色图像直方图显示结果。

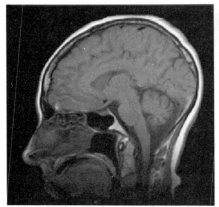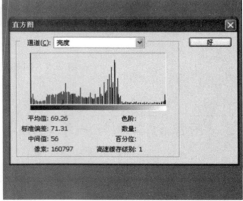

图 2.6　一幅头部磁共振图像以及采用 Photoshop 获得的图像直方图显示结果

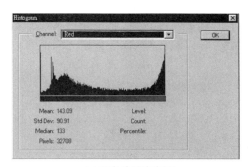

(a) 红色分量直方图

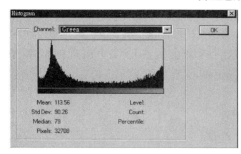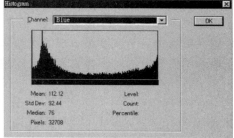

(b) 绿色分量直方图　　　　　　　　　　　(c) 蓝色分量直方图

图 2.7　采用 Photoshop 获得的彩色图像直方图显示结果

根据直方图的不同分布,可以对于图像的质量进行初步判断。如图 2.8 所示,不同直方图代表了不同的图像类型。其中,左上角对应的是偏暗图像,右上角代表的是偏亮图像,左下角表示的是低对比度图像,右下角表示的是高对比度图像。不同类型图像及其所对应的直方图如图 2.9 所示。

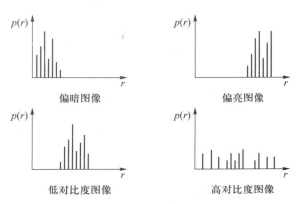

图 2.8　不同类型图像的直方图

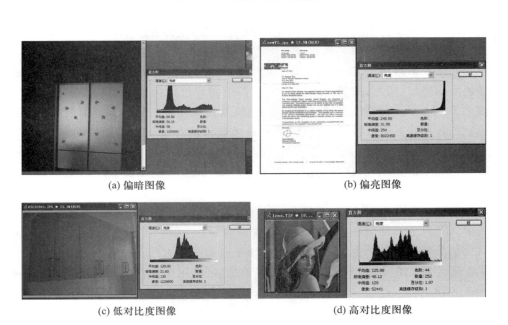

图 2.9　不同类型图像及其所对应的直方图

2.5 图像质量评价与度量

一幅图像质量的好坏受到诸多不同因素的影响,因此目前对于图像质量的评价缺乏一个统一、客观的评判标准,尤其缺乏对于图像质量的定量度量。此外,由于图像经常用于人的观察和使用,不同人所采用的图像质量的评判标准和最终的度量结果也不尽相同,从而进一步增加了图像质量评价的难度。

图像质量评价方法主要分为两大类:一类是主观评价,一类是客观评价。

主观评价主要靠专家打分的办法,类似于体育比赛中所常采用的方法,即由不同的专家(类似于体育比赛中的裁判)独立地按照预先规定好的准则和标准进行打分,然后通过数据处理的方法获得对于图像质量的平均分值。例如,可以将图像的质量按照从低到高的顺序进行排列,分为五级,其中 1 表示图像质量最差,2 次之……,5 表示图像质量最好。常用的数据处理方法包括平均法(即求所有专家打分的平均值)、去极值平均法(去掉一个最高分,去掉一个最低分,其余专家打分的平均值)等。

客观评价方法是通过图像本身进行计算,不存在人为因素的影响和干扰。客观评价方法又分为两大类:一类是已知标准图像的图像客观评价方法,另一类是未知标准图像的图像客观评价方法。前一种方法可以通过与标准图像的比较来判断图像质量的好坏,一般来说,如果被评价的图像与标准图像越接近,则图像的质量越好,反之,图像的质量越差。常用的评价指标参数包括信噪比、均方误差等。由于在图像编码和解码过程中,需要解码恢复的就是编码前的图像,因此它的标准图像可以被认为是已知的,从而使得这种基于标准图像的客观评价方法在图像编解码应用中经常采用。

一般来说,人们所获得的图像都不可能是完全理想、未被噪声污染的信号,因此,一般的图像模型为

$$f(i,j) = F(i,j) + n(i,j) , \ 0 \leqslant i < M, 0 \leqslant j < N \qquad (2.4)$$

式中,$f(i,j)$ 表示图像在点 (i,j) 处的图像灰度,$F(i,j)$ 和 $n(i,j)$ 分别表示在 (i,j) 点处信号和噪声所产生的图像灰度。$M \times N$ 表示图像 $f(i,j)$ 的大小。因此,$F(i,j)$ 也就代表了图像 $f(i,j)$ 的标准图像。于是,定义图像的信噪比(signal to noise ratio,SNR)为

$$SNR = \frac{\sigma_F^2}{\sigma_n^2} \qquad (2.5)$$

或者以 dB 的形式

$$SNR = 10\lg\left(\frac{\sigma_F^2}{\sigma_n^2}\right) \text{dB} = 20\lg\left(\frac{\sigma_F}{\sigma_n}\right) \text{dB} \qquad (2.6)$$

16

式中,σ_F^2、σ_n^2分别表示标准图像和噪声图像的方差。

从式(2.5)和式(2.6)中可以看出,信噪比代表了图像中所存在噪声的水平。信噪比越高,表示噪声越少,图像质量越高;反之,信噪比越低,表示混入的噪声越多,图像质量越差。

图像均方误差(mean square error)的计算公式为

$$MSE = \frac{1}{MN} \sum_{i=0}^{M-1} \sum_{j=0}^{N-1} \left(f(i,j) - F(i,j) \right)^2 \qquad (2.7)$$

显然,图像均方误差代表了图像与标准图像之间的偏差。图像均方误差越大,表示图像与标准图像差异越大;反之,图像均方误差越小,表示图像与标准图像之间越相似。对于解码图像而言,图像质量的客观评价标准是信噪比越大越好,图像均方误差越小越好。

然而,在许多实际应用,如图像去噪、图像恢复等应用过程中,人们往往很难知道图像所对应的标准图像。因此,无法采用上述已知标准图像的客观评价方法进行客观度量。为了解决这类应用过程中图像质量的评价问题,人们提出了一些直接从图像中对于图像质量进行客观评价的方法,其中主要包括以下几种方法。

1. 图像对比度

根据光学字典的定义,图像对比度表示黑白条纹由光学成像系统所获得图像灰度的变化值。在医学影像中,所谓图像对比度表示的是感兴趣物体与背景(即不感兴趣的其他物体)平均灰度差异与噪声标准差的比值,其定义与计算公式为

$$CST = \frac{|\overline{A_T} - \overline{A_B}|}{\sigma_B} \qquad (2.8)$$

式中,CST表示图像对比度,$\overline{A_T}$,$\overline{A_B}$分别代表感兴趣区域和背景区域的平均灰度,σ_B表示背景区域的噪声标准差。从式(2.8)的定义可以看出,图像对比度越大,表明感兴趣物体与背景之间的平均灰度差越大,被观测的对象越明显,医生据此做出诊断的置信度越高;反之,则图像对比度越低,表现出被观测的对象越不明显,噪声的影响越大,医生据此做出诊断的置信度也就越低。

2. 图像方差

图像方差代表了一幅图像的离散程度。因此,一般来说,图像方差越大,表明图像分布越均匀。一幅好的、清晰的图像,它的方差就不会太小。但是,由于图像方差不能反映噪声的情况,因此图像方差大的图像也不一定就图像质量高。也就是说图像方差大是图像质量好的必要条件,但不是充分条件,通常必须与其他评价图像质量的客观评价标准共同使用。

3. 图像熵

熵是描述随机信号所包含信息量大小的一个重要指标参数,因此,人们常常采用该参数对图像质量进行评价。与图像直方图类似,熵也是对于图像灰度分布情况的一种定量度量。一般而言,熵越大,代表图像所包含的信息越丰富,图像质量越好。

2.6 不同类型医学图像特点分析

医学影像中,由于成像系统和成像原理的不同,所获得医学图像的特点也各不相同。一般来说,X 射线成像由于最早是采用胶片显影的方法记录所获得图像信息,因此其动态范围广,常用的量化等级达到 12 比特,即 4 096,因此适合于具有微小灰度差异的图像诊断,如乳腺 X 射线图像的癌症早期诊断。CT 图像对于人体的硬组织,如骨骼、金属等具有较高的灰度等级,特别适合于将这类物体从图像中提取出来。例如在前列腺近放射治疗过程中,放射性粒子 I-125 或 Pd-103 具有远高于前列腺等软组织的图像灰度,因此,在包含放射性粒子的前列腺图像中,就能够清晰观测到这些粒子图像 [如图 2.10(a)所示]。而在超声图像中,这类粒子的对比度较低,难以正确识别 [如图 2.10(b)所示]。

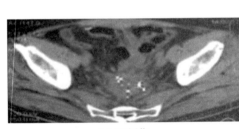
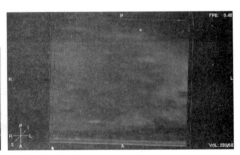

(a) CT图像   (b) 超声图像

图 2.10　前列腺近放射治疗中的 CT 与超声图像:
(a) 中亮点为粒子,(b) 中短直线为疑似粒子的图像

磁共振图像具有丰富的灰度信息,不仅对于骨骼等硬组织,同时对于脑白质、脑灰质等软组织也有很好的分辨能力 [如图 1.4(d)所示]。超声图像具有较明显的斑点噪声,且一般来说,图像对比度较 CT、磁共振图像差。但是,超声图像对于软组织,如前列腺、血管等成像效果较好 [如图 1.4(b)所示]。PET 属于核素成像,所反映的是正电子的浓度图像 [如图 1.4(c)所示]。其特点是对于早期癌症的敏感性高,但是本身图像较模糊,空间分辨力低(一般最好可达到

$3\sim 4\ mm^{[8]}$),同时无法清晰反映人体内部的几何拓扑信息,在临床使用过程中往往需要与其他成像方式,如 CT 或磁共振图像相融合后使用。

本 章 小 结

　　本章重点介绍图像处理相关的基本知识和相关的定义。首先,为了加强对于人视觉系统的认识与了解,介绍人眼的生理结构、视网膜的构成以及人脑中的视觉网络与视觉通路。其次,介绍四邻域、八邻域、图像的数学表示(二维数组或一维数组)、图像直方图等基本概念。最后,结合临床医学图像,讨论图像质量的评价与度量,并分析不同类型医学图像的特点。本章教学的主要目的是让学生掌握关于图像处理的基本概念与基础知识,为后续介绍图像处理方法与技术打下基础。

　　本章需掌握的关键术语、概念主要包括:人眼的基本构造;视杆细胞与视锥细胞的作用与区别;四邻域、八邻域;图像的二维数组与一维数组表示方式以及它们之间的对应关系;图像直方图;彩色图像直方图的计算;图像直方图提供的信息以及在图像处理中的应用。

　　本章学习的难点是要让学生理解图像的质量如何评价,以及什么是主观评价,什么是客观评价,客观评价常用的方法与评价指标等。希望通过本章的学习,提高学生的图像处理知识,为今后从事图像处理相关工作打下基础。

参 考 文 献

[1] Gonzalez Rafael C, Woods Richard E. Digital Image Processing [M]. 2nd ed. 北京:电子工业出版社,2002.

[2] Adolphs R, Tranel D, Damasio, et al. Impaired recognition of emotion in facial expressions following bilateral damage to the human amygdale [J]. Nature, 2002, 372:669-672.

[3] Adolphs Ralph, Gosselin Frederic, Buchanan Tony W, et al, A mechanism for impaired fear recognition after amygdala damage [J]. Nature, 2005, 433(6): 68-72.

[4] Hubel D H, Wiesel T N. Receptive fields, binocular interaction, and functional architecture in the cat's visual cortex [J]. London: Journal of Physiology, 1962, 160:106-154.

[5] Rodieck R W, Stone J. Analysis of receptive fields of cat retina ganglion cells [J]. Journal of Neurophysiology, 1965, 28: 833-849.

[6] Morrone M C, Ross J, Burr D C, et al. Mach bands are phase dependent [J]. Nature, 1986, 324:250-253.

［7］ Li C Y,Li W.Extensive integration field beyond the Neuron classical receptive field of cat's striate cortical neurons-classification and tuning properties［J］. Vision Res.1994,34(18): 2337-2355.

［8］ 余建明.医学影像技术学［M］. 北京:科学出版社,2004:469.

习　　题

2.1　试述人的视觉系统中视杆细胞和视锥细胞的作用和其对于人们搜索目标机制的影响,以及如何利用该机制用于计算机目标搜索。

2.2　试述如何采用模糊集合理论来对图像质量进行评价。

2.3　给出在已知标准图像前提下,如何利用互信息对图像质量进行定量度量的计算公式。

第三章

图像滤波、恢复与增强

3.1 图像噪声

在图像获取过程中,可能会产生各种不同类型的噪声,例如电子系统本身所具有的热噪声、干扰噪声、量化噪声等。一般来说,这类噪声在数学上主要分为两大类:一类噪声的幅度与信号的幅度无关,即所谓的加性噪声;另一类噪声的幅度则取决于信号的幅度,与信号幅度成正比,信号越大,噪声越大,即所谓的乘性噪声。它们的数学表达式分别为

$$A(i,j) = F(i,j) + N(i,j) \qquad (3.1)$$

$$A(i,j) = F(i,j) \cdot N(i,j) \qquad (3.2)$$

然而,由于经过一个取对数的处理以后,乘性噪声可以等价为加性噪声,因此,不失一般性,人们可以假设图像都是加性噪声。

根据噪声统计特性的不同,人们又可以分为脉冲噪声(impulse noise)、椒盐噪声(pepper-salt noise)和高斯白噪声(Gaussian white noise)。

脉冲噪声是指当产生饱和时所产生的噪声。令加噪前后的图像分别为 $F(i,j)$ 和 $A(i,j)$,则它们之间满足以下公式

$$A(i,j) = \begin{cases} 255 & (i,j) \text{属于噪声点} \\ F(i,j) & \text{其他} \end{cases} \qquad (3.3)$$

在式(3.3)中,假定图像采用的是 256 级灰度量化等级。

椒盐噪声是指随机产生的黑白噪声。令加噪前后的图像分别为 $F(i,j)$ 和 $A(i,j)$,则它们之间满足以下公式

$$A(i,j) = \begin{cases} 255 & (i,j) \text{属于白噪声点} \\ 0 & (i,j) \text{属于黑噪声点} \\ F(i,j) & \text{其他} \end{cases} \qquad (3.4)$$

高斯白噪声也称为高斯型白噪声,是指噪声的概率密度函数满足高斯分布统计特性,同时它的功率谱密度函数是常数的一类噪声。这里值得注意的是,高斯白噪声同时涉及噪声的两个不同方面,即概率密度函数的高斯分布性和功率谱密度函数均匀性,二者缺一不可。原则上讲,高斯白噪声 $N(i,j)$ 与加噪前图像 $F(i,j)$ 和加噪后图像 $A(i,j)$ 之间满足式(3.1)。但是因为高斯白噪声 $N(i,j)$ 的分布范围为负无穷到正无穷,因此实际上的计算公式应当为 0~255 之间的截断公式,即

$$A(i,j) = \begin{cases} 255 & F(i,j)+N(i,j) \geqslant 255 \\ 0 & F(i,j)+N(i,j) \leqslant 0 \\ [\,F(i,j)+N(i,j)\,] & 其他 \end{cases} \quad (3.5)$$

这里[ ]表示取整运算。

对于脉冲噪声(impulse noise)或者椒盐噪声(pepper-salt noise)而言,描述噪声的主要指标是 $\alpha(0 \leqslant \alpha < 1)$,即在所有图像点中有多大比例的点需要添加噪声。图 3.1 分别给出了叠加 1%、3% 与 5% 脉冲噪声和椒盐噪声的结果,可以看出,当 $\alpha = 0.05$ 时,已经出现了较明显的噪声。

高斯噪声由均值与方差两个参数确定。一般来说,通常人们都假定均值为零,因此高斯噪声主要由高斯函数的方差所决定。图 3.1 中最后一行分别给出了叠加方差为 10、40 和 100 的噪声图像。

同样的噪声叠加在不同的图像上所产生的视觉效果是不一样的。换句话说,信号本身对于图像的质量也存在很大影响。因此人们常常采用式(2.5)或式(2.6)中所定义的信噪比(signal noise ratio)而不是噪声方差来确定高斯噪声参数。

在图像噪声中,一般都假定不同点之间的噪声相互独立,即

$$E\{n(i,j) \cdot n(k,l)\} = 0 \quad 如果(i,j)与(k,l)属于不同点 \quad (3.6)$$

原始X射线图像

椒盐噪声,noise density=1%　　　椒盐噪声,noise density=3%　　　椒盐噪声,noise density=5%

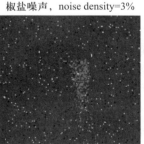 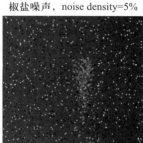

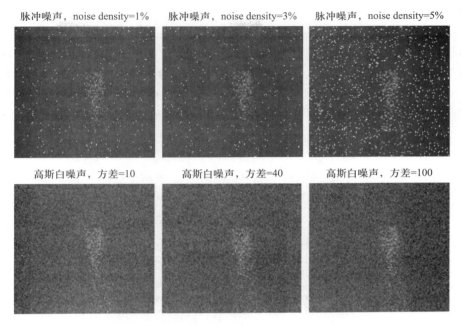

图 3.1　添加不同比例的椒盐噪声和脉冲噪声以及不同方差的高斯白噪声后的图像

3.2　常用的图像滤波方法

一、均值滤波(mean filter)算法

根据式(3.6)的噪声独立性假设,去除图像加性噪声的一种最直接的算法就是均值滤波算法。设采用以(i,j)点为中心点的$(2L+1)×(2L+1)$的窗口进行均值滤波,则滤波后图像为

$$A'(i,j) = \frac{1}{(2L+1)^2}\sum_{k=-L}^{L}\sum_{l=-L}^{L}A(i+k,j+l) \tag{3.7}$$

将式(3.1)代入式(3.7),则有

$$A'(i,j) = \frac{1}{(2L+1)^2}\sum_{k=-L}^{L}\sum_{l=-L}^{L}F(i+k,j+l) + \frac{1}{(2L+1)^2}\sum_{k=-L}^{L}\sum_{l=-L}^{L}N(k,l) \tag{3.8}$$

如果假设原图像不同像素之间灰度相互独立同分布,则可以证明均值滤波后图像的信噪比提高了$(2L+1)$倍(见本章习题3.1)。

式(3.8)所给出的是空间域上进行均值滤波的公式。这种滤波方式存在的一个最大问题是随着 L 取值的增大,图像变得越来越模糊,对比度越来越小(图3.2分别给出了当取平均值模板为 $3×3,5×5,9×9,15×15,25×25,35×35$

时均值滤波的结果图像）。但如果 L 取值太小,对于噪声的抑制效果又不太明显。在超声图像中,为了抑制斑点噪声,生产厂家在超声机制造过程中采用了时域平均技术,即在屏幕上输出的二维超声图像是经过不同时间采集的 L 幅做了平均以后的图像,从而可以在保证图像质量不改变的前提下有效地抑制斑点噪声的影响。图 3.3 所示是星体噪声图像经过多次在不同时间获取的图像平均以后的结果,从图中可以看出图像变得越来越清晰,即噪声的影响越来越小。

式（3.8）的平滑滤波也可以采用卷积的形式表达。如果令 A 代表原始含噪声图像,B 代表 $(2L+1)\times(2L+1)$ 的平滑模板图像,并且令它们的灰度值全部为 1,则式（3.8）变为

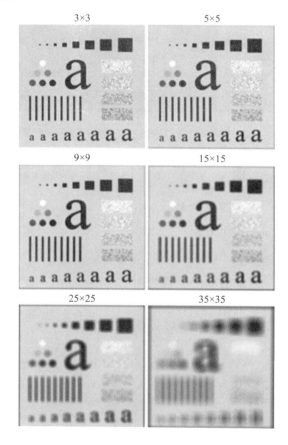

图 3.2　不同大小模板均值滤波后结果的比较

$$A'(i,j) = A * B \tag{3.9}$$

式中,$*$ 表示卷积运算,A、B 分别表示原图像和滤波模板。

24

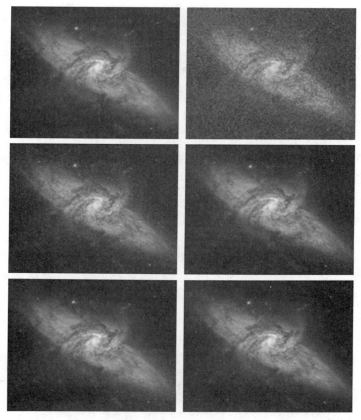

图 3.3　星体时间平均图像，其中左上角为原始无噪声图像，右上角为含噪声后图像，第二排、第三排分别是采用不同次数时间平均后图像

二、高斯平滑滤波

均值滤波采用的是统一的、相等的加权系数，也就是说无论离被滤波点多远，它们在平滑滤波中所起的作用是一样的。考虑到像素之间的相关性，为了减少平滑过程中对于图像边缘造成的模糊，一种可能的选择就是根据它们之间的相关性来确定加权系数的大小。其中，离被平滑点距离近的点，采用大的加权值，离得远的点加权的系数就小。考虑到大多数图像的相关性可以通过高斯函数来表达，因此一种常用的选择就是利用高斯函数模板进行加权，把利用高斯函数所进行的平滑滤波称为高斯平滑滤波，或者简称高斯滤波。采用高斯函数的另一个主要原因是高斯函数具有良好的数学特性，便于求解它的高阶导数。

三、中值滤波

均值滤波、高斯滤波是一种线性滤波,然而,对于脉冲噪声、椒盐噪声而言,它们所叠加在图像上的是一种非线性噪声。因此,直接利用线性滤波无法取得很好的效果。为了解决这一问题,需采用非线性滤波。

大多数图像点都满足图像灰度分布连续性假设,即当它们的空间位置接近时,它们所对应的图像灰度也应当是接近的。对于脉冲噪声和椒盐噪声而言,由于它们所对应的图像灰度发生了跳变,因此很容易被检测出来。中值滤波就是利用被滤波点周围邻域内的图像灰度中值来代替该点的值从而滤除存在跳变灰度噪声点的一种滤波方法,具体计算公式为

$$A'(i,j) = Median(A_R(i,j)) \tag{3.10}$$

式中,$A_R(i,j)$ 代表点 (i,j) 邻域内点的灰度值,$Median(x)$ 代表 x 的中值。

图 3.4 是均值滤波、高斯滤波以及中值滤波对于椒盐噪声的滤波结果。从图 3.4 中可以看出,采用中值滤波能够有效地去除这类噪声,并完整地保留了图像信息。

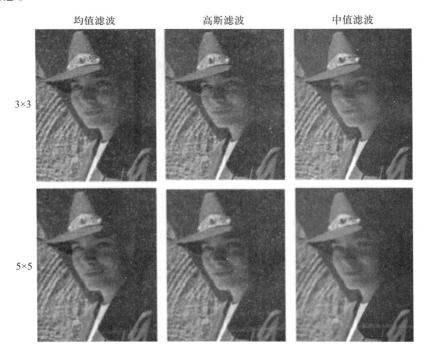

图 3.4　均值滤波、高斯滤波以及中值滤波对于椒盐噪声的滤波结果

3.3 图像增强

图像增强(image enhancement)即为了图像显示或图像分析的目的而对于图像特征(如边缘、边界或图像对比度)所进行的锐化、加强处理。常用的图像增强包括数字减影、图像灰度线性拉伸、图像直方图均衡等。

一、数字减影

数字减影是医学图像处理中的一项关键技术,它在血管造影(angiography)中的应用十分广泛。数字减影血管造影是将造影前、后获得的数字图像进行数字相减,在减影图像中消除骨骼和软组织结构,使对比剂所充盈的血管在减影图像中显示出来,有较高的图像对比度,数字减影前后的 X 射线图像如图 3.5 所示。在模式识别中,往往称之为变化检测(change detection)。其核心思想是假定对于所拍摄的两个不同时间图像,其中一幅图像仅包含背景,不包含目标,而另一幅图像则同时包含背景和目标;同时进一步假定对于成像而言,背景是固定不动的,而目标是运动的,因此我们可以通过以下相减运算确定目标

$$A'(i,j) = \left| A_{\mathrm{B}}(i,j) - A_{\mathrm{T}}(i,j) \right| \tag{3.11}$$

式中,$A_{\mathrm{B}}(i,j)$、$A_{\mathrm{T}}(i,j)$分别表示变化前后的图像。显然,经过式(3.11)的运算所获得的差图像就只包含感兴趣的目标,而不包含背景点。

在进行式(3.11)的运算之前,首先必须保证在拍摄图像 $A_{\mathrm{B}}(i,j)$、$A_{\mathrm{T}}(i,j)$ 时的相机位置、取向等没有发生任何改变。一旦相机发生了改变,首先必须完成图像 $A_{\mathrm{B}}(i,j)$、$A_{\mathrm{T}}(i,j)$ 之间的配准,以确保它们的分辨率、空间位置是完全相同的。

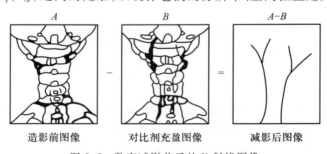

造影前图像　　　　对比剂充盈图像　　　　减影后图像

图 3.5　数字减影前后的 X 射线图像

二、图像灰度线性拉伸

由于图像拍摄时的光照原因,会造成图像灰度集中在某一区域,使得图像对比度降低,图像不清晰。为了解决该问题,一种常用的解决方法就是进行灰度拉

伸,即将原灰度分布从一个较小的范围拉伸到一个尽可能大的灰度区间(0,255),其变换公式为

$$A'(i,j) = \frac{A(i,j) - A_{\min}}{A_{\max} - A_{\min}} \times 255 \qquad (3.12)$$

对于图像中存在椒盐噪声的情况,为了压缩由于噪声干扰所带来的影响,在进行灰度拉伸前,需要先对图像进行中值滤波。

图 3.6 是进行图像灰度拉伸前后铁板图像的比较。从图中可以看出,原始图像灰度分布偏低,且分布在很窄的灰度区间,经过灰度拉伸后图像灰度分布在整个(0,255)区间,图像对比度大大增强。

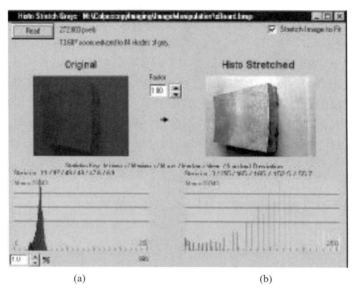

(a)　　　　　　　　　　　　(b)

图 3.6　进行图像灰度拉伸前后铁板图像的比较(左为拉伸前图像,右为拉伸后图像)

三、图像直方图均衡

在一些图像中,尽管图像灰度分布的区间很广,但是图像灰度值过于集中,那么,这种图像的对比度也会很低,图像的质量很差。为了解决这一问题,常用一种称为图像直方图均衡的图像处理方法。图像直方图均衡的目的就是通过图像变换处理,使得变换后图像的灰度值分布尽可能平均,即使得变换后直方图尽可能平坦。这就要求直方图的峰值点图像变换能够进行扩展(如图 3.7 中的竖椭圆区域),而在低像素点的区域能够进行压缩(如图 3.7 中的横椭圆区域)。

图像直方图均衡处理的常见算法如下。

步骤 1:计算图像直方图。

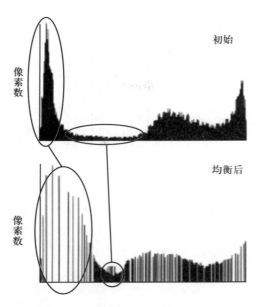

图 3.7　图像直方图均衡前后对比

步骤 2：采用下式计算图像累加直方图。

$$H_A(k) = \sum_{i=0}^{M-1} \sum_{j=0}^{N-1} h_A(A(i,j)) \tag{3.13}$$

$$0 \leqslant k < L$$

这里

$$h_A(x) = \begin{cases} 1 & x \leqslant k \\ 0 & \text{其他} \end{cases} \tag{3.14}$$

步骤 3：确定图像变换 T。具体方法如下。

首先令转换后的图像灰度级数为 $K(K<255)$，理想的直方图均衡后结果应当是在所有灰度级上出现的概率相等且为 K 分之一。因此，变换后的累加直方图应该是一条直线，即当 $K=0$，$H_A(0) = \dfrac{1}{K}$；$K=1$，$H_A(1) = \dfrac{2}{K}$；…；$K=K-1$，$H_A(K-1) = 1$。

然而在实际的图像灰度转换过程中，由于不可能将同一灰度级的值转换成不同的灰度输出，因此，人们只能得到尽可能平坦的直方图转换曲线（如图 3.8 所示）。其具体方法是将步骤 2 中所获得的直方图累加曲线与期望的标准累加直线分布直方图进行比较，如果小于该值，则继续累加，直到接近标准累加直线分布直方图的值为止。此过程一直进行到所有的灰度变换被最终确定为止。

步骤 4：根据步骤 3 所确定的图像变换 T，完成对于图像的变换，所获得的图像即为直方图均衡后的图像。

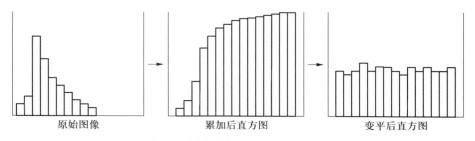

图 3.8　图像直方图均衡前后的变化

　　图 3.9 是经过图像直方图均衡处理前后图像的比较。从图中可以看出,经过图像直方图均衡处理以后,无论是图像的层次或者是图像的色彩信息都得到了很大的增强,且处理后图像获得了明显优于处理前图像的质量。

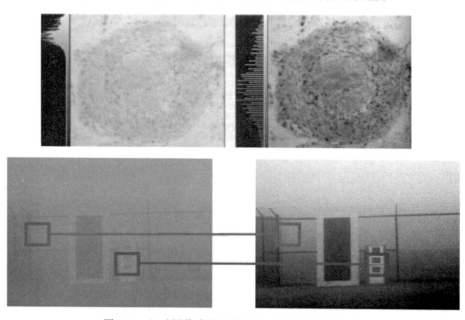

图 3.9　经过图像直方图均衡处理前后图像的比较

3.4　图像恢复的定义

　　在卫星遥感、医学成像、天文观测成像、家庭旧照片处理等许多应用中,成像系统常常伴随产生了一定的图像失真,例如产生图像的模糊(blurred)。图像的去失真或者去模糊的过程就称为图像恢复(image restoration)。

图像的模糊通常可以通过点扩展函数 $h(m,n)$ (point spread function, PSF)以线性时不变系统(linear time invariant, LTI)形式表示为

$$g(m,n) = f(m,n) * h(m,n) \qquad (3.15)$$

式中, $*$ 表示卷积运算。式(3.15)也可以频域的形式表示为

$$G(u,v) = F(u,v) \cdot H(u,v) \qquad (3.16)$$

根据式(3.16),如果已知产生图像模糊线性系统传递函数 $H(u,v)$,则可以通过下式去除图像模糊

$$F(u,v) = \frac{G(u,v)}{H(u,v)} \qquad (3.17)$$

如果考虑噪声的影响则式(3.15)变为

$$g(m,n) = f(m,n) * h(m,n) + n(m,n) \qquad (3.18)$$

式中, $n(m,n)$ 代表加性噪声。

图 3.10 中表示图像经过一个低通线性系统后在时域和频域上的变化,从图中可以看出,由于传递函数的影响,图像产生了明显的模糊。从频域分析,线性系统减少了图像的高频分量,从而使得滤波后的图像产生模糊。

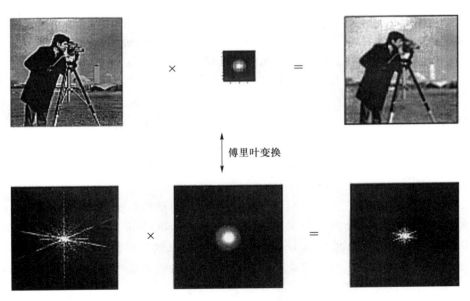

图 3.10　图像经过一个低通线性系统后在时域和频域上的变化

31

3.5 图像恢复方法

一、图像逆滤波方法

在实际的图像退化模型式（3.15）中，如果忽略噪声的影响，则通过式（3.17）进行图像逆滤波来获得未产生退化的原图像 $f(m,n)$。然而，直接采用逆滤波存在两个问题：一是如何准确确定传递函数 $h(m,n)$；二是如何解决当 $H(u,v)=0$ 时所出现的 $F(u,v)$ 的值为无穷大的问题。

二、维纳滤波

维纳滤波是一种最小二乘滤波，其计算公式为

$$F(u,v) = \left[\frac{1}{H(u,v)} \cdot \frac{\|H(u,v)\|^2}{\|H(u,v)\|^2 + K} \right] G(u,v) \tag{3.19}$$

式中，K 为常数，通常取值为 $2\sigma^2$，σ^2 为噪声方差。

三、去运动模糊

所谓运动模糊就是在成像过程中由于相机位置的变化而产生的模糊。为了解决由于运动而产生的图像运动模糊，一种直接的去运动模糊方法就是跟踪相机的运动，然后进行运动补偿，以消除运动模糊的影响。这种方法最早应用于对于天体望远镜图像的观测过程中，当观测一些处于运动状态的星体时，为了减少运动模糊，人们可以通过设计一个精确控制的望远镜基座，并使得该基座能够保持与星体相同的运动，从而使得星体与相机之间保持相对静止，以获得无运动模糊的清晰图像。这种方法可以获得很好的去运动模糊的效果，但是存在的主要问题是需要建立昂贵的物体自动跟踪系统，这需要大量的硬件，同时如何建立准确的物体运动模型也是保证该算法成功应用的关键。

另外一种常用的去运动模糊的方法就是采用图像后处理（post-processing）的方法，其中最具代表性的就是所谓的 Lucy-Richardson 方法。它是由 W. H. Richardson（1972 年）和 L. B. Lucy（1974 年）提出来的一种能够在已知图像传递函数而未知图像噪声时的快速迭代算法[1,2]，可有效地解决逆滤波中传递函数出现零点等问题。其具体算法如下

$$f_i^{r+1} = f_i^r \sum_{k=i}^{c} \frac{h_{k-i+1} g_k}{\sum_{j=a}^{b} h_{k-j+1} f_{j,r}} \tag{3.20}$$

这里 $a=\max\{1,k-J+1\}$，$b=\min\{k,I\}$，$c=i+J-1$，I、J 分别代表图像 f 与 g 的大小。对于初始估计，有

$$f_i^1 = \sum_{k=i}^{c} \frac{h_{k-i+1}g_k}{\sum\limits_{j=a}^{b} h_{k-j+1}} \tag{3.21}$$

3.6 图像插值

图像插值的目的是希望在低分辨率图像的基础上恢复高分辨率图像。常用的图像插值方法有最近邻插值、双线性插值、三次插值以及分形插值等。

一、最近邻插值

对于待插值高分辨率图像而言，如何从低分辨率的图像像素值中计算得到所需要的高分辨率图像像素的灰度值是图像插值算法所要解决的主要问题。一种最直接、最简单的插值方法就是所谓的最近邻插值算法。也就是说，对于任何待插值的点 (i,j)，计算与它最近的四个点 A、B、C、D 之间的距离，并且将它的灰度值就赋为与它距离最小点的值，即

$$f(i,j)=\begin{cases} f(A) & d(A,(i,j)) \leqslant \min\{d(B,(i,j)),d(C,(i,j)),d(D,(i,j))\} \\ f(B) & d(B,(i,j)) \leqslant \min\{d(A,(i,j)),d(C,(i,j)),d(D,(i,j))\} \\ f(C) & d(C,(i,j)) \leqslant \min\{d(A,(i,j)),d(B,(i,j)),d(D,(i,j))\} \\ f(D) & d(D,(i,j)) \leqslant \min\{d(A,(i,j)),d(B,(i,j)),d(C,(i,j))\} \end{cases} \tag{3.22}$$

式中，$d(x,y)$ 代表 x、y 之间的欧氏距离。

二、双线性插值

线性插值是获得两个不同点之间数值的最简单的方法，它将不同的采样点之间通过直线连接起来，并且假定位于这些点之间的所有点的灰度分布都满足直线分布，如图 3.11(a) 所示，或者说取决于连接这两点的灰度值的线性加权。如果令待插值点与左边点 x_a 的距离为 $|x_a-x|$，可以确定一个变量 $\alpha=\dfrac{|x_a-x|}{|x_a-x_b|}$。当 $\alpha=0$，则灰度值完全取决于左边点的灰度值 $f(x_a)$；而当 $\alpha=1$，则灰度值完全取决于右边点的灰度值 $f(x_b)$；而当 $0<\alpha<1$，则灰度值取决于左右两点的灰度值 $f(x_a)$ 和 $f(x_b)$ 的加权，即

$$f(x)=\alpha f(x_a)+(1-\alpha)f(x_b) \tag{3.23}$$

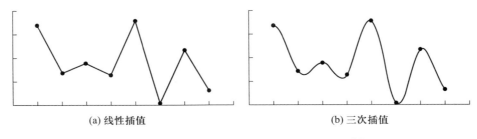

(a) 线性插值   (b) 三次插值

图 3.11　线性插值与三次插值的一维示意图[3]

对于图像而言,空间上的点需要采用两个坐标来表示,因此需要采用双线性插值公式。如图 3.12 所示,双线性插值需要在两个方向上进行插值,并且参与加权的点也变成了四个。

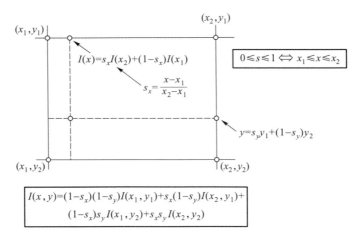

(x_1, y_1)　　(x_2, y_1)

$I(x) = s_x I(x_2) + (1-s_x) I(x_1)$

$0 \leqslant s \leqslant 1 \Leftrightarrow x_1 \leqslant x \leqslant x_2$

$s_x = \dfrac{x - x_1}{x_2 - x_1}$

$y = s_y y_1 + (1-s_y) y_2$

(x_1, y_2)　　(x_2, y_2)

$$I(x,y) = (1-s_x)(1-s_y)I(x_1, y_1) + s_x(1-s_y)I(x_2, y_1) + (1-s_x)s_y I(x_1, y_2) + s_x s_y I(x_2, y_2)$$

图 3.12　图像双线性插值示意图

三、三次插值

从图 3.11 中可以看出,线性插值能够保证图像两个插值点之间灰度的连续性,但是线段之间导数的连续性,即它们的一阶以及二阶导数的连续性不能够得到满足。三次插值是保持线段之间导数连续性的最简单的插值方法,它不仅可以保证两个图像插值点之间的灰度连续性,也可以保证该线段以外相邻线段之间的导数连续性,即具有一阶和二阶导数的连续性[3]。比较图 3.13 中线性插值函数和三次插值函数的插值结果可以看出,经过三次函数插值所获得的图像灰度值更加平滑,因此可获得相对于线性插值更好的图像效果。

假设 y_0、y_1、y_2、y_3 为同一直线上相邻四点的函数值,则三次函数插值公式为

$$f(x) = \alpha^3(y_3 - y_2 - y_0 + y_1) + \alpha^2(2y_0 - 2y_1 + y_2 - y_3) + \alpha(y_2 - y_0) + y_1 \quad (3.24)$$

式中，α 与式(3.23)中的定义相同。

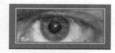
(a) 原始低分辨率眼图像

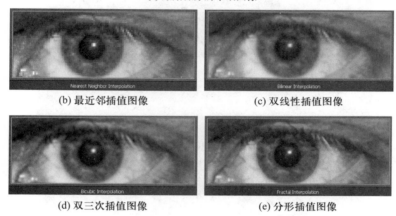

(b) 最近邻插值图像　　　　　　　　　(c) 双线性插值图像

(d) 双三次插值图像　　　　　　　　　(e) 分形插值图像

图 3.13　不同插值方法图像结果比较

对于图像而言，因为是二维函数，因此，与线性插值类似，需要采用双三次插值公式。

四、分形插值

所谓分形就是一些复杂的几何形体，它们可以被分为不同的子部分，而每一子部分是整体的一个缩小的样本，即具有所谓的局部相似性。自然界有很多物体具有这种相似性，如云彩、树叶、山峰、海岸线等，如图 3.14 所示。

对于实际的信号，例如含有噪声的信号而言，它的波形是随机的、复杂的，如图 3.15 中第一行所示。这时，它们的信号幅度不满足连续性限制，因此，当需要从低分辨率的信号(即图 3.15 中第二行的信号)重建高分辨率的信号时，采用线性插值难以获得理想的结果(见图 3.15 中第三行)。只有采用分形插值，才能得到更加逼近的结果，如图 3.15 中第四行所示。分形插值的具体方法属于分形几何的内容，在此不再赘述。有兴趣的读者可以参考文献[4]。

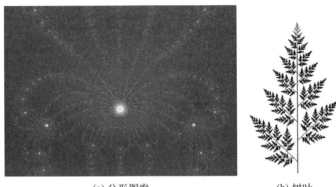

(a) 分形图案   (b) 树叶

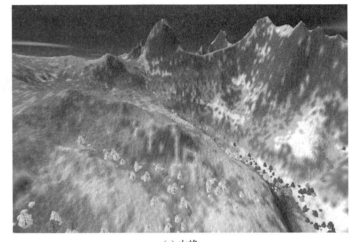

(c) 山峰

图 3.14　典型的分形图像

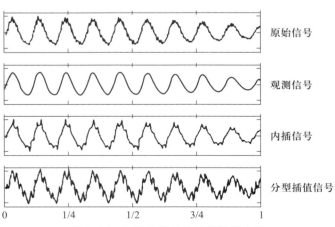

原始信号

观测信号

内插信号

分型插值信号

图 3.15　含噪声信号的插值结果比较

本 章 小 结

本章开始介绍图像处理的具体方法与算法,主要包括图像去噪、图像增强、图像恢复以及图像插值四个部分。首先,给出图像噪声和图像噪声的类型,在此基础上,介绍最经典的图像处理方法——图像去噪。针对不同噪声,人们提出了不同的去噪方法。例如,去除高斯白噪声的均值滤波与高斯滤波方法,去除脉冲或椒盐噪声的中值滤波方法。图像增强是医学图像处理中常用的图像处理方法之一,包括数字减影、图像灰度线性拉伸以及图像直方图均衡等。图像恢复是改善图像质量的有效手段,包括图像逆滤波、维纳滤波、去运动模糊等方法与内容。图像内插是图像放大、图像超分辨率重建的基础。本章介绍了最近邻、双线性插值、双三次插值以及分形插值等常用的插值方法。

本章需掌握的关键术语、概念主要包括:图像噪声的定义及类型,图像去噪的方法;均值滤波、高斯滤波与中值滤波;图像增强,常用的图像增强方法;数字减影、图像灰度线性拉伸与图像直方图均衡;图像恢复;图像逆滤波、维纳滤波、去运动模糊;图像插值,图像插值的方法。

本章学习的难点有两个:一是图像直方图均衡方法的原理,以及该方法具体如何实现;二是图像逆滤波的具体算法,以及在实际图像恢复过程中,如何选用正确的图像恢复方法。

参 考 文 献

[1] Lucy L B. An iterative technique for the rectification of observed distributions [J].The Astronomical Journal,1974,79(6):745-753.

[2] Richardson W H. Bayesian-based iterative method of image restoration [J].Journal of the Optical Society of America,1972,621:55-59.

[3] 贾永红.数字图像处理[M].武汉:武汉大学出版社,2010.

[4] 金以文,鲁世杰.分形几何原理及其应用[M].杭州:浙江大学出版社,1998.

习 题

3.1 假设原始图像每一点方差相同,所加噪声相互独立且满足同一分布,证明经过式(3.7)的均值滤波后式(2.5)所定义的图像信噪比提高了$(2L+1)$倍。

3.2 编写产生脉冲、椒盐、高斯白噪声的程序,叠加到图像上,观察不同噪声的影响。

3.3 编写均值滤波、中值滤波和高斯滤波程序,并对于习题3.2中所获得含噪声图像分别进行处理,比较处理后结果。

3.4 根据习题3.2和习题3.3的结果,计算并比较滤波前后信噪比的变化。

第四章

边 缘 检 测

4.1　图像边缘的定义

图像边缘(edge)是指图像灰度或纹理发生不连续的点,如图 4.1 所示。按其灰度的不连续性,图像的边缘通常可以分为阶跃边缘(step edge)、屋顶边缘(roof edge)以及线状边缘(line edge),如图 4.2 所示。它们分别代表了两种不同的图像灰度之间的边缘,最大图像灰度(或者最小灰度)所对应的图像边缘和在均匀或者是渐变的图像灰度背景中所出现的高亮图像边缘。

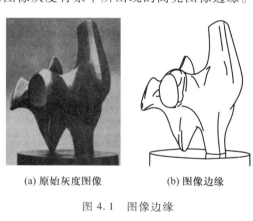

(a) 原始灰度图像　　　　　　(b) 图像边缘

图 4.1　图像边缘

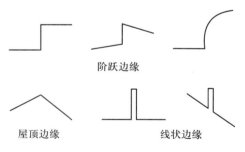

阶跃边缘

屋顶边缘　　　　　　　　　线状边缘

图 4.2　三种不同的边缘类型

图像灰度的不连续性产生的原因有很多,因此,按照产生的原因又可以分为由于表面法向的不连续性变化而产生的边缘、由于深度的不连续性变化所产生的边缘、颜色的不连续性变化所产生的边缘以及照度的不连续性变化所产生的边缘等(如图 4.3 所示)。如果令 $f(x)$ 为图像的灰度函数,则不同边缘的定义可以采用不同的数学表达形式,如图 4.4 所示。从图 4.4 中可以看出,阶跃灰度边缘对应的是灰度一阶导数的屋顶边缘,同时也对应于灰度二阶导数的过零点。

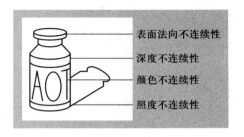

图 4.3　不同连续性所产生的图像边缘

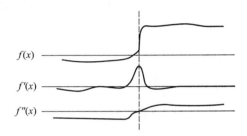

图 4.4　不同类型边缘所对应的数学表示

4.2　图像梯度

由于图像是二维空间分布的,因此人们需要采用图像梯度来表示图像灰度在空间上的变化,其中图像梯度定义为

$$\nabla f = \left(\frac{\partial f}{\partial x}, \frac{\partial f}{\partial y} \right) \tag{4.1}$$

梯度指向的是灰度变化最大的方向,如图 4.5 中的箭头所指方向。

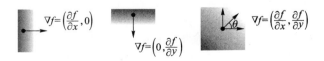

图 4.5　图像梯度方向

式(4.1)中所定义的图像梯度是向量,它的方向为

$$\theta = \arctan\left(\frac{\partial f}{\partial y}\bigg/\frac{\partial f}{\partial x}\right) \tag{4.2}$$

它的幅度则由下式确定

$$\|\nabla f\| = \sqrt{\left(\frac{\partial f}{\partial x}\right)^2 + \left(\frac{\partial f}{\partial y}\right)^2} \tag{4.3}$$

4.3 图像边缘梯度算子

式(4.1)到式(4.3)是连续函数的梯度计算公式,对于离散的图像灰度函数而言,需要采用离散化公式来替代求导运算。例如,当需要计算灰度函数沿 x 方向的导数时,其具体计算公式为

$$\frac{\partial f}{\partial x}[x,y] \approx f(x+1,y) - f(x,y) \tag{4.4}$$

类似地,也可以定义沿 y 方向上的灰度函数导数为

$$\frac{\partial f}{\partial y}[x,y] \approx f(x,y+1) - f(x,y) \tag{4.5}$$

以上的图像梯度运算也可以通过模板卷积的方式完成,于是就产生了不同的图像梯度算子。图 4.6 分别给出了图像处理中常用的三种不同的梯度算子的模板。从图 4.6 中可以看出,它们都描述了某种意义上的图像梯度,只是所采用的权值不同而已。

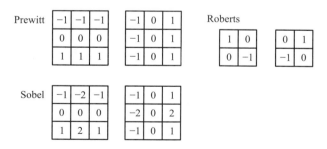

图 4.6 常用的三种不同的梯度算子的模板

直接采用边缘算子进行边缘检测存在的主要问题在于求导运算对于噪声敏感,因此在存在噪声的情况下,边缘提取的效果将受到极大的影响。图 4.7 和图 4.8 分别给出了噪声对于阶跃边缘的影响以及斑点噪声对于前列腺超声图像边缘提取的影响。从图中可以看出,由于噪声的存在,需要提取的边缘淹没在噪

声中,从而大大影响了图像边缘的提取质量。因此,图像边缘算子对于信噪比高的图像的边缘提取效果较好,而对于存在噪声的图像,例如医学超声图像的效果则不佳。图4.8是直接采用图像梯度算子对于前列腺超声图像提取边缘的结果,从图中可以看出,提取前列腺轮廓的效果不太理想。

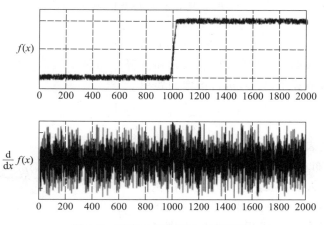

图 4.7　噪声对于阶跃边缘的影响

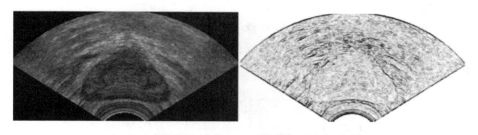

图 4.8　斑点噪声对于前列腺超声图像边缘提取的影响

4.4　高斯-拉普拉斯算子

为了减少噪声对于图像边缘提取的影响,一种直接的方法就是通过滤波方式,在进行边缘提取前,滤除噪声的影响,以保证提取图像边缘的质量。高斯-拉普拉斯(LOG)算子就是基于这一思想而提出的一种图像边缘算子。

该算子由两部分组成,第一部分是高斯平滑滤波算子(详见3.2节),主要去除噪声影响,第二部分是拉普拉斯算子(∇^2),其计算公式为

$$\nabla^2 f = \frac{\partial^2 f}{\partial x^2} + \frac{\partial^2 f}{\partial y^2} \qquad (4.6)$$

拉普拉斯算子是图像灰度二阶导数的各向同性二维测量。从图4.4中可以看出,图像阶跃边缘对应于图像二阶导数的过零点。因此,对于过零点的检测就可以实现图像边缘提取。如果令用于平滑滤波的高斯函数为G,则高斯-拉普拉斯算子为

$$\nabla^2(G*f) = \nabla^2 G * f \qquad (4.7)$$

式(4.7)表明,经过高斯平滑滤波和拉普拉斯算子运算等价于采用以下的高斯-拉普拉斯算子($\nabla^2 G$)进行图像的卷积

$$\nabla^2 G = -\frac{1}{\pi\sigma^4}\left[1 - \frac{x^2+y^2}{2\sigma^2}\right]e^{-\frac{x^2+y^2}{2\sigma^2}} \qquad (4.8)$$

式中,$\nabla^2 G$代表高斯函数的方差,它所对应的空间分布如图4.9所示。在计算机计算过程中,人们需要产生用于卷积的离散模板。图4.10分别给出了两种常用的高斯-拉普拉斯算子模板。图4.11则是标准差$\sigma=1.4$时的高斯-拉普拉斯算子模板图像。

为了简化运算,高斯-拉普拉斯算子也可以通过差分高斯(DOG)算子来近似实现,即

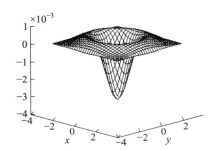

图 4.9　高斯-拉普拉斯算子空间分布

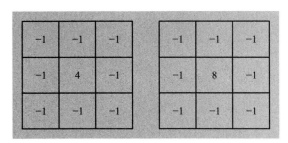

图 4.10　两种常用的高斯-拉普拉斯算子模板

$$\nabla^2 G_\sigma \approx G_{\sigma 1} - G_{\sigma 2} \qquad (4.9)$$

图4.12是一维LOG算子与DOG算子的比较,可以看出,它们是非常相近的。虽然平滑滤波可以去除噪声对于边缘提取的影响,但是同时它也降低了提取边缘的定位精度,如图4.13所示。

在高斯-拉普拉斯算子中,高斯函数方差的取值决定了所提取到边缘的粗

细,也就是说控制可提取边缘的分辨率。当方差取值越大,提取的边缘越粗,这时细小的边缘将会被忽略,同时图像边缘的定位精度也就越低。因此在计算机视觉里,人们常常利用不同大小的方差所形成的边缘来构成不同分辨率的边缘图像。图 4.14 左边是小方差值所产生的边缘,右边则是大方差值所产生的边缘,其中出现在道路中间的细小边缘不见了,从而更有利于后续的道路检测与处理。

0	1	1	2	2	2	1	1	0
1	2	4	5	5	5	4	2	1
1	4	5	3	0	3	5	4	1
2	5	3	−12	−24	−12	3	5	2
2	5	0	−24	−40	−24	0	5	2
2	5	3	−12	−24	−12	3	5	2
1	4	5	3	0	3	5	4	1
1	2	4	5	5	5	4	2	1
0	1	1	2	2	2	1	1	0

图 4.11 标准差 $\sigma = 1.4$ 时的高斯-拉普拉斯算子模板图像

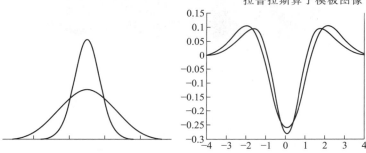

图 4.12 一维 LOG 算子与 DOG 算子的比较:左边为两个不同方差的高斯函数,右边分别为 LOG 算子与 DOG 算子曲线

边缘图像

边缘位置

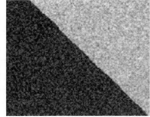
加噪后边缘图像

导数检测的边缘与噪声

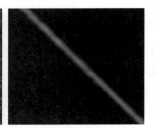
平滑消去噪声,但模糊边缘

图 4.13 图像噪声对于边缘提取精度的影响

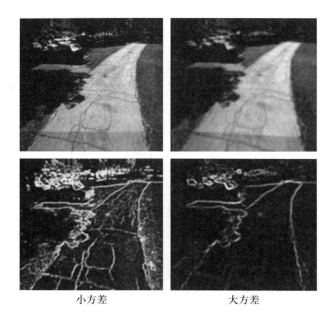

小方差   大方差

图 4.14   不同方差值所提取图像边缘的比较

4.5   Canny 算子

Canny 算子是 John F Canny 于 1986 年提出的一种所谓最优的边缘算子。它主要基于以下两个基本假设:(1)该算子是线性的;(2)图像噪声是加性的独立同分布高斯白噪声。Canny 认为,一个好的边缘算子应当具有以下性质:(1)好的检测特性,即算子应当对边缘,而不是对噪声产生响应;(2)好的定位特性,即所获得的边缘与真实的边缘尽可能靠近;(3)单边缘响应,即一条边缘对应一个响应。

为了达到上述最优目的,Canny 提出了一种新的边缘提取算法,包含以下步骤。

第一步:图像平滑。仍然采用高斯滤波来进行噪声平滑,即通过采用高斯模板与图像卷积来完成。一般来说,采用的高斯模板越大,对于噪声的滤除效果越好,但是边缘的定位精度越低。图 4.15 是一个标准差为 1.4 的高斯模板。

第二步:计算图像边缘强度。可以利用图 4.6

2	4	5	4	2
4	9	12	9	4
5	12	15	12	5
4	9	12	9	4
2	4	5	4	2

图 4.15   标准差为 1.4 的高斯模板

中所给出的 3×3 的 Sobel 算子来计算边缘强度,具体公式为

$$|G| = |G_x| + |G_y| \tag{4.10}$$

式中,G_x、G_y 分别表示采用 x 方向和 y 方向 Sobel 算子模板所获得的图像。

第三步:计算图像边缘方向。当利用 Sobel 算子获得两个不同的边缘分量 G_x、G_y 后,就可以通过以下公式来计算图像边缘的方向

$$\theta = \arctan(|G_y| / |G_x|) \tag{4.11}$$

在实际图像计算过程中,将图像的方向归结为四个主要方向,即 0°、45°、90° 和 135°。

第四步:边缘非最大值抑制。已知边缘的方向以后,可以沿边缘的法线方向进行搜索,去除不是最大值的边缘点(如图 4.16 所示)。

第五步:滞后阈值化。由于噪声的影响,图像中对于单个门限的错误响应经常会导致本应连续的边缘出现断裂的问题。这个问题可以利用滞后阈值化加以解决。如果任何像素对边缘算子的响应超过高阈值 T_2,将这些像素标记为边缘;对于响应超过低阈值 T_1 的像素,如果与已经标为边缘的像素四邻域或八邻域,则将这些像素也标记为边缘。这个过程反复迭代,剩下的孤立的响应超过低阈值 T_1 的像素则视为噪声,不再标记为边缘。阈值 T_1 和 T_2 根据图像信噪比确定。

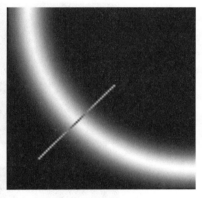

图 4.16　图像边缘法向

与 LOG 算子类似,当采用不同的方差值进行图像滤波时,所得到的图像边缘的分辨率是不同的(如图 4.17 所示)。

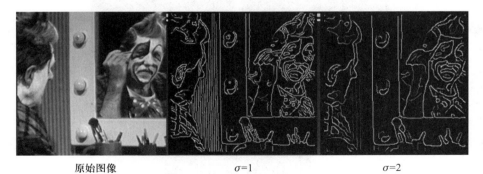

原始图像　　　　　　σ=1　　　　　　σ=2

图 4.17　不同方差值所提取的图像边缘算子结果比较

图 4.18 给出了不同边缘算子对于包含噪声图像边缘提取结果的实验比较。从图中可以看出,对于添加噪声的图像而言,在本节所介绍的图像边缘算子中,

Canny 算子提取边缘最好,LOG 算子次之,再接下来是 Sobel 算子和 Prewitt 算子,Roberts 算子效果最差。

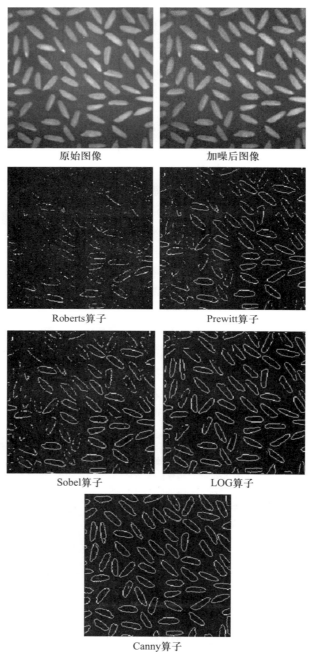

图 4.18　不同边缘算子对于包含噪声图像边缘提取结果的实验比较

4.6 边缘与轮廓

一个物体的封闭边界(closed border)就是物体轮廓(contour)。从数学上来说,假设一个区域为 R,那么 δR 就是该区域的边界,即轮廓。轮廓与边缘是两个不同的概念,但是它们之间又有一定的联系。它们都是由边缘点组成,边缘和轮廓的不同之处如表 4.1 所示。

表 4.1　边缘和轮廓的不同之处

边　　缘	轮　　廓
局部的	全局的
位置,方向	内轮廓,外轮廓
开或封闭的曲线	封闭的曲线
多像素	单像素
多输出	单输出

如图 4.19 所示,对于一个矩形而言,有所谓的水平边缘和垂直边缘,而它的轮廓则是唯一的。在图像处理中,如何提取物体轮廓是一个重要的关键技术。下一章将介绍目前常用的图像轮廓提取方法。

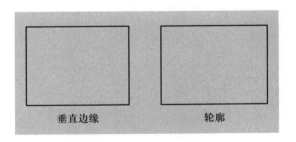

图 4.19　图像边缘与轮廓

本 章 小 结

本章重点介绍各种常用的图像边缘检测算子方法。首先,给出图像边缘的定义以及图像梯度的定义。其次,基于图像边缘梯度,给出各类图像边缘检测梯度算子,包括常用的 Prewitt 算子、Sobel 算子、Roberts 算子。然后,介绍 LOG 算子和最优的 Canny 算子等边缘检测方法。最后,对于边缘与轮廓的定义的区别与联系进行了比较。

本章教学的主要目的是让学生掌握关于图像边缘检测的基本方法与常用方法,为后续轮廓提取方法的介绍奠定基础。

本章需掌握的关键术语、概念主要包括:图像边缘的定义与类型,图像梯度的定义与计算;常用的基于图像梯度的边缘检测算子,包括 Prewitt 算子、Sobel 算子、Roberts 算子、LOG 算子和 Canny 算子;边缘与轮廓的区别与联系等。

本章学习的难点是要让学生掌握 Canny 算子的基本方法和算法步骤,能够学会编写 Canny 算子计算程序,并可获得正确的边缘提取结果。希望通过本章的学习,学生可以掌握常用图像边缘检测算子的基本知识和实现算法步骤,能够完成较为复杂的 LOG 算子和 Canny 算子的编程,为后续图像轮廓提取方法的学习打下基础。

参 考 文 献

Canny John F. A computational approach to edge detection[J].IEEE Trans. on Pattern Analysis and Machine Intelligence,1986,8:679−714.

习　　题

4.1　在 DOG 算子中,当 σ_1/σ_2 的比值为多少时,DOG 算子与 LOG 算子的误差最小?

4.2　编写 LOG 边缘提取算法程序,并对包含椒盐噪声和高斯噪声的图像进行滤波,观测滤波效果。

4.3　试述 LOG 算子与 Canny 算子的区别与联系。

第五章

图 像 分 割

5.1 图像分割的定义

图像分割有两种不同的含义与理解。一种是为了图像分类,即
将图像分为不同的子区域或对象,每一区域或对象将具有相同的特性,或者类似
的特征。另外一种是以图像识别为目的,即将感兴趣的物体从图像中提取出来。
在图像识别过程中,其实是将图像分成两类,一类是感兴趣的物体,称为目标,其
余部分称为背景。一般来说目标代表一个或一类物体,而背景则可能由多个或
多种物体构成。例如在图 5.1 中,感兴趣的目标可以是飞机,也可以是飞机的发
动机,这主要取决于实际的应用目的。如果瞄准的是直升机,则感兴趣的目标就
是整个飞机;如果是飞机要害部位的识别,则感兴趣的是直升机的发动机,而飞
机的其余部分是背景,而不是目标。

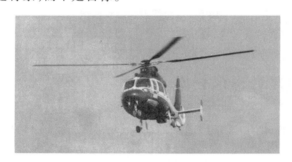

图 5.1 直升机目标

如图 5.2 所示,图像分割是图像识别的重要步骤。图像分割最简单的方法
就是所谓的高亮物体检测,即要检测的感兴趣物体的图像灰度位于整幅图像灰
度分布的高端。这种思想主要基于两种假设:一是在成像传感器的选择与设计
过程中,人们总是希望目标的图像灰度值输出为最大,因此在图像中呈现出高亮
的灰度分布;二是即便感兴趣的物体灰度处于低端,人们也可以很容易通过图像
灰度反转的方式进行处理,从而将位于图像灰度低端的感兴趣物体变成在所对
应的反转后图像中高亮的物体。因此,高亮物体的检测具有一定的普遍性和
实用性。高亮物体检测主要可以通过基于门限的方法来实现,即当图像的灰
度大于某一给定的门限值,则认为该点属于感兴趣的物体或目标,反之则认为

第 5 讲

属于背景。在下一节中将对目前常用的各种基于门限的图像分割方法进行介绍。

图像分割是目前图像处理中公认的最富有挑战性的问题之一,其难点在于成像过程的复杂性,即图像灰度是诸多成像因素综合作用的结果,人们很难寻找出一种能够解决所有图像分割问题的具有普适意义的图像分割方法。尽管迄今为止人们已经提出了大量的图像分割方法,但是这些方法大多数只是针对具体图像和有限的应用,并且所要求的一些假设条件在实际使用过程中也并非一定成立,因此限制了这些方法的应用领域和应用范围。目前常用的图像分割方法主要分为两大类,一类是基于图像灰度的方法,如基于门限的分割方法;另一类则是基于图像特征的图像分割方法。下面将重点介绍其中常用的图像分割方法,包括基于门限的图像分割方法(5.2 节)、区域生长方法(5.3 节)、分水岭方法(5.4 节)以及基于纹理的图像分割方法(5.5 节)等。

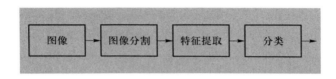

图 5.2　图像识别流程框图

5.2　基于门限的图像分割方法

正如上节所提到的,基于门限的图像分割方法又称为门限法(thresholding),具体公式如下

$$g(i,j) = \begin{cases} 1 & f(i,j) \geqslant T \\ 0 & \text{其他} \end{cases} \quad (5.1)$$

式中,$f(x,y)$、$g(x,y)$分别表示分割前后的图像,T 为分割门限。

图 5.3 给出了采用不同门限所获得的 Lena 图像分割结果。从图 5.3 中可以看出,门限 T 的取值决定了分割后图像中二值图像的分布,门限 T 值越大,分割后二值图像中的白色像素,即门限值大于 T 的点就会越少,反之门限值大于 T 的点就会越多。因此,基于门限的图像分割方法的图像分割结果取决于门限的选择,而该方法的关键就是如何确定最佳的图像分割门限 T。当目标与背景的灰度分布分别集中在两个不同的区间时,这时门限的选择非常简单。因为对于这类图像而言,它的图像直方图呈双峰分布,其中灰度级高的一个峰代表了目标的图像灰度分布,而较低的一个峰则代表了背景的图像分布。这时,公式(5.1)

中门限 T 的选择就很容易,只需选择两个峰 a、b 的平均值或者两个峰之间的谷值即可,如图 5.4 所示,则门限值应当为 $T=(a+b)/2$ 或 $T=c$。然而,在实际应用过程中,目标与背景之间图像灰度的差别会变得很小,从而使得本来成为两个峰的图像灰度分布会变成一个峰,原来人们关于图像灰度双峰分布的假设不再成立。为了解决这一问题,需要寻找新的确定分割门限的方法,其中 Otsu[1] 提出的算法是确定全局门限的最具代表性的方法之一。

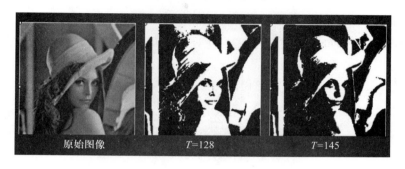

图 5.3 采用不同门限所获得的 Lena 图像分割结果

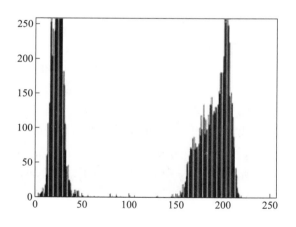

图 5.4 双峰图像直方图

一、Otsu 算法

Otsu 算法的基本思想是将图像直方图分成两个部分(如图 5.5 所示),其中大于 T 的部分假定为目标的部分,而小于 T 的部分则假定为背景部分。如果假定这两部分 H_0、H_1 的直方图分别代表了两个不同的概率分布,即目标和背景的概率分布,则它们所对应的归一化直方图为

$$P(i \mid H_0, t) = \frac{p(i)}{\sum\limits_{i=0}^{t} p(i)} = \frac{p(i)}{w_0(t)}$$

$$P(i \mid H_1, t) = \frac{p(i)}{\sum\limits_{i=t+1}^{K-1} p(i)} = \frac{p(i)}{w_1(t)} \tag{5.2}$$

$$w_0(t) + w_1(t) = 1, \text{因为} \sum\limits_{i=0}^{K-1} p(i) = 1$$

从式(5.2)中可以看出,经过归一化处理,原图像的一个直方图已经变成了两个直方图,一个是对应于 H_0 的部分,另一个则是对应于 H_1 的部分。对于其中每一部分,人们可以分别计算它们的均值和方差

$$\mu_0(t) = \sum_{i=0}^{t} i \times \frac{p(i)}{w_0(t)}$$

$$\mu_1(t) = \sum_{i=t+1}^{K-1} i \times \frac{p(i)}{w_1(t)} \tag{5.3}$$

$$\sigma_0^2(t) = \sum_{i=0}^{t} \left[i - \mu_0(t) \right]^2 \times \frac{p(i)}{w_0(t)}$$

$$\sigma_1^2(t) = \sum_{i=t+1}^{K-1} \left[i - \mu_1(t) \right]^2 \times \frac{p(i)}{w_1(t)} \tag{5.4}$$

显然,式(5.3)中所定义的图像均值与原始图像的均值之间满足以下关系:

$$w_0(t) \times \mu_0(t) + w_1(t) \times \mu(t)_1 = \mu_{\text{TOTAL}} \tag{5.5}$$

Otsu 算法选择门限 T 的准则就是使得 H_0 和 H_1 所确定的图像的均值与原图像的平均值之间的差别尽可能大,为此我们定义一个新的加权平方差度量

$$\sigma_{\text{BETWEEN}}^2(t) = w_0 \times [\mu_0 - \mu_{\text{TOTAL}}]^2 + w_1 \times [\mu_1 - \mu_{\text{TOTAL}}]^2 \tag{5.6}$$

该方差表明,如果所获得的 H_0 和 H_1 所确定的图像的均值与原图像的平均值之间差别越大,则说明图像分割的结果越好。因此,归纳 Otsu 算法的具体步骤如下。

步骤 1:令 $T = f_{\min} + 1$,$\sigma_{\min}^2 = 90\,000$。

步骤 2:按照公式(5.2)至公式(5.6)计算不同类别之间的方差 $\sigma_{\text{BETWEEN}}^2(T)$。

步骤 3:如果 $\sigma_{\text{BETWEEN}}^2(T) < \sigma_{\min}^2$,则 $T^* = T$,$\sigma_{\min}^2 = \sigma_{\text{BETWEEN}}^2(T)$,否则,$T = T + 1$,执行步骤 4。

步骤 4:如果 $T = f_{\max}$ 跳转步骤 2,否则算法结束。这时的 T^* 即为由 Otsu 算法所确定的最佳的全局门限。

图 5.6 给出了图 5.3 中 Lena 图像 Otsu 算法的分割结果,采用 Otsu 算法所确定的全局门限为 162。

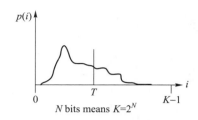

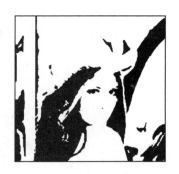

图 5.5　Otsu 图像直方图　　　　　　图 5.6　Lena 图像 Otsu 算法的分割结果

二、基于二维最大熵的门限分割算法

从信息论角度可以知道,熵是描述一维信号随机分布的一种有效度量,因此人们很自然地联想到将其应用到图像的灰度直方图,即通过最大化直方图信号熵来确定最佳的分割门限。然而这种方法没有考虑像素之间的空间相关性,因此当像素之间的相关性变得比灰度值之间的影响更为重大时,其分割算法的性能急剧下降。为了解决这一问题,Abutaleb[2] 提出了一种新的采用二维熵的图像最大熵分割方法。首先,给出二维直方图的定义

$$p_{ij} = \frac{n_{ij}}{N^2} \tag{5.7}$$

式中,N^2 代表图像大小,n_{ij} 代表当前点的图像灰度为 i、所对应的邻域均值的图像灰度为 j 的图像像素个数。如图 5.7 所示,整个二维直方图可以分为四个区域,其中区域 1 和 2 分别代表目标和背景,而区域 3 和 4 则代表了边缘或者是噪声。因此,对于基于二维图像直方图的图像分割来说,需要同时确定门限向量 $[t,s]$,以使得区域 1 和 2 具有最大信息熵。

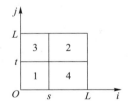

图 5.7　二维直方图
所划分的区域

首先假定区域 1 和 2 具有不同的概率分布。对于门限向量 $[t,s]$,所对应的概率为

$$P_1 = \sum_{i=0}^{t} \sum_{j=0}^{s} p_{ij}, \quad P_2 = \sum_{i=t+1}^{N-1} \sum_{j=s+1}^{N-1} p_{ij} \tag{5.8}$$

整幅图像的二维离散熵的计算公式为

$$H = -\sum_{i=0}^{N-1} \sum_{j=0}^{N-1} p_{ij} \lg p_{ij} \tag{5.9}$$

在区域 1 上的二维离散熵的计算公式为

$$H(1) = -\sum_{i=0}^{t}\sum_{j=0}^{s}(p_{ij}/P_1)\lg(p_{ij}/P_1)$$

$$= -(1/P_1)\sum_{i=0}^{t}\sum_{j=0}^{s}(p_{ij}\lg p_{ij} - p_{ij}\lg P_1) \tag{5.10}$$

$$= -(1/P_1)\sum_{i=0}^{t}\sum_{j=0}^{s}p_{ij}\lg p_{ij} + (1/P_1)\lg P_1\sum_{i=0}^{t}\sum_{j=0}^{s}p_{ij}$$

$$= \lg P_1 + H_1/P_1$$

类似地,可推得区域 2 上的二维离散熵的计算公式为

$$H(2) = \lg P_2 + H_2/P_2 \tag{5.11}$$

式中,H_1 和 H_2 分别定义为

$$H_1 = -\sum_{i=0}^{t}\sum_{j=0}^{s}p_{ij}\lg p_{ij} \tag{5.12}$$

$$H_2 = -\sum_{i=t+1}^{N-1}\sum_{j=s+1}^{N-1}p_{ij}\lg p_{ij} \tag{5.13}$$

根据公式(5.10)和公式(5.11),我们可以定义区域 1 和 2 的二维熵之和为

$$\phi(t,s) = H(1) + H(2) \tag{5.14}$$

确定最佳的二维直方图分割门限向量为 (t^*,s^*)

$$\phi(t^*,s^*) = \max\{\phi(t,s),0 \leqslant t \leqslant N-1,0 \leqslant s \leqslant N-1\} \tag{5.15}$$

三、自适应门限分割算法

前面介绍的图像分割都采用了统一的门限值,即所谓的全局门限进行分割,然而在实际应用过程中,特别是当光照不均匀的时候,采用同一门限无法获得理想的分割结果。在这种情况下,需要根据不同区域图像灰度的变化采用自适应门限进行分割,即采用一个变化的门限曲面来代替全局门限。这时,图像分割公式就变为

$$g(i,j) = \begin{cases} 1 & f(i,j) > T(i,j) \\ 0 & \text{其他} \end{cases} \tag{5.16}$$

式中,$T(i,j)$ 代表了自适应的门限。对于自适应门限分割算法而言,最重要的就是如何确定自适应门限 $T(i,j)$。一种常用的方法就是计算图像点附近邻域点的均值($\mu(i,j)$)和方差($\sigma^2(i,j)$),并根据它们的线性组合进行估计

$$T(i,j) = \mu(i,j) + k\sigma(i,j) \tag{5.17}$$

式中,k 为比例常数,一般通过经验确定。k 的取值决定了分割后图像中灰度值为 1 的像素个数。如果 k 取正值,则灰度值为 1 的像素个数将比图像均值的像素减少;如果 k 取负值,则灰度值为 1 的像素个数将比图像均值的像素增加。

文献[3]中给出了另外一种确定自适应门限的方法,它采用的是线性加权的复合差,其计算公式为

$$T(i,j) = -C \cdot D(i,j) + b \qquad (5.18)$$

式中，C、b 是常数。常数 b 可由全图或者扫描点邻域内图像灰度的平均值确定，称为背景系数。C 是边缘的灵敏度。若 $C=0$，则动态门限就退化为固定门限 b，这时门限函数对于边缘的灵敏度等于零。若 C 的绝对值很大，则门限函数 $T(i,j)$ 对于边缘（复合差）的灵敏度高，容易检测边缘特征。但同时它对于噪声的敏感度也高，所得到的二值图像会出现由噪声产生的斑点。所以，当 C 取适当的绝对值时，门限函数 $T(i,j)$ 就是在强调边缘与强调背景之间进行合理的折中。$D(i,j)$ 代表边缘。

5.3 区域生长方法

一、区域的定义

第 6 讲

由具有相同或相近性质点组成的点的集合称为区域（region）。这些性质包括：物理、化学、生物特性；图像灰度、颜色、纹理等。构成区域的可以是单个物体、物体的一部分（如物体的一个表面）或者是物体的集合。如图 5.8 所示，所有辣椒就构成一个区域——辣椒，而其余的点则构成另外一个区域——背景。在图 5.9 中，人们既可以将整个木箱定义为一个区域，也可以将箱子盖定义为一个区域，甚至可以将木箱上的锁或者是木箱的一个面定义为区域。

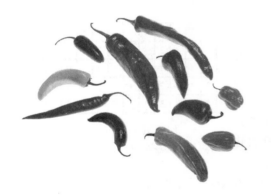

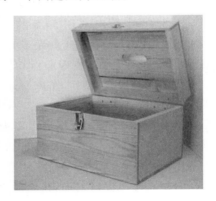

图 5.8　辣椒组成的区域　　图 5.9　不同区域的定义：木箱、箱盖、
　　　　　　　　　　　　　　　　　锁或者木箱的一个面

二、区域生长的定义

按照预先确定的准则，将点或者是小的区域聚合成为大的区域的过程称为

区域生长。这些预先确定的准则包括:类似的特性、相同的灰度和颜色、同一或同类物体等。相似准则的确定不仅取决于问题本身,而且主要取决于所提供的数据类型。例如,对于彩色卫星图像而言,相似准则主要取决于图像的颜色,而对于单色的 SAR 图像而言,则主要取决于图像的灰度。

三、区域生长中的基本概念

在区域生长方法中,最主要的三个要素是种子、相似性准则以及迭代终止准则。

种子(seed)是区域生长的起始点,可以由人工选定,或者自动产生。

当作为区域定义的特性确定之后,点与点之间的相似性准则可以分为两大类。一类是基于距离的相似性度量(distance based metric),另一类是相关性度量(correlation based metric)。距离的度量有很多,包括欧氏距离、街区距离(city distance)、棋盘距离(chessboard distance)、Hausdorff 距离、测地距离等。

假设 $P = (x_1, y_1)$、$Q = (x_2, y_2)$ 为图像上两点,则 P、Q 两点之间的欧氏距离定义为

$$D(P, Q) = \sqrt{(x_1 - x_2)^2 + (y_1 - y_2)^2} \tag{5.19}$$

P、Q 两点之间的街区距离定义为

$$D_4(P, Q) = |x_1 - x_2| + |y_1 - y_2| \tag{5.20}$$

P、Q 两点之间的棋盘距离定义为

$$D_8(P, Q) = \max\{|x_1 - x_2|, |y_1 - y_2|\} \tag{5.21}$$

图 5.10 中给出了在 5×5 的区域内离中心点的城市距离与棋盘距离的计算结果,从图中可以看出,离中心点相同距离的点构成的区域是各不相同的。当街区距离为 1 时,所得到的是中心点的四邻域(如图 5.10 左边部分所示),而棋盘距离为 1 的点则构成了中心点的八邻域(如图 5.10 右边部分所示)。

4	3	2	3	4			2	2	2	2	2
3	2	1	2	3			2	1	1	1	2
2	1	0	1	2			2	1	0	1	2
3	2	1	2	3			2	1	1	1	2
4	3	2	3	4			2	2	2	2	2

图 5.10　城市距离与棋盘距离的计算结果

对于两个不同区域而言,它们之间的相似性不是取决于单个像素点而是所有像素点的平均。因此,这时人们需要采用以下的相似性度量。

(1)平均绝对差(mean absolute difference,简称 MAD)

$$d_{MAD} = \frac{1}{MN} \sum_{i=0}^{M-1} \sum_{j=0}^{N-1} |A(i,j) - B(i,j)| \tag{5.22}$$

(2)平均方差(mean square difference,简称 MSD)

$$d_{\mathrm{MSD}} = \frac{1}{MN} \sum_{i=0}^{M-1} \sum_{j=0}^{N-1} [A(i,j) - B(i,j)]^2 \qquad (5.23)$$

（3）归一化相关系数（normalized cross correlation，简称 NCC）

$$C_{\mathrm{NCC}} = \frac{\displaystyle\sum_{i=0}^{M-1} \sum_{j=0}^{N-1} A(i,j)B(i,j)}{\sqrt{\displaystyle\sum_{i=0}^{M-1} \sum_{j=0}^{N-1} A^2(i,j) \sum_{i=0}^{M-1} \sum_{j=0}^{N-1} B^2(i,j)}} \qquad (5.24)$$

迭代终止准则：过程迭代到不再有新的点被加入区域中去为止。

四、标准的区域生长方法

标准的区域生长方法主要由以下步骤组成。

第一步：选择种子点。

第二步：按照所选择的距离的定义，从种子点扩展到它们的邻域。

第三步：计算邻域点与已产生区域之间的相似性。

第四步：对于邻域点与已产生区域之间的相似性进行判断，如果相似性大于给定的门限，则将该点并入区域，如果发现两个区域特性相同，则将这两个区域进行合并。

第五步：重复步骤二到步骤四直到不再有邻域点可以添加进区域中。

洪水覆盖算法（flood-filling algorithm）也是属于区域生长方法，不过它采用的是递归调用，而不是迭代方式来进行扩展。下面给出了一个简单的实现算法：

```
Flood-filling( unsigned char *buf, int x, int y, int mark, int threshold )
{   buf[ x ][ y ] = mark ;
    if( buf[ x−1 ][ y ] > threshold & buf[ x−1 ][ y ] ! = mark )
            Flood-filling( buf, x−1, y, mark, threshold ) ;
    if( buf[ x+1 ][ y ] > threshold & buf[ x+1 ][ y ] ! = mark )
            Flood-filling( buf, x+1, y, mark, threshold ) ;
    if( buf[ x ][ y−1 ] > threshold & buf[ x ][ y−1 ] ! = mark )
            Flood-filling( buf, x, y−1, mark, threshold ) ;
    if( buf[ x ][ y+1 ] > threshold & buf[ x ][ y+1 ] ! = mark )
            Flood-filling( buf, x, y+1, mark, threshold ) ;
}
```

从上面代码可以看出洪水覆盖算法的编程非常简单，运算速度也很快，但是存在的主要问题是所需要的内存很大，这在应用到三维图像时要特别小心，以免造成内存溢出。

五、对称区域生长方法

在上节所叙述的标准的区域生长方法中,存在的一个主要问题是区域生长的结果与扩展邻域点的顺序有关,即与种子点的选择有关。如图 5.11 所示,图 5.11(a)为一原始灰度图像,分为左右两个不同区域,其中左边区域灰度较低,右边区域灰度较高。图 5.11(b)、(c)、(d)分别是采用不同种子点进行区域生长的结果。其中,图 5.11(b)、(c)种子区域的形状相同,但放置的位置不同。图 5.11(b)、(d)种子区域放置的位置相同,但种子区域的形状不同。可以看出,无论是改变种子的位置或形状,区域生长的结果均发生了改变。因此,标准的区域生长方法是一种非对称的算法,不利于获得一致性好、客观、唯一的区域分割结果。为了解决这一问题,需要研究对称的区域生长方法。

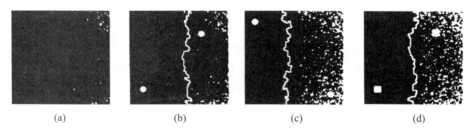

| (a) | (b) | (c) | (d) |

图 5.11　同一图像不同种子点所得到的不同的区域生长结果

所谓对称的区域生长方法,就是区域生长的结果与种子点的选择无关。从数学意义上讲,就是要定义一个区域生长方法的子集标准,使得该子集内的算法对于种子点的选择不敏感。

定理 5.1:当且仅当所有构成区域生长的准则都是对称时,所产生的区域生长方法才是对称的。

根据区域生长方法本身很容易证明上述定理。

六、无种子区域生长方法

产生对称性区域生长方法的另一个思路就是能否不需要采用种子点。文献[4]给出了一种所谓的无种子区域生长方法。无种子区域生长方法是一种将区域生长与自适应异值扩散滤波(adaptive anisotropic diffusion filters)相结合的通用的全自动的分割方法。它具有以下优点:

(1)速度快、可靠,不需要调整参数。

(2)不需要人工输入种子点。

(3)通过选择区域门限已经结合了图像组成的高阶信息。

无种子区域生长方法具体步骤如下。

第一步：选择任意一个像素点初始化区域 A_1。

第二步：令 $A_1, A_2, \cdots, A_n$ 代表在分割过程中产生的一系列区域。令 T 代表以下未分配邻域点的集合

$$T = \{ x \notin \bigcup_{i=1}^{n} A_i \wedge \exists k : N(x) \cap A_k \neq \varnothing \} \tag{5.25}$$

式中，$N(x)$ 代表点 x 的邻域。

第三步：定义点 x 与区域 A_i 之间的距离为

$$\delta(x, A_i) = \left| f(x) - \text{mean}_{y \in A_i} [f(y)] \right| \tag{5.26}$$

式中，$f(x)$ 代表点 x 的图像灰度。

第四步：选择一个点 $z \in T$，如果能够找到一个区域 A_j 使得

$$\delta(z, A_j) = \min\{\delta(x, A_k), x \in T, k \in [1, n]\} \tag{5.27}$$

则执行步骤五，否则跳到步骤五中 A 的计算。

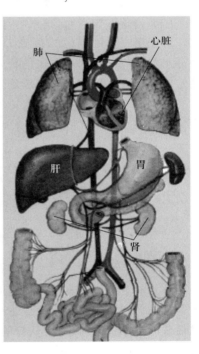

第五步：如果 $\delta(z, A_j) < t$，将点 x 加入区域 A_j 中，否则，计算与点 x 最相近的区域 A

$$A = \text{argmin}_{A_k, k=1,2,\cdots,n}\{\delta(z, A_k)\} \tag{5.28}$$

第六步：如果 $\delta(z, A) < t$，将点 x 加入区域 A 中。

第七步：如果式（5.27）和 $\delta(z, A) < t$ 均不满足，则将 Z 建立一个新的区域 A_{n+1}。

第八步：重复步骤四到步骤七直到所有点被分配为止。

区域生长方法可以在临床医学中得到广泛应用。图 5.12 中所表示的人体各种不同器官与组织就可以通过区域生长的方法进行分割，从而为医生的进一步诊断奠定基础。

图 5.12　人体各种不同器官与组织

5.4　分水岭方法

一、分水岭方法的定义

分水岭（watershed）方法又称为形态学分水岭（morphological watershed）方法，它是一种图像自动分割方法。在该方法中它将图

第 7 讲

像灰度看成是一个三维数字地形模型(digital elevation models,简称 DEM)。其中图像坐标的行、列对应于地理经度、纬度坐标,而图像灰度则对应于地形高程。将图像灰度分布表达成为一个具有不同分布的地形,并通过应用物理学原理来完成不同区域图像分割。

二、分水岭方法的基本思想

下面通过一维的情形来说明什么是分水岭。在图 5.13 中,假定曲线代表了地形的一个剖面。在下雨时,每个雨滴将落在以下三种不同的点上:

(1)区域的最小值点(如 M_1,M_2 点)。

(2)当落在该点时,雨水将肯定地落入一个最小值点。

(3)当落在该点时,雨水将等概率地落入多个最小值点。

对于第二类的点(如 M_1 到 L_1 之间的线段),人们称为分水岭。第三类点称为分水岭线点。分水岭方法的核心就是要找到分水岭线点。由同一最小值点所确定的分水岭区域称为该点所确定的盆地(catchment basin)。

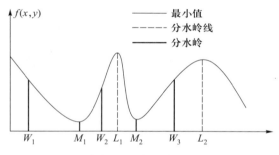

图 5.13　分水岭、分水岭线以及最小值点

分水岭方法的基本思想可以通过以下沉浸物理实验的方法进行解释。

首先假定在每个最小值点钻一个洞。并假定水面从零开始不断上升,当超过最低的最小值点时,水将从打的洞不断涌入,并且假定水面上升的速度是一样的。当越过最低的分水岭线时,不同区域的水将出现联合和合并,为了阻止它们的合并,需要在分水岭线点建筑堤坝以阻断水域合并。该过程不断重复,直到越过最高的地形高度。这时,所有由不同堤坝点所构成的不同区域就是分割结果。而不同堤坝点所形成的封闭曲线就是需要提取的边界轮廓。该过程如图 5.14 所示。

三、分水岭方法

分水岭方法的核心是建立分隔不同水域的堤坝,该过程可以通过形态学膨胀(morphological dilation)运算来实现。具体步骤如下。

第一步:令 M_1、M_2 代表两个相邻的区域。

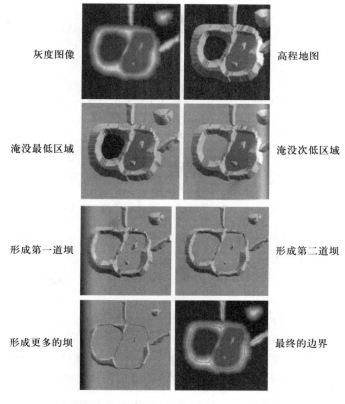

灰度图像

高程地图

淹没最低区域

淹没次低区域

形成第一道坝

形成第二道坝

形成更多的坝

最终的边界

图 5.14　分水岭方法的沉浸模拟实验物理解释

第二步:令 $C_{n-1}(M_1)$、$C_{n-1}(M_2)$ 代表 M_1、M_2 在 $n-1$ 级时所产生的平面集合点。

第三步:令 $C(n-1)=C_{n-1}(M_1) \cup C_{n-1}(M_2)$。

第四步:在 n 级 q 点将产生水域的合并(如图 5.15 所示)。

第五步:对 $C_{n-1}(M_1)$、$C_{n-1}(M_2)$ 按照 3×3 的结构元素在满足下述条件下进行膨胀运算。

(1)不对 q 点进行膨胀运算。

(2)不对可能引起水域合并的点进行膨胀运算。

第六步:将可能产生水域合并的点(如 q 点)建堤坝,即可获得所有的堤坝点。

综合上述思想与方法,可以得到分水岭方法的具体步骤如下。

第一步:令 $M_1,M_2,\cdots,M_R$ 代表图像 $f(x,y)$ 的最小值点。

第二步:令 $C(M_i)$ 代表 M_i 所在的盆地点集。

第三步:令 $T(n)$ 代表图像灰度小于 n 的图像像素点集,即

$$T(n)=\{(x,y)\,|\,f(x,y)<n\} \tag{5.29}$$

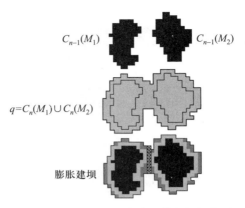

$C_{n-1}(M_1)$ $C_{n-1}(M_2)$

$q = C_n(M_1) \cup C_n(M_2)$

膨胀建坝

图 5.15 基于形态学膨胀运算的堤坝检测

第四步：从 $n = \min + 1$ 开始循环，直到 $n = \max + 1$（这里 min、max 分别表示图像灰度的最小值与最大值）。

第五步：将所有小于等于 n 的像素点赋为 0，而大于 n 的点赋为 1，得到二值图像。

第六步：如果在 $C(n)$ 的点包含了多于一个 $C(n-1)$ 的点，那么该点就是堤坝点。

分水岭方法可以有效地检测到物体的屋顶型边缘，但是对于常见的阶跃型边缘不能直接检测。根据图 4.4，阶跃型边缘的一阶导数对应于屋顶型边缘，因此可以先计算图像梯度再应用分水岭方法来提取阶跃型边缘，如图 5.16 所示。

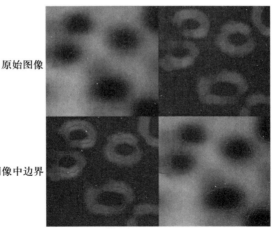

原始图像   导数图像

导数图像中边界   原始图像中边界

图 5.16 采用分水岭方法提取阶跃型边缘轮廓

然而，分水岭方法也存在以下问题：

（1）容易产生过分割现象（如图 5.17 所示，多个黑块被分割为两个不同部分）。

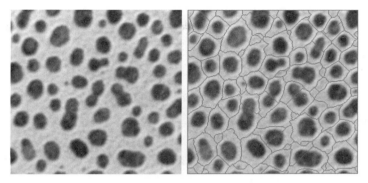

图 5.17 分水岭方法存在的过分割现象

（2）分割出现的类别过多（如图 5.18 所示）。

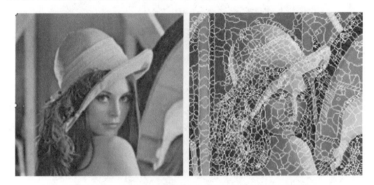

图 5.18 Lena 图像出现的分类过多情形

为了解决这一问题,人们提出了基于标记的分水岭方法。与传统的分水岭方法不同,基于标记的分水岭方法只是在标记的区域内的最小值点才打洞,因此凡是没有标记的区域就不会产生边缘,从而有效地减少了区域的数量(如图5.19 所示)。

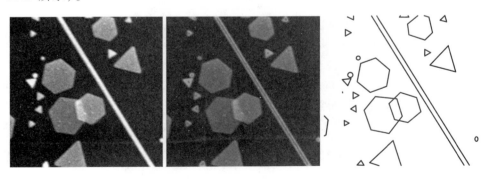

图 5.19 基于标记的分水岭方法所提取的边缘轮廓

5.5 基于纹理的图像分割方法

在5.2节所介绍的基于门限的图像分割方法中,决策的依据主要基于对于该点所拥有的图像灰度的比较,因此,这种分割方法易于受到噪声的影响和干扰。同时,对于由不同纹理组成的区域,如图5.20中的区域,就难以获得理想的分割效果。为了解决这一问题,人们需要采用图像特征,而不是图像灰度进行图像的分割。

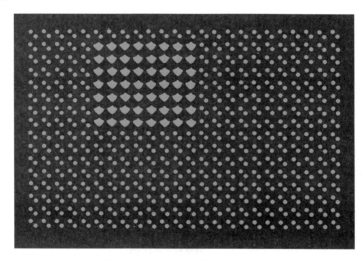

图 5.20 由不同纹理组成的区域

所谓纹理是指具有周期重复模式、非常相近和织物状分量的灰度分布,它包含亮度、一致性、密度、粗糙度、规则性、极性、频率、相位、平滑度等特性。因此,基于纹理的图像分割也被认为是图像分割中最重要和最困难的问题之一。目前主要有两类纹理分割方法。一类是多通道滤波方法,该方法受到神经生物学中多通道滤波原理的启发,并通过采用多尺度纹理分析来实现。在文献[5]中,给出了经过非截断复数小波包变换后图像的纹理梯度特征向量的定义公式

$$T(x,y) = \{ T_i(i,j), i=1,2,\cdots,n \} \tag{5.30}$$

式中,$T_i(x,y)$代表非截断复数小波包变换中的第 i 个分量系数,n 代表小波包变换中的分量数。根据式(5.30),可以定义图像纹理梯度为

$$TG(x,y) = \sum_{i=1}^{n} \frac{|\nabla(MT_i(x,y))|}{l_2(MT_i)} \tag{5.31}$$

式中,$MT_i(x,y)$表示 $T_i(x,y)$ 的中值滤波;$l_2(MT_i)$代表 MT_i 的 l_2 范数;$\nabla(MT_i(x,$

y))表示 $MT_i(x,y)$ 的图像梯度。通过式(5.31)计算所获得梯度图像如图 5.21 所示。从图中可以看出,它较好地区分了不同纹理区域的边界。然而,对于非纹理图像(如图 5.21 中的 Lena 图像),则丢失了一部分区域的边界信息。为了解决这个问题,文献[5]中提出了一种将图像梯度信息与纹理信息相结合的方法,具体计算公式如式(5.32)所示。从图 5.22 中可以看出,用式(5.32)计算获得的新的梯度图像,较好地解决了图 5.21 中存在的问题。

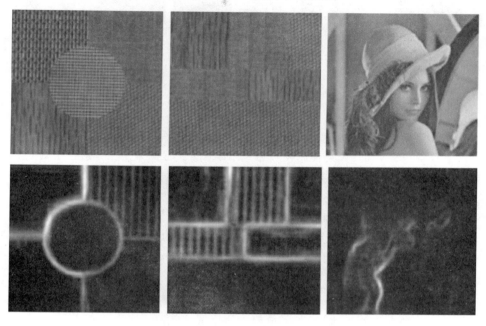

图 5.21　纹理图像所对应的纹理梯度图像:第一行为纹理图像,
第二行为经过纹理梯度处理后的纹理梯度图像

$$G(x,y) = \frac{(|\nabla f|)^{1.2}}{(F(|MT(x,y)|))^3} + (TG(x,y))^3 \qquad (5.32)$$

式中,f 表示原始图像,F 定义为

$$F(|MT(x,y)|)$$
$$= \begin{cases} \text{mean}(|MT|) & \text{if } |MT(x,y)| \leqslant \text{mean}(|MT|) \\ (|MT(x,y)|) & \text{其他} \end{cases} \qquad (5.33)$$

另外一类纹理分割方法是采用随机模型,并将纹理看作是随机场的概率分布,然后利用统计学理论来处理纹理。最重要的是马尔可夫随机场模型,或者是隐马尔可夫场模型。

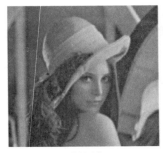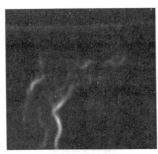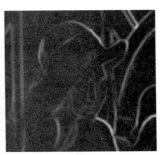

原始图像　　　　　　　　纹理梯度图像　　　　　　　　梯度图像

图 5.22　纹理梯度图像与梯度图像的比较

本 章 小 结

本章重点介绍各种常用的图像分割方法。首先,给出图像分割的定义,并介绍图像分割中最常用的、最简单的门限阈值法,讨论了确定门限,包括全局门限定义以及自适应门限的确定方法,介绍了最优门限确定方法——Otsu 算法。其次,介绍基于区域生长的轮廓提取方法,包括基于标记和无种子点的区域生长方法。然后,介绍分水岭轮廓提取方法,以及采用形态学实现的分水岭方法。最后,针对问题图像的轮廓提取,介绍了一种纹理梯度的计算方法。为了更好地适应非纹理图像的轮廓提取,在定义图像的纹理梯度时,人们同时叠加了图像梯度。

本章教学的主要目的是让学生掌握关于图像轮廓提取的经典方法,包括区域生长方法和分水岭方法,并对常用的图像分割方法有一个基本的了解,为后续新的轮廓提取方法的引入奠定基础。

本章需掌握的关键术语、概念主要包括:图像分割的定义,图像分割的应用;门限阈值法,常用的固定门限计算方法,最优的门限计算方法——Otsu 算法;基于局部均值与方差的自适应门限计算方法和 RATS 自适应门限计算方法;区域,区域生长的轮廓提取方法;种子点,相似度测量与定义,距离的定义,包括欧式距离、城市距离、棋盘距离等;区域生长轮廓提取方法存在的问题以及可能的解决途径;对称区域生长方法,无种子区域生长方法等;三种不同类型的点,包括最小值点、分水岭点、分水岭线点;分水岭分割方法的基本思想;带种子点的分水岭方法等;基于小波集的图像纹理梯度,改进后的图像纹理梯度等。

本章学习的难点是要让学生掌握无种子点区域生长方法的具体实现步骤,正确理解程序中定义语句与条件语句的区别,获得正确的边缘提取结果。希望通过本章的学习,学生可以掌握常用图像分割方法的基本知识和实现算法步骤,同时能够为后续学习新的图像轮廓提取方法打下基础。

参 考 文 献

［1］ Otsu N. A Threshold selection method from grey-level histograms［J］. IEEE Trans. On SMC,1979,9(1):62-66.

［2］ Abutaleb A S. Automatic thresholding of gray-level pictures using two-dimension entropy［J］. Computer Vision Graphics and Image Processing,1989,47(1): 22-32.

［3］ 彭嘉雄. 图像的二值化与边缘抽取技术［J］. 电信科学,1986(10):17-22.

［4］ Lin Z,Jin J,Talbot H. Unseed region growing for 3D image segmentation［C］. In Proc. Selected paper from Pan-Sydney Area Workshop on Visual Information Processing,Sydney,2000,2:31-37.

［5］ Hill P R,Canagarajah N,Bull D R. Image segmentation using a texture gradient based on watershed transform［J］. IEEE Trans. Image Processing,2003,12(12): 1618-1633.

习 题

5.1 试述图像分割与边缘检测的异同。

5.2 画出基于区域分裂的图像分割方法的实现流程图。

5.3 在医学影像血管分割过程中,由于噪声等因素影响,所得到的血管分支会产生不连续性,采用什么预处理方法能够减少细小断裂点产生的影响?

5.4 编写标准区域生长方法程序,并与洪水覆盖算法进行比较。

第六章

图像轮廓提取

第 8 讲

6.1 主动轮廓模型

主动轮廓模型(active contour models)又称为 Snake 模型,是可变模型方法(deformable model methods)中的一种显式轮廓表达方法,可变模型中的另外一种重要的隐式轮廓表达方法——水平集方法将在 6.2 节中详细介绍。在医学图像处理领域,主动轮廓模型是一种广受关注的计算机辅助分析方法。在为数众多的基于模型的图像分析技术中,主动轮廓模型方法提供了一种独特的、功能强大的集几何、物理和近似理论于一身的图像分析方法,已经证明它对图像的分割、配准、跟踪等都非常有效。主动轮廓模型方法的巨大潜力体现在它具有能通过发掘医学图像数据固有的自上而下的约束性质以及利用位置、大小、形状等先验知识进行分割、配准和跟踪的能力。此外,这种技术可以提供一种非常直观的交互式操作机制。主动轮廓模型的这些特点对解决医学图像的组织边缘提取非常有用,它也是医学图像分割领域研究的热点之一。

一、主动轮廓模型

传统的基于图像分割的目标轮廓提取可分为两个相互独立的实现步骤。

(1)图像分割。该过程以数据驱动的方式检测图像的灰度差异,并认为目标和背景分别隶属于不同的灰度级别,据此完成目标和背景的位置分割。因为受光照、遮挡以及噪声等的影响,目标的分割结果往往存在不完整、不确定甚至是错分割的情况。

(2)轮廓提取。该过程根据图像分割的结果,从目标边界上某一点开始跟踪出目标对象的闭合轮廓。如图 6.1 所示,图(a)为二尖瓣瓣膜灰度图像,为了定量描述类风湿引起的二尖瓣瓣孔大小的变化,需要测得二尖瓣瓣孔的精确轮廓;图(b)是对图(a)利用灰度值取门限的方法获得的二值化分割结果;图(c)是以星号(＊)处为起始位置,在图(b)上以逆时针方向跟踪出来的二尖瓣瓣孔轮廓;图(d)是图(c)的部分放大显示结果。可以看出,这种目标轮廓提取方式严重依赖于图像分割的结果,无论是简单的灰度门限分割,还是前面介绍的区域生长方法和分水岭方法,在分割的过程中都没有考虑目标轮廓自身所具有的几何特性(比如光滑性),所以这种方法跟踪出来的目标轮廓除容易出现轮廓位置偏差外,还容易出现过多的毛刺或振荡[如图 6.1(d)所示]。

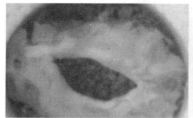 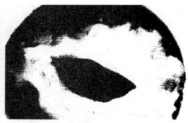

(a) 二尖瓣瓣膜灰度图像　　　　　　(b) 图片(a)的二值化分割结果

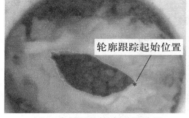 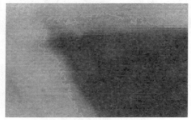

轮廓跟踪起始位置

(c) 二尖瓣瓣孔轮廓跟踪结果　　　　　(d) 二尖瓣瓣孔轮廓局部细节
(*为跟踪起始位置)

图 6.1　基于分割的目标轮廓提取

通过检测图像的边缘,进而获得目标区域的轮廓是另外一种常用的轮廓提取方法。边缘检测可以用诸如第三章介绍的 Sobel、Roberts 等各种方法。图 6.2(b)、(c)是对瞳孔图像的 DOG 边缘检测及对其二值化分割后形态学细化的结果。瞳孔边缘出现了不连续的现象,同时受非瞳孔边缘的背景边缘干扰。为了进一步获得目标区域的封闭轮廓坐标序列,往往需要在目标轮廓先验知识的引导(或约束)下进行后处理。曲线拟合可以实现对不连续的边缘进行连接,常用的如 Bezier 多项式拟合、样条拟合等[1],Duda 和 Hart[2] 则提出了对边缘图像进行分段线性拟合的迭代轮廓提取方法。Roberts[3] 提出的基于局部边缘方向信息的边缘连接方法是间断边缘连接的经典方法之一。Hough 变换则可以实现基于轮廓先验几何信息的边缘连接[2,4,5],图 6.2(b)是对瞳孔图像基于边缘检测与 Hough 变换的瞳孔轮廓检测结果。Hough 变换方法的缺点是计算量过大,在实时性要求较高的情况下不适用。

主动轮廓模型方法在轮廓提取的过程中,同时考虑了目标轮廓的几何、物理特性,实现了对目标图像的渐进式光滑分割。主动轮廓模型(Snake 模型)由 Terzopoulos、Kass、Witkin 等人于 1987 年首先提出[6-8]。变形弹性模板这一思想可以追溯到 1973 年,能量最小化方法更早,它源于经典力学,但是直到 Kass、Witkin 及 Terzopoulos 提出蛇形(Snakes)的概念后,主动轮廓模型的研究才活跃起来。主动轮廓模型的主要思想是定义一个能量函数,在 Snake 由初始位置向真实轮廓逐渐靠近时,寻找此能量函数的局部极小值,即通过对能量函数的动态优化

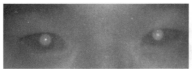 

(a) 待检测瞳孔近红外图像　　　　　(b) DOG算子检测的边缘图像
(LED近光轴光源)

 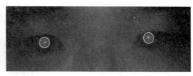

(c) 对图(b)门限分割和形态学细化结果　　(d) Hough变换瞳孔轮廓检测结果

图 6.2　基于边缘检测和 Hough 变换的目标轮廓提取

来逼近目标的真实轮廓。这样,目标轮廓提取问题就转变成为一个能量最小化问题,而能量函数的定义则同时考虑了图像的灰度变化和轮廓光滑性等约束。

　　主动轮廓是定义在图像域上的可以移动的曲线(或曲面),该曲线(或曲面)最终被锁定在感兴趣的图像特征最明显的位置。感兴趣的图像特征在可变形模型中被描述为曲线的外力,而曲线的刚性、长度等信息则被描述为曲线的内力,曲线的移动受来自曲线自身的内力及来自图像数据的外力的控制。选择合适的内力及外力可以使可变形轮廓成为接近目标的轮廓。

　　可变形轮廓定义为变量 s 的函数,$\boldsymbol{x}(s)=\left[x(s),y(s)\right]^{\mathrm{T}},s\in\left[0,1\right]$,它所对应的能量泛函为

$$E=\int_0^1\left[E_{\mathrm{int}}(\boldsymbol{x}(s))+E_{\mathrm{ext}}(\boldsymbol{x}(s))\right]\mathrm{d}s \qquad (6.1)$$

E_{int} 表示轮廓的内能,用它限制轮廓的形状特性,比如连续性和光滑性。它的一般表达形式为

$$E_{\mathrm{int}}=\frac{1}{2}\left(\alpha\left|\boldsymbol{x}'(s)\right|^2+\beta\left|\boldsymbol{x}''(s)\right|^2\right) \qquad (6.2)$$

式中,α、β 分别是控制轮廓曲线的张力与刚性的权重参数,$\boldsymbol{x}'(s)$、$\boldsymbol{x}''(s)$ 分别是 $\boldsymbol{x}(s)$ 对 s 的一阶导数与二阶导数。通过一阶导数计算曲线长度的变化,即所谓张力(折断的抵抗力)项,它由边缘的弹性来控制;二阶导数表示曲线的曲率的变化,即边缘的弯曲度项,它由边缘的刚性项来控制。

　　E_{ext} 是作用在轮廓上的外部限制,它往往受图像数据和轮廓的先验知识的约束

$$E_{\mathrm{ext}}=E_{\mathrm{image}}+E_{\mathrm{con}} \qquad (6.3)$$

E_{image} 是由图像数据导出的,是图像力产生的能量。如果是为了提取目标的轮廓,那么势能在图像边缘处取比较小的值,在其他地方取较大的值。势能 E_{image} 有很多种,但它们常与图像的梯度有关。如

$$E_{\text{image}}(x,y) = -\left|\nabla I(x,y)\right|^2 \qquad (6.4)$$

$$E_{\text{image}}(x,y) = -\left|\nabla(G_\sigma(x,y) * I(x,y))\right|^2 \qquad (6.5)$$

这里 $G_\sigma(x,y)$ 是标准差为 σ 的二维高斯函数，∇ 是梯度算子。

能量的最后一项外能 E_{con} 由使用者来选择，代表外部限制力产生的能量。人们可以通过 E_{con} 控制目标轮廓的宏观几何需求，同时也可以考虑区域内外的属性信息等。在不考虑该项的情况下，得到主动轮廓模型最常用的形式

$$E = \int_0^1 \left[\frac{1}{2}(\alpha|\boldsymbol{x}'(s)|^2 + \beta|\boldsymbol{x}''(s)|^2) + E_{\text{image}}(\boldsymbol{x}(s))\right] \mathrm{d}s \qquad (6.6)$$

求泛函最小值常用的方法是变分法。使用周期性边界条件 $\boldsymbol{x}(0) = \boldsymbol{x}(1)$，也即假设轮廓曲线是封闭的，在假定 α 和 β 都为常数的情况下，容易求出使式 (6.6) 取最小值时的 $\boldsymbol{x}(s)$ 必须满足下面的欧拉方程

$$\alpha\boldsymbol{x}''(s) - \beta\boldsymbol{x}^{(4)}(s) - \nabla E_{\text{image}} = 0 \qquad (6.7)$$

用可变形模型提取目标轮廓，最关键的是给出合适的外部能量函数 E_{ext} 或者是向量函数 ∇E_{ext}（外力）。最简单的方法就是直接用图像的梯度（模）作为外部能量函数 E_{ext}，但是效果不是很好。有许多学者给出比较有效的外部能量函数 E_{ext} 或者外力，Cohen[9] 使用距离势函数 (distance potential forces) 作为外力，对用传统势函数 (traditional potential forces) 作为外力做了一些改进，引入了所谓的气球效应以抵消轮廓张力带来的轮廓缩为一个点的趋势。Xu 和 Prince[10] 用梯度向量场 (gradient vector flow) 作为外力 ∇E_{ext}，部分克服了其他的外力不能使可变形轮廓收敛到凹边界的缺点。

虽然通过给出不同的外部能量函数 E_{ext} 或者是向量函数 ∇E_{ext}（外力）在某些场合可以满足要求，但是用可变形模型来提取目标轮廓，并不能保证找到的轮廓是全局能量最小的轮廓，并且所得结果受初始轮廓的影响较大。

二、可变形模型的数值化实现方法

对式 (6.7) 最直接的数值离散化方法是用差分代替微分。轮廓曲线 $\boldsymbol{x}(s)$ 离散化表示为 $\boldsymbol{x}_i = [x_i, y_i]^{\mathrm{T}}$，内能 E_{int} 离散化表示为

$$E_{\text{int}}(i) = (\alpha|\boldsymbol{x}_i - \boldsymbol{x}_{i-1}|^2 + \beta|\boldsymbol{x}_{i-2} - 2\boldsymbol{x}_{i-1} + \boldsymbol{x}_i|^2)/2 \qquad (6.8)$$

令图像力为 $f_x(i) = \partial E_{\text{img}}/\partial x_i$；$f_y(i) = \partial E_{\text{img}}/\partial y_i$，则相应的欧拉方程式 (6.7) 可离散化为

$$\begin{aligned}-\alpha(\boldsymbol{x}_{i+1} - 2\boldsymbol{x}_i + \boldsymbol{x}_{i-1}) + \beta(\boldsymbol{x}_{i+2} - 4\boldsymbol{x}_{i+1} + 6\boldsymbol{x}_i - 4\boldsymbol{x}_{i-1} + \boldsymbol{x}_{i-2}) + \\ [f_x(i), f_y(i)]^{\mathrm{T}} = 0\end{aligned} \qquad (6.9)$$

离散欧拉方程式 (6.9) 可表示为下述矩阵形式

$$\begin{cases}\boldsymbol{A}\boldsymbol{x} + f_x(\boldsymbol{x},\boldsymbol{y}) = 0 \\ \boldsymbol{A}\boldsymbol{y} + f_y(\boldsymbol{x},\boldsymbol{y}) = 0\end{cases} \qquad (6.10)$$

式中,矩阵 $\boldsymbol{A}$ 为对角带状稀疏矩阵:

$$
\boldsymbol{A} = \begin{bmatrix}
2\alpha+6\beta & -\alpha-4\beta & \beta & 0 & \cdots & 0 & \beta & -\alpha-4\beta \\
-\alpha-4\beta & 2\alpha+6\beta & -\alpha-4\beta & \beta & 0 & \cdots & 0 & \beta \\
\beta & -\alpha-4\beta & 2\alpha+6\beta & -\alpha-4\beta & \beta & 0 & \cdots & 0 \\
0 & \beta & -\alpha-4\beta & 2\alpha+6\beta & -\alpha-4\beta & \beta & 0 & \vdots \\
0 & 0 & \beta & -\alpha-4\beta & 2\alpha+6\beta & -\alpha-4\beta & \beta & \\
\vdots & & & & & & & \\
\beta & 0 & \cdots & 0 & \beta & -\alpha-4\beta & 2\alpha+6\beta & -\alpha-4\beta \\
-\alpha-4\beta & \beta & 0 & \cdots & 0 & \beta & -\alpha-4\beta & 2\alpha+6\beta
\end{bmatrix}
$$

$\boldsymbol{x} = [x_0, x_1, \cdots, x_{n-1}]^{\mathrm{T}}, \boldsymbol{y} = [y_0, y_1, \cdots, y_{n-1}]^{\mathrm{T}}$ 分别为轮廓上点的横纵坐标序列。为了进一步求解上述离散欧拉方程的矩阵形式,将轮廓形变曲线 $\boldsymbol{x}(s)$ 看成时间 t 的函数 $\boldsymbol{x}(s, t)$。这样对轮廓形变曲线从牛顿动力学形式出发,问题可归结为用 LU 分解法,迭代求解下述离散方程

$$
\begin{cases}
\boldsymbol{A}x_t + f_x(x_{t-1}, y_{t-1}) = \dfrac{1}{\gamma}(x_t - x_{t-1}) \\[2mm]
\boldsymbol{A}y_t + f_y(x_{t-1}, y_{t-1}) = \dfrac{1}{\gamma}(y_t - y_{t-1})
\end{cases}
\tag{6.11}
$$

式中,γ 是时间步长。方程(6.11)的迭代形式为

$$
\begin{cases}
x_t = (\gamma\boldsymbol{A} + \boldsymbol{I})^{-1}(x_{t-1} - \gamma f_x(x_{t-1}, y_{t-1})) \\[2mm]
y_t = (\gamma\boldsymbol{A} + \boldsymbol{I})^{-1}(y_{t-1} - \gamma f_y(x_{t-1}, y_{t-1}))
\end{cases}
\tag{6.12}
$$

图 6.3 是基于 Sanke 模型的二尖瓣瓣孔轮廓跟踪结果。可以看出,这种方法跟踪出的目标轮廓在光滑性、连续性以及在逼近真实轮廓方面都有不错的表现。

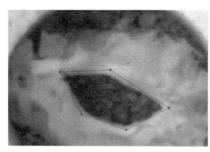 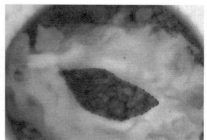

(a) 二尖瓣瓣膜图像及瓣孔初始轮廓　　　　(b) 二尖瓣瓣孔Snake跟踪结果

图 6.3　基于 Sanke 模型的二尖瓣瓣孔轮廓跟踪结果

迭代公式(6.12)是在欧拉方程的基础上利用差分的方法实现的,文献[11]则利用动态规划方法在图像栅格上移动轮廓点,进而找到最小能量轮廓。该方法直接从活动轮廓的能量最小化入手,不依赖于变分法和欧拉方程,便于对轮廓做其他的能量限制。

6.2 水平集方法

第 9 讲

水平集方法(level set method)是求解曲线演化(curve evolution)问题的一种方法,它以隐含的方式表达闭合曲线(曲面),避免了对曲线演化过程的跟踪和参数化。因此,水平集方法比较容易处理曲线拓扑结构的变化,如分裂或合并等。

一、水平集方法原理

水平集图像分割方法来源于流体力学中的运动界面追踪过程的模拟。设二维闭合曲线为 $C(p,t) = (x(p,t), y(p,t))$,$p$ 是任意参数化变量,t 是时间。曲线的内向单位法向量为 N,则曲线沿单位法向量的演化(evolving)可以用以下的偏微分方程表示

$$\frac{\partial C}{\partial t} = V(C) N \tag{6.13}$$

式中,$V(C)$ 是速度函数,决定曲线上每一点的演化速度,如图 6.4 所示。解决这一曲线(曲面)演化问题的常用方法是在曲线上设置一些标志点,标志点之间用曲线进行插值,通过跟踪标志点的演化获得待分割区域的轮廓。上一节介绍的活动轮廓模型的求解过程就是这种方法。这种方法的特点是必须给出轮廓的显式表达形式,需要对曲线的演化过程进行跟踪,这种轮廓

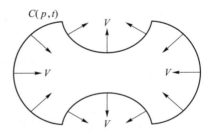

图 6.4　曲线演化示意图

曲线的求解方式又称为参数活动轮廓模型。参数活动轮廓模型有三个方面的不足:一是对初始曲线的位置比较敏感;二是由于能量泛函的非凸性,曲线在演化过程中容易陷入局部极小值点,使分割失败;三是曲线的拓扑结构在演化过程中不会发生改变。解决这一曲线演化问题的另一有效途径便是水平集方法,该方法又被称为是几何活动轮廓模型。几何活动轮廓模型把闭合曲线 C 隐含表达为连续函数 $\varphi(x,y)$ 的具有同一函数值的点集(称为水平集[12]),一般情况下取

$\varphi(x,y)=0$下的点集(称为零水平集),该连续函数被称为是曲线 C 的水平集函数(如图6.5所示)。

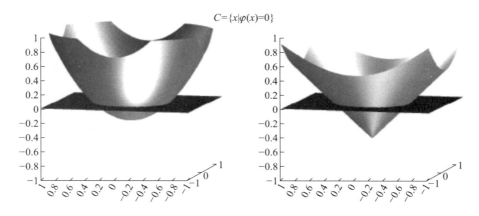

$$C=\{x|\varphi(x)=0\}$$

图 6.5　水平集示意图

以水平集函数表示的曲线演化的最大特点是:即使隐含在水平集函数 φ 中的水平集 C 发生了拓扑结构变化(合并或分裂),φ 仍保持为一有效函数。要使 φ 的演化和曲线 C 的演化相关,φ 演化应遵循以下的 Hamilton-Jacobi 偏微分方程

$$\frac{\partial\varphi(x,t)}{\partial t}=-V\,|\,\nabla\varphi(x,t)\,| \tag{6.14}$$

式中,V 是与 C 法线方向的速度相关的某种函数,它是由方程(6.13)中的 $V(C)$ 扩展而来。

水平集函数通常取为由初始闭合曲线 C_0 生成的符号距离函数(signed distance function)

$$\varphi(x,t=0)=\pm d(x) \tag{6.15}$$

式中,d 是点 x 到初始闭合曲线 C_0 的距离,它的正负根据点 x 是在曲线 C_0 的内部或外部而定。

速度函数通常与特定的物理应用有关,比如曲线演化的形状、位置、曲率以及图像的梯度信息等。最简单的情况,如果取 $V=1$,即沿着曲线的法方向的演化速度是固定的常数1,式(6.15)取为到半径为 r 的圆的距离,即

$$\varphi(x,y)=\sqrt{x^2+y^2}-r$$

有 $|\nabla\varphi(x,y)|=1$,于是

$$\frac{\delta\varphi}{\delta t}=-1 \tag{6.16}$$

因为$\varphi(x,y,0)=-r$，方程(6.16)的解析解是：$\varphi(x,y,t)=\sqrt{x^2+y^2}-r-t$。可见，这种情况下初始值方程(6.16)得到的零水平集是一个随着时间变化的圆，在t时刻圆的半径为$(r+t)$。

复杂一点的情况，如果取速度函数和轮廓曲线的曲率有关，即$V=1-\varepsilon\kappa$，κ为轮廓的曲率，ε是曲率影响因子

$$\kappa=\frac{|\nabla^2 C(x,y,t)|}{(1+(\nabla C(x,y,t))^2)^{\frac{3}{2}}} \tag{6.17}$$

这时候的曲线演化将随着时间的推移而趋向于平滑。如图6.6所示，图6.6(a)中的零水平集围成一个正方形，经过一段时间的演化后，零水平集围成的四边形的四个顶点被四段光滑的曲线所代替［如图6.6(b)所示］。

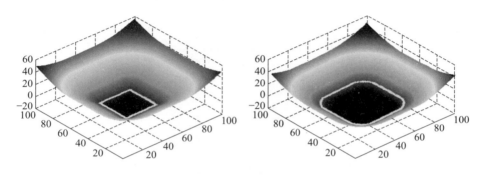

(a) 初始水平集函数和零水平集   (b) 演化一段时间后的水平集函数和零水平集

图6.6　曲率项对轮廓演化的影响对比图

标准的水平集图像分割速度函数由三部分组成

$$V=V_{\text{prop}}+V_{\text{curv}}+V_{\text{adv}} \tag{6.18}$$

式中，$V_{\text{prop}}=V_0$是演化扩展速度，$V_{\text{curv}}=-\varepsilon\kappa$是与曲线曲率有关的速度函数，$V_{\text{adv}}=U(x,y,t)\boldsymbol{n}$是平流速度，$U$是平流速度场$U(x,y,t)=(u(x,y,t),v(x,y,t))$，$\boldsymbol{n}=\dfrac{\nabla\varphi}{|\nabla\varphi|}$是运动界面的法向量。如果取$U(x,y,t)$与图像的梯度有关，则可以使轮廓曲线朝着（或远离）图像中梯度较大的地方演化。

二、水平集方法的数值计算

文献［13］详细讨论了式(6.14)的数值方法，包括水平集函数的网格表达、单位法向量及曲率的计算等。

对二维（或多维）空间进行网格离散化，采用有限差分的方法逼近时间和空间上的微分。设均匀网格的间隔为h，(i,j)处的水平集函数$\varphi_{ij}^n=\varphi(ih,jh,n\Delta t)$，

则式（6.14）的离散表达式为

$$\frac{\varphi_{ij}^{n+1}-\varphi_{ij}^{n}}{\Delta t}+V_{ij}^{n}\mid\nabla\varphi_{ij}^{n}\mid=0 \qquad (6.19)$$

式中，V_{ij}^{n}表示$n\Delta t$时刻速度函数V在(i,j)处的离散值。这里时间上采用了前向差分的格式。文献[14]讨论了式（6.14）形式的偏微分方程的数值解问题，指出水平集函数的演化应当基于"熵守恒"理论获得偏微分方程的粘性解。引入有限差分算子

$$D_{ij}^{-x}=\varphi_{ij}-\varphi_{i-1j}, D_{ij}^{+x}=\varphi_{i+1j}-\varphi_{ij}, D_{ij}^{0x}=(\varphi_{i+1j}-\varphi_{i-1j})/2$$
$$D_{ij}^{-y}=\varphi_{ij}-\varphi_{ij-1}, D_{ij}^{-y}=\varphi_{ij+1}-\varphi_{ij}, D_{ij}^{0y}=(\varphi_{ij+1}-\varphi_{ij-1})/2$$

速度函数取为式（6.18），则方程（6.19）可以进一步写成如下的离散化形式

$$\varphi_{ij}^{n+1}=\varphi_{ij}^{n}+\nabla t\left\{\begin{array}{l}-[\max(V_{0ij},0)\nabla^{+}+\min(V_{0ij},0)\nabla^{-}]-[\max(u_{ij}^{n},0)D_{ij}^{-x}+\min(u_{ij}^{n},0)D_{ij}^{+x}\\ +\max(v_{ij}^{n},0)D_{ij}^{-y}+\min(v_{ij}^{n},0)D_{ij}^{+y}]+\left[\varepsilon\kappa_{ij}^{n}\sqrt{(D_{ij}^{0x})^{2}+(D_{ij}^{0y})^{2}}\right]\end{array}\right\}$$

$$(6.20)$$

式中，

$$\nabla^{+}=[\max(D_{ij}^{-x},0)^{2}+\min(D_{ij}^{+x},0)^{2}+\max(D_{ij}^{-y},0)^{2}+\min(D_{ij}^{+y},0)^{2}]^{1/2}$$
$$\nabla^{-}=[\min(D_{ij}^{-x},0)^{2}+\max(D_{ij}^{+x},0)^{2}+\min(D_{ij}^{-y},0)^{2}+\max(D_{ij}^{+y},0)^{2}]^{1/2}$$

这种差分格式被称为迎风（upwind）差分格式。图6.7是磁共振图像及水平集方法分割结果，图6.7（a）中给出的初始轮廓为位于图像中心的圆，图6.7（b）给出了水平集方法的分割结果，可以看到水平集方法的活动轮廓具有拓扑结构可变性。图6.8是水平集方法对二尖瓣瓣孔和超声胆囊图像的分割结果。

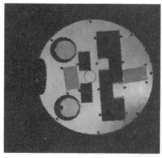 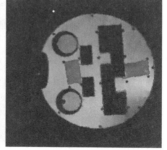

(a) 磁共振图像及初始轮廓　　　　　(b) 水平集方法分割结果

图6.7　磁共振图像及水平集方法分割结果

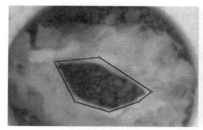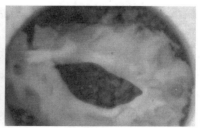

(a) 二尖瓣瓣膜图像及瓣孔初始轮廓　　　(b) 二尖瓣瓣孔水平集分割结果

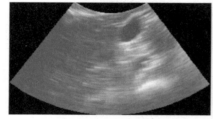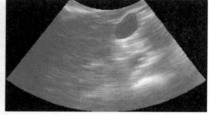

(c) 肝脏超声图像及初始轮廓　　　　　(d) 超声图像胆囊水平集分割结果

图 6.8　水平集方法对二尖瓣瓣孔和超声胆囊图像的分割结果

三、C-V(Chan-Vese)图像分割方法

在 Mumford-Shah[14] 提出的分段光滑图像分割模型的基础上,Chan 和 Vese[15-17] 提出了不依赖于图像边缘的水平集图像分割新方法。该方法的最大特点是实现简单,适应于多目标。它依赖于目标区域的同质性信息而不是目标的边缘。

设定义域为 Ω 的图像 $I(x,y)$ 被闭合边界 C 划分为目标 w_o(C 的内部)和背景 w_b(C 的外部)两个同质区域,各个区域的平均灰度分别为 c_o 和 c_b,考虑如下的拟合能量函数

$$F(C,c_o,c_b)=\mu L(C)+vS_o(C)+\lambda_o\int_{\text{inside}(C)}\left|I-c_o\right|^2\mathrm{d}x\mathrm{d}y+$$
$$\lambda_b\int_{\text{outside}(C)}\left|I-c_b\right|^2\mathrm{d}x\mathrm{d}y \tag{6.21}$$

式中,$L(C)$ 是闭合曲线 C 的长度,$S_o(C)$ 是 C 的内部区域面积,μ、$v\geq0$,λ_o、$\lambda_b>0$ 是各个能量项权值系数。当闭合边界 C 没有位于两个同质区域的边界时,$F(C)$ 不能达到能量最小,只有当轮廓线位于两个同质区域的边界时,$F(C)$ 才能达到能量最小。最优化式(6.21)就可以得到最终分割轮廓曲线 C 的位置及未知变量 c_o、c_b

$$\{C^o,c_o^o,c_b^o\}=\inf_{C^o,c_o^o,c_b^o}F(C,c_o,c_b) \tag{6.22}$$

由于该模型利用了图像的全局信息,最优化式(6.22)可以得到全局最优的图像分割结果。

设 φ_0 是根据初始轮廓线 C_0 构造的水平集函数,即 $\{C_0 | \varphi_0(x,y)=0\}$,并设 $\varphi(x,y)$ 为内正外负型的符号距离函数,即: $\varphi(\text{inside}(C))>0$, $\varphi(\text{outside}(C))<0$,Chan 和 Vese 以欧拉-拉格朗日方法推导出了满足式(6.22)并以水平集函数 φ 表达的偏微分方程[式(6.23)]。其中的变量 c_o 、 c_b 由下式给出

$$\begin{cases} c_o(\varphi) = \dfrac{\int_{\Omega} I(x,y)\mathbf{H}(\varphi)\,\mathrm{d}x\mathrm{d}y}{\int_{\Omega}\mathbf{H}(\varphi)\,\mathrm{d}x\mathrm{d}y} \\[4mm] c_b(\varphi) = \dfrac{\int_{\Omega} I(x,y)(1-\mathbf{H}(\varphi))\,\mathrm{d}x\mathrm{d}y}{\int_{\Omega}(1-\mathbf{H}(\varphi))\,\mathrm{d}x\mathrm{d}y} \end{cases} \tag{6.23}$$

式中, $\mathbf{H}$ 是 Heaviside 函数 $\mathbf{H}(z)=\begin{cases}1,z\geqslant 0\\0,z<0\end{cases}$ 。

四、改进的 C-V 图像分割新方法

C-V 方法所用的初始轮廓曲线无须完全位于同质区域的内部或外部,任意一条简单的初始轮廓就可以把带有内部空洞的多个目标同时检测出来,为多目标的自动分割提供了可能,并且正如 Chan 和 Vese 所指出的,一般情况下,迭代过程中无需对符号距离函数进行初始化,这就大大加快了图像分割的速度。该方法另一个特点是不依赖于目标图像的边缘,这对边缘模糊或离散状的目标分割极为有利,特别适合于红外图像的分割。

然而实验结果表明,对于非均匀背景图像的分割,该方法的权值系数调整较困难。文献[16]的实验中通过调整式(6.21)中的 μ 和 v 来适应目标的大小和背景的复杂性,而把 λ_o 和 λ_b 均取为常数 1。 μ 和 v 分别表示目标的轮廓长度和目标所占面积对拟合能量贡献的权值, λ_o 和 λ_b 分别是目标和背景同质性所占的权值。对这些权值如何选取,Chan 和 Vese 并没有给出具体的确定方法。对于理想的分段常量图像,权值的选取可以比较随意。但是由于受组织不同密度、反射/透射性能、代谢水平差异等的影响,医学图像的不同组织间边缘往往不够清晰。同时,其背景也往往呈现出灰度的非均匀性,再加上噪声的影响,C-V 方法很难把起伏的背景和目标区域分割开来,如何选择恰当的参数就成为一项棘手的问题。

为了分析产生这一个问题的原因,再来观察一下能量函数式(6.21)。该能量函数中最后两个能量项实际上分别是目标和背景同质性的一种度量。不难想象,对于面积较小的目标图像而言,尽管目标有较好的同质性,但是由于它在整

个图像中所占面积较小,当权值 λ_o 固定的情况下,小目标的同质性往往被大的背景所掩盖,从而导致部分背景被错误地分割为目标。同样的问题也产生在权值 λ_b 的确定上。能不能随着目标和背景所占面积比例的变化而动态地调整目标和背景同质性的权值,进而使 μ 和 v 的选取更加宽松呢?

从上面的分析可以看到,C-V 方法所采用的同质性度量方法并没有考虑同质性区域所占面积比例的影响。人们希望产生这样一种自适应的方法:当同质性区域所占面积较大时,对该区域同质性的要求应该更严格一些;相反,当同质性区域所占面积较小时,对该区域同质性的要求应该更宽松一些。用下面的办法可以达到这一目的。

设目标和背景所占面积比例分别为 r_o、r_b,改进的 C-V 能量函数定义为

$$F(C, c_o, c_b) = \mu L(C) + v S_o(C) + \lambda_o \int_{\text{inside}(C)} r_o \mid (I - c_o) \mid^2 \mathrm{d}x\mathrm{d}y +$$

$$\lambda_b \int_{\text{outside}(C)} r_b \mid (I - c_b) \mid^2 \mathrm{d}x\mathrm{d}y \qquad (6.24)$$

这里 r_o、r_b 是随着曲线 C 的演化而变化的:当曲线 C 所围成的区域所占面积比例较大时,r_o 的取值较大,起到了夸张 C 内部灰度非均匀性的目的;相反,当曲线 C 所围成的区域所占面积比例较小时,r_o 的取值较小,降低了对 C 内部灰度非均匀性的要求。r_b 则对曲线 C 的外部起到类似的作用。

和 C-V 方法一样,利用欧拉-拉格朗日方法,给出以水平集函数表示的偏微分方程

$$\frac{\Delta \varphi}{\Delta t} = \delta(\varphi) \left\{ \mu \nabla \cdot \frac{\nabla \varphi}{\mid \nabla \varphi \mid} - v - \lambda_o [r_o (I(x,y) - c_o)^2] + \lambda_b [r_b (I(x,y) - c_b)^2] \right\}$$

$$(6.25)$$

式中,c_o 和 c_b 的计算公式仍然是式(6.23),μ、$v \geq 0$,λ_o、$\lambda_b > 0$ 仍取固定的常数,r_o、r_b 的计算公式为

$$\begin{cases} r_o(\varphi) = \dfrac{\displaystyle\int_{\Omega} \mathbf{H}(\varphi) \mathrm{d}x\mathrm{d}y}{\displaystyle\int_{\Omega} 1 \mathrm{d}x\mathrm{d}y} \\[4mm] r_b(\varphi) = \dfrac{\displaystyle\int_{\Omega} (1 - \mathbf{H}(\varphi)) \mathrm{d}x\mathrm{d}y}{\displaystyle\int_{\Omega} 1 \mathrm{d}x\mathrm{d}y} \end{cases} \qquad (6.26)$$

从式(6.25)来看,改进的 C-V 方法比原来的 C-V 方法多了 r_o、r_b 两个因子,但是这两个因子是自动变化的,它自动随着封闭曲线内部和外部所占面积比例的变化而变化,起到了同质性要求和面积大小之间的自动调节作用。由于 r_o、r_b 的自动调节作用,其他参数的选取变得十分宽松,大量面积较小的目标也能被分

割出来。图 6.9 是改进的 C-V 方法的图像分割结果,其参数选取简单,具有更好的适应性。

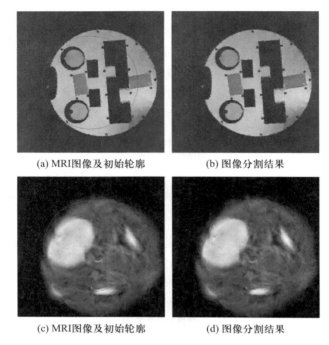

(a) MRI图像及初始轮廓   (b) 图像分割结果

(c) MRI图像及初始轮廓   (d) 图像分割结果

图 6.9 改进的 C-V 方法的图像分割结果

6.3 主动形状模型方法

主动形状模型(active shape models)是 Tim Cootes 等人[18]在 1995 年所提出的一种识别和定位刚性物体的方法,它也是一种有效的物体轮廓提取方法。其特点是在图像中存在噪声、干扰以及遮挡的情况下仍然可以获得准确的轮廓提取效果。

基于模型的视觉方法是继模板匹配方法后发展起来的又一种克服成像过程中目标物体的变化而产生的新的计算机视觉方法。它由模板匹配方法中唯一的图像灰度特性表现形式发展成为一种固定的物理、数学或者是生物的模型,从而进一步提高了对于物体变化的适应能力。为了解决这类问题,人们提出了诸如柔韧性模板(flexible template)、可变形模板(variable template)等一些解决方法,但是它们都是以牺牲模型的特性为代价,提高了适应性,但同时降低了提取轮廓的准确性。Tim Cootes 等人认为[18]，同一物体所呈现的可变性(variability)不是任意的，只能在保持物体特性的前提下变化。对于从训练集合所获得的模型，他们描述了一套建立如何从样本集合的可变性进行学习的有效的方法。由于该方法迭代细化过程与主动轮廓方法(active contour models)极为相似，因此，这种方法被命名为主动形状模型(active shape models)方法。与主动轮廓方法不同，在轮廓变形细化过程中，轮廓只能按照与训练集合相类似的方法进行变形，从而有效避免了主动轮廓方法中人员进入局部最小值点情形的发生。这种方法的主要贡献在于给出了一种产生可变形模型的方法，既能够允许拥有一定的模型可变性，同时又代表模型问题所具有的特殊性。

一、点分布模型(point distribution models)

为了有效表达同一物体不同形状的变化，文献[1]中提出了所谓的点分布模型。如图 6.10 所示，在印制电路板中经常会出现大小不同的各类电阻，其在图像中所呈现的形状也不完全相同。图 6.11 列出了文献[1]中训练集合中所出现的不同形状的电阻轮廓外形。由于所出现电阻形状的各种变化，显然刚性电阻模型是无法表示所有这些形状变化的。为了建立一个能够反映这些变化的模型，人们可以通过计算电阻轮廓中的一些标记点(landmark points)所在的平均位置，以及统计它们离这些中心位置的偏移量来表征这些电阻模型。这种由点的分布所确定的物体模型就称之为点分布模型。标记点常用的选择类型主要包括：

（1）物体特殊点。一般这些点的选择主要取决于应用问题或者要识别的物体本身，如人脸模型中眼的中心位置、嘴角点等。

（2）标记与应用目的无关的特殊点，如高亮度点、高曲率点等。

（3）类型（1）和类型（2）点之间为了有效表示物体轮廓而内插的其他点。

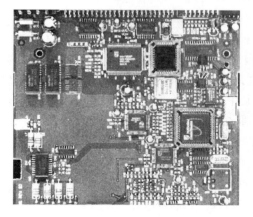

图 6.10 含有电阻的印制电路板

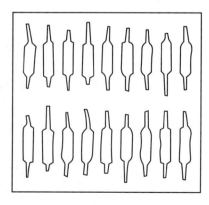

图 6.11 不同形状的电阻轮廓外形

图 6.12 给出了由 32 个标记点所组成的电阻模型,这些标记点分别代表了电阻的不同特征。例如,点 0、点 31 和点 15、点 16 分别代表了电阻引线的两个端点,点 3、点 4 和点 5 则代表了电阻体的一端等。这些点都属于类型(1)和类型(2)的点,而点 1 和点 2 以及点 6 到点 9 则属于类型(3)所定义的标记点。

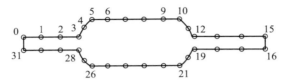

图 6.12　由 32 个标记点所组成的电阻模型

模型的构成可以是单个物体,也可以是多个物体所组成的组件。对于多个物体,模型的点集就是由多个单个物体点集的集合组合而成。

二、轮廓的标记与配准

在对于训练集中样本进行训练和学习过程中,为了建立正确的点分布模型,每一个轮廓都必须进行正确的标记和配准,以尽量减少它们之间的差异。一旦轮廓的标记点对应产生错误,那么所统计的对应点的平均位置或偏移量就会产生错误。一般来说,这种对应点的标记过程可以人工来完成,这对于训练集合的处理来说不是问题。对于识别而言,并不需要完成对应点的匹配,因此不会对于该模型的应用产生问题。

考虑到不同物体之间会发生一定的偏移和大小变化,在完成对应点标记之后,还需要完成它们之间的配准(alignment)。在配准过程,假定物体之间是刚体变换,则它们之间主要存在平移(translation)、旋转(rotation)和比例变换(scaling)。

假定 X_i 是由第 i 个样本所产生的标记点的集合

$$X_i = [x_{i0}, y_{i0}, x_{i1}, y_{i1}, \cdots, x_{in-1}, y_{in-1}]^{\mathrm{T}} \tag{6.27}$$

令 $M(s, \theta)[X]$ 代表由旋转 θ 比例因子变化为 s 所产生的变换。如果给出两个样本形状 X_i、X_j,那么我们就可以通过最小化公式(6.27)来确定这两个样本之间所存在的刚体变换 $M(s_j, \theta_j)[X_j] + t_j$,其中 $t_j = (t_{xj}, t_{yj})$、θ_j、s_j 分别表示两个样本形状 X_i、X_j 之间的平移、旋转和比例变换。那么可以定义这两点之间的误差为

$$E_j = \{X_i - M(s_j, \theta_j)[X_j] - t_j\}^{\mathrm{T}} W\{X_i - M(s_j, \theta_j)[X_j] - t_j\} \tag{6.28}$$

式中,

$$M(s, \theta)\begin{bmatrix} x_{jk} \\ y_{jk} \end{bmatrix} = \begin{bmatrix} (s\cos\theta)x_{jk} - (s\sin\theta)y_{jk} \\ (s\sin\theta)x_{jk} + (s\cos\theta)y_{jk} \end{bmatrix} \tag{6.29}$$

$$t_j = [t_{xj}, t_{yj}, \cdots, t_{xt}, t_{yt}]^{\mathrm{T}} \tag{6.30}$$

式(6.29)中,W 为每一点加权系数所确定的对角线矩阵。其权值由该点对

于样本统计过程中的稳定性决定。如果该点离平均位置的距离变化越小,则该点的加权系数应当越大,反之则表明该点的离散性较大,应当减少所对应的权值。具体计算公式如下

$$w_k = \left(\sum_{l=0}^{n-1} V_{R_{kl}} \right)^{-1} \tag{6.31}$$

式中,R_{kl} 代表形状中点 k 与点 l 之间的距离,$V_{R_{kl}}$ 是该距离在训练样本集合上的方差。

如果令

$$a_x = s\cos\theta, \quad a_y = s\sin\theta \tag{6.32}$$

针对变量 a_x、a_y、t_x、t_y,根据最小二乘算法可获得以下四个线性方程

$$\begin{bmatrix} X_2 & -Y_2 & W & 0 \\ Y_2 & X_2 & 0 & W \\ Z & 0 & X_2 & Y_2 \\ 0 & Z & -Y_2 & X_2 \end{bmatrix} \begin{bmatrix} a_x \\ a_y \\ t_x \\ t_y \end{bmatrix} = \begin{bmatrix} X_1 \\ Y_1 \\ C_1 \\ C_2 \end{bmatrix} \tag{6.33}$$

这里

$$X_i = \sum_{k=0}^{n-1} w_k x_{ik}, \qquad Y_i = \sum_{k=0}^{n-1} w_k y_{ik} \tag{6.34}$$

$$Z = \sum_{k=0}^{n-1} w_k (x_{2k}^2 + y_{2k}^2), \qquad W = \sum_{k=0}^{n-1} w_k \tag{6.35}$$

$$C_1 = \sum_{k=0}^{n-1} w_k (x_{1k} x_{2k} + y_{1k} y_{2k}) \tag{6.36}$$

$$C_2 = \sum_{k=0}^{n-1} w_k (y_{1k} x_{2k} - x_{1k} y_{2k}) \tag{6.37}$$

解式(6.33)中的方程式组就可获得 a_x、a_y、t_x、t_y 的值,进而通过式(6.32)得到刚体变换参数 t_x、t_y、θ、s,最后完成不同样本间的配准,具体算法步骤如下。

第一步:通过平移、旋转以及比例变换等将样本集合中每一个样本与第一个样本进行配准,即通过解式(6.32)与式(6.33)获得有关变换参数。

第二步:从已经配准的样本集合中计算点分布模型的平均值。

第三步:归一化当前平均值形状的平移、旋转以及比例变换因子到一个适当的缺省值。

第四步:将每一个样本形状与当前的平均形状进行再配准。

第五步:重复步骤二到步骤四直到收敛为止。

在上述算法中,在每次迭代过程中将平均形状归一化到一个缺省值是为了保证算法收敛性的需要。如果没有这个限制,那么在现有的 $4(N-1)$ 个限制中

含有 $4N$ 个变量(N 个样本中每一样本形状含有 t_x、t_y、θ、s 四个参数),算法是病态的,无法求解。平均形状可能会缩小、旋转或者滑向无穷。只有对于平均形状的比例大小以及姿态进行限制,才能获得唯一解。例如可以将平均形状进行平移、旋转以及比例变换以便与第一个样本的形状相匹配,或者选择任意其他的缺省值设置,如选择物体形状的重心作为原点,选择形状的某个部分处于最上面作为取向,选择两个特定点之间的距离为1。需要指出的是将当前的平均样本归一化处理然后再进行配准不同于对于每个样本进行归一化处理。如果通过令某一特殊的两点之间的距离为1来对每个样本形状进行归一化处理,那么该两点之间的距离变化将对整个训练集合造成影响,从而给模型的建立产生失真。然而,如果每一样本形状与平均形状进行配准,每一个形状将与平均形状有一个相似的比例大小,从而获得与平均形状最匹配的标记点位置,而不是硬性地进行归一化,从而获得更好的模型结果。

在上述的配准算法中,收敛的判断条件是检测两次迭代后变化参数的差别,当这种差别小于给定的值,则表明该配准结果已经收敛。

三、获取已配准样本轮廓的统计信息

图 6.13 给出了已配准电阻点分布模型的标记点空间分布,其中每一个“+”代表经过配准后的空间位置。其中一些标记点密集地分布在一个较小的区域,形成团状,表明这些点的稳定性较好,在式(6.31)所计算得到的加权值较大;另外一些点则稀疏地分布在一个较大的区域,形成云状(clouds),表明这些点的稳定性较差,在式(6.31)所计算得到的加权值较小。点分布模型需要对于这种对应点的分布离散性进行定量度量。需要指出的是这些对应点不是独立运动的,它们的移动受到整个物体形状的影响,因此可能是部分相关的。

给定 N 个已经配准后的样本点集,则可以定义该集合的平均形状 $\overline{X}$ 为

$$\overline{X} = \frac{1}{N} \sum_{i=1}^{N} x_i \qquad (6.38)$$

式中,x_i 代表第 i 个样本点集。对于每个样本点集,可以计算它与平均形状之间的偏差为

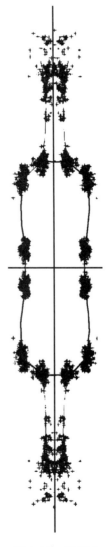

图 6.13 已配准电阻点分布模型的标记点空间分布

$$\mathrm{d}\boldsymbol{x}_i = \overline{\boldsymbol{X}} - \boldsymbol{x}_i \qquad (6.39)$$

在此基础上,可以进一步定义关于样本集的 $2n \times 2n$ 的协方差矩阵(这里 n 代表点分布模型中标记点的总数,因为每个点可以用两个变量 x、y 表示,所以一个样本形状总的变量数为 $2n$)

$$\boldsymbol{S} = \frac{1}{N}\sum_{i=1}^{N}\mathrm{d}\boldsymbol{x}_i \mathrm{d}\boldsymbol{x}_i^{\mathrm{T}} \qquad (6.40)$$

对于式(6.39)所确定的偏差可以采用主成分分析法进行分解,从而以 $\boldsymbol{S}$ 矩阵的特征分量的形式给出

$$\boldsymbol{S}\boldsymbol{p}_k = \lambda_k \boldsymbol{p}_k \qquad (6.41)$$

式中,$\boldsymbol{p}_k$ 代表 $\boldsymbol{S}$ 的第 k 个特征向量,λ_k 代表 $\boldsymbol{S}$ 的第 k 个特征向量所对应的特征值,且有

$$\boldsymbol{p}_k^{\mathrm{T}}\boldsymbol{p}_k = \boldsymbol{I}, \lambda_k > \lambda_{k+1}, k = 1,2,3,\cdots,2n \qquad (6.42)$$

λ_k 的取值占整个 $2n$ 个特征值 $\lambda_{\mathrm{T}} = \sum_{k=1}^{2n}\lambda_k$ 的比例,代表了该特征向量在整个 $2n$ 个特征向量中所起的作用。因此,任何形状都可以看作是在平均形状加上特征向量的线性组合。其中,第 k 个特征向量将影响模型的第 l 个点 $(\mathrm{d}x_{kl}, \mathrm{d}y_{kl})$ 在沿平行于向量的方向上移动,即

$$\boldsymbol{p}_k^{\mathrm{T}} = [\mathrm{d}x_{k0}, \mathrm{d}y_{k0}, \cdots, \mathrm{d}x_{kl}, \mathrm{d}y_{kl}, \cdots, \mathrm{d}x_{kn-1}, \mathrm{d}y_{kn-1}] \qquad (6.43)$$

于是,样本集合就可以表示为

$$\boldsymbol{X} = \overline{\boldsymbol{X}} + \boldsymbol{P}\boldsymbol{b} \qquad (6.44)$$

式中,$\boldsymbol{P} = [p_1, p_2, \cdots, p_t]$ 是由头 t 个特征向量所组成的矩阵,而 $\boldsymbol{b} = [b_1, b_2, \cdots, b_t]^{\mathrm{T}}$ 则是由它们的加权值所形成的向量。式(6.44)表明我们可以通过在一个适当的范围内改变加权系数的值来描述模型的可变性,例如对于样本集合中的形状,绝大部分应当满足以下关系

$$-3\sqrt{\lambda_k} \leqslant b_k \leqslant 3\sqrt{\lambda_k} \qquad (6.45)$$

因为一般的形状点集应当分布在平均值加三倍标准差的范围内。另外一种选择就是选择参数 $\boldsymbol{b} = [b_1, b_2, \cdots, b_t]^{\mathrm{T}}$ 使得与平均值的马氏距离(Mahalanobis distance)小于适当的值 $D_{\max}$

$$D_{\mathrm{m}}^2 = \sum_{k=1}^{t}\left(\frac{b_k^2}{\lambda_k}\right) \leqslant D_{\max}^2 \qquad (6.46)$$

四、模型实例

(1)电阻(resistor)模型

采用上述的点分布模型可以对图 6.11 中的样本形状进行统计分析,所获得的平均形状如图 6.12 所示,电阻模型 (b_1, b_2) 的影响曲线如图 6.14 所示。从图

6.14、图 6.15 中可以看出,参数 b_1 调整了电阻体上下接线的位置,而 b_2 则改变了电阻体形状的变化,从锥形变化到方形,参数 b_3 则主要影响电阻两端连线的曲率。而其他剩余参数则对于电阻两端连线相反方向的弯曲程度等产生影响。

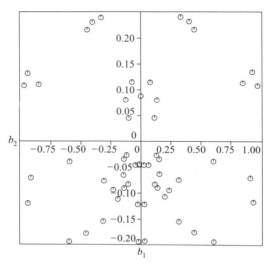

图 6.14　电阻模型 (b_1, b_2) 的影响曲线

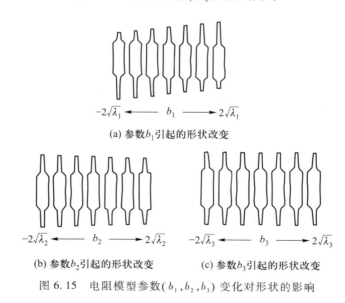

(a) 参数 b_1 引起的形状改变

(b) 参数 b_2 引起的形状改变　　　(c) 参数 b_3 引起的形状改变

图 6.15　电阻模型参数 (b_1, b_2, b_3) 变化对形状的影响

（2）心脏（heart）模型

图 6.16 为一组由心血管医生所描绘的不同的心脏超声轮廓,每个心脏结构用 96 个标记点表示。心脏轮廓的变化主要来自两个不同的方面:一是不同人的心脏

轮廓是不同的;二是同一人在不同心率周期所获得的心脏轮廓也是不相同的。该轮廓主要是左心室,也包括右心室(图的左边)和左心房(图的下边)的一部分。心脏模型(b_1,b_2)的影响曲线如图 6.17 所示,而前 4 个不同参数变化对心脏轮廓的影响见图 6.18。从图 6.18 中可以看出,参数 b_1 改变了心脏的宽度,b_2 则描述了左、右心室之间形状的变化,而参数 b_3 和 b_4 则主要影响左心室和左心房的形状。

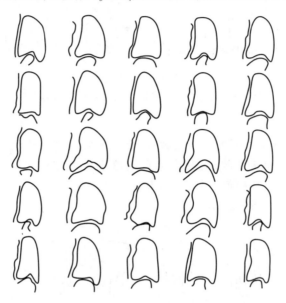

图 6.16   不同的心脏超声轮廓

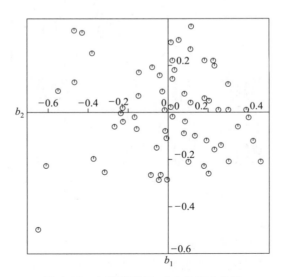

图 6.17   心脏模型(b_1,b_2)的影响曲线

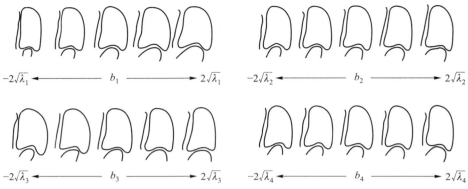

$-2\sqrt{\lambda_1} \longleftarrow \quad b_1 \quad \longrightarrow 2\sqrt{\lambda_1}$ $-2\sqrt{\lambda_2} \longleftarrow \quad b_2 \quad \longrightarrow 2\sqrt{\lambda_2}$

$-2\sqrt{\lambda_3} \longleftarrow \quad b_3 \quad \longrightarrow 2\sqrt{\lambda_3}$ $-2\sqrt{\lambda_4} \longleftarrow \quad b_4 \quad \longrightarrow 2\sqrt{\lambda_4}$

图 6.18　前 4 个不同参数变化对心脏轮廓的影响

（3）手（hand）模型

图 6.19 是 16 个不同的右手轮廓,每个轮廓采用 72 个标记点分布模型。其中 12 个点在指尖和交叉部,而其余的点则位于连接它们之间的边界。模型中96%的变化主要集中在前 6 个参数,其中手模型(b_1,b_2,b_3)的影响曲线见图6.20,主要描述了手指的运动。

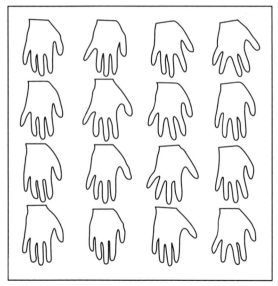

图 6.19　16 个不同的右手轮廓

（4）蠕虫（worm）模型

在前面所举实例中,模型的可变性通过标记点沿某一直线的运动就可以描述。然而,有时模型的变化必须通过标记点沿曲线的变化才能够正确表示,当样本形状发生旋转等变化时尤其如此。例如考虑图 6.21 中蠕虫的形状变化,该蠕虫的

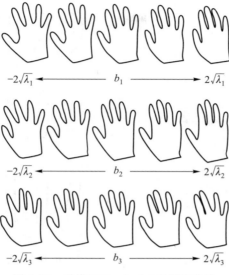

图 6.20 手模型 (b_1, b_2, b_3) 的影响曲线

点分布模型如图 6.22 所示,所采用的标记点数为 84 个,其中 12 个标记点表示固定宽度但具有不同曲率和长度的蠕虫。图 6.23 给出了配准后蠕虫轮廓的点分布,从图中可以看出,当蠕虫的形状变化时,其标记点的离散点云不是沿直线而是沿曲线分布的(如蠕虫的两个端点)。蠕虫模型 (b_1, b_2, b_3) 的影响曲线见图 6.24。从图中可以看出,参数 b_1 控制了蠕虫弯曲的程度和方向,b_2 则描述了蠕虫的长度,而参数 b_3 则主要影响蠕虫形状的变化和方向。蠕虫模型 (b_1, b_2) 的影响曲线如图 6.25 所示。显然二者之间是非线性相关的,但是它们之间也存在一定的线性关系。

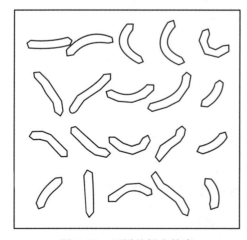

图 6.21　不同的蠕虫轮廓

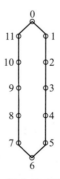

图 6.22　蠕虫的点分布模型

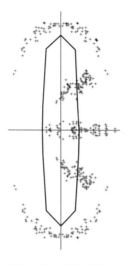

图 6.23　配准后蠕虫
轮廓的点分布

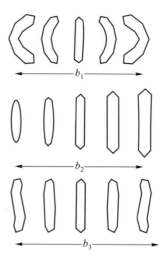

图 6.24　蠕虫模型 $(b_1, b_2,$
$b_3)$ 的影响曲线

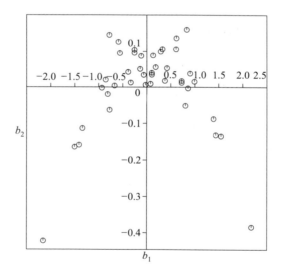

图 6.25　蠕虫模型 (b_1, b_2) 的影响曲线

五、主动形状模型——利用点分布模型进行图像搜索

在建立能够描述形状变化的模型之后,下一步的工作就是如何将该模型应用到图像搜索过程中,找出模型中能够与图像的形状进行匹配的形状和变化参数。假定模型由下式所确定

$$X = M(s, \theta)[x] + X_c \tag{6.47}$$

这里 $X_c = [X_{c1}, Y_{c1}, X_{c2}, Y_{c2}, \cdots, X_{cn}, Y_{cn}]^T$，$(X_c, Y_c)$ 表示模型在图像中的中心位置，s、θ 分别表示比例变化和旋转角度。

在配准过程中，我们采用一个迭代过程来寻找与样本集合中最匹配的样本形状。首先把一个关于 X 的估计值放入到图像中，然后再检查每一模型点周围的区域，以便确定如何向更好的位置移动的位移量。这些局部的变形将被转变为调整点分布模型的姿态、比例等形状参数。但是与一般的可变模型不同，在调整形状参数过程中，应用了这样的全局性形状限制，即能够保证模型的形状始终与训练集合中的形状类似。该过程一直进行下去，直到不再发生结果的明显改变为止。这种模型被称为可变形状模型(active shape models)，或者是 smart sanke。它主要包括以下算法步骤。

步骤 1：对于每一模型点，计算所建议的运动 dX

$$dX = (dX_0, dY_0, \cdots, dX_{n-1}, dY_{n-1})^T \tag{6.48}$$

步骤 2：计算姿态和形状参数的变化。假定当平移、旋转与比例因子的变化分别为 dX_c、$d\theta$、ds，则式(6.47)变为

$$M(s(1+ds), (\theta+d\theta))[x+dx] + (X_c+dX_c) = (X+dX) \tag{6.49}$$

因此有

$$M(s(1+ds), (\theta+d\theta))[x+dx] = M(s, \theta)[x] + (dX-dX_c)$$

因为 $M^{-1}(s, \theta)[\ ] = M(s^{-1}, -\theta)[\ ]$，因此获得

$$dX = M((s(1+ds))^{-1}, -(\theta+d\theta))[y] - x \tag{6.50}$$

这里 $y = M(s, \theta)[x] + dX - dX_c$。

在式(6.50)中所给出的是在局部的坐标系中模型位置的变化。然而，这些变化不一定与所要求的模型的变化相吻合，为了添加模型的限制，需要将标记点的运动变化 dX 转换成模型系数参数的变换 db，从而使得当调节参数 db 时，能够得到所产生标记点的运动变化 dX。根据公式(6.44)，有

$$X + dX \approx \overline{X} + P(b+db) \tag{6.51}$$

因为只能提供 $t(t<2n)$ 个参数的变化，并且 dX 能够在 $2n$ 个不同自由度运动，因此只能获得变形所需要的近似的解。将式(6.44)代入式(6.51)有

$$dX \approx P(db) \tag{6.52}$$

因为 P 是相互正交的单位向量，因此有 $P^T = P^{-1}$，从而有

$$db = P^T dX \tag{6.53}$$

可以证明式(6.52)等价于计算形状参数调整量 db 的最小方差估计。

步骤 3：更新姿态与形状参数。

根据式(6.50)和式(6.53)，可以计算出姿态的改变量 dX_c、dY_c、$d\theta$ 和 ds，并

调整 d$\boldsymbol{b}$ 以改进物体模型与样本形状之间的匹配程度。可以采用以下的迭代公式进行参数的更新

$$\boldsymbol{X}_c = \boldsymbol{X}_c + w_t \mathrm{d}\boldsymbol{X}_c \qquad (6.54)$$

$$\boldsymbol{Y}_c = \boldsymbol{Y}_c + w_t \mathrm{d}\boldsymbol{Y}_c \qquad (6.55)$$

$$\theta = \theta + w_\theta \mathrm{d}\theta \qquad (6.56)$$

$$s = s(1 + w_s \mathrm{d}s) \qquad (6.57)$$

$$\boldsymbol{b} = \boldsymbol{b} + \boldsymbol{W}_b \mathrm{d}\boldsymbol{b} \qquad (6.58)$$

式中, w_t、w_θ、w_s 分别表示在平移、旋转角度以及比例变化上的加权系数; $\boldsymbol{W}_b$ 表示对于形状参数的对角线加权矩阵, 其中每一种参数对应一个加权值。这个加权值可以取 1, 也可以与该参数在训练集合所得到的标准方差成正比。采用后一种加权值在参数变化存在较大离散性的情况下能够更快地进行参数的调整。通过限定 b_k 的变化范围, 可以确保物体模型只能按照与训练集合中物体一致的形状进行变形。一个形状只有当与训练集中物体的马氏距离 D_m 小于某个适当的常数 $D_{\max}$, 比如说 3.0 时, 才能被认为是与要识别的物体是相似的。这种限制使得几乎所有的样本形状均满足式(6.46)。

向量 $\boldsymbol{b}$ 应当是位于以原点为中心的一个椭球内。如果采用式(6.58)更新时获得了一个不太可能的形状, 即 $D_m > D_{\max}$, 点位于椭球的外边, 那么 $\boldsymbol{b}$ 就可以采用式(6.59)将 $\boldsymbol{b}$ 重新进行比例变换, 从而让其位于所允许范围内最近点上

$$b_k = b_k \left(\frac{D_m}{D_{\max}} \right) \quad (k = 1, 2, \cdots, t) \qquad (6.59)$$

注意在上面的推导中, 应用了一个特征向量的加权值已经被截断为零的隐含限制条件, 即 $b_i = 0, \forall i > t$。一旦进行参数更新, 这一限制性条件就是必需的, 模型点的更新位置将重新计算, 从而获得对于每一点的新的运动。这一过程将被重复直到无显著变化产生为止。

本 章 小 结

本章重点介绍各种新的图像轮廓提取方法。首先, 介绍主动轮廓模型方法的基本思想、来源及其方法的演变。其次, 介绍水平集的定义以及轮廓的隐含表示, 解释为什么水平集轮廓提取方法能够很好地适应在轮廓提取过程中目标轮廓拓扑结构的变化, 包括区域的合并与分裂等。此外, 为了克服传统水平集方法存在的难以提取凹性边缘轮廓等问题, 介绍了 C-V 图像轮廓提取方法, 改进的 C-V 图像轮廓提取方法等。最后, 介绍对于可变目标轮廓提取的改进的水平集轮廓提取方法——主动形状模型方法。该方法通过引入形状分布模型, 能够适应不同目标轮廓的提取, 增强了图像动态轮廓提取的精确性和可靠性。

本章教学的主要目的是通过对于目前最新轮廓提取方法的学习,让学生理解和掌握最新的图像轮廓提取方法,为后续科学研究和实践提供支撑。

本章需掌握的关键术语、概念主要包括:主动轮廓模型方法;定义与计算轮廓的内力与外力;轮廓所对应能量的计算与最小化;水平集;基于水平集描述物体轮廓;点分布模型,轮廓的标记与配准;模型的应用实例等,其中包括电阻、心脏、手、蠕虫等模型。

本章学习的难点是要让学生掌握对于主动轮廓模型方法的基本思想和算法步骤,理解轮廓泛函的能量最小优化,为各种改进的主动轮廓提取方法的学习和理解打下基础。

参 考 文 献

［1］ Pavlidis T.Algorithms for graphics and image processing［M］.Rockville:Computer Science Press,1982:142-148.

［2］ Duda R O,Hart P E.Use of the hough transformation to detect lines and curves in pictures［J］.Commun.ACM,1972,15(1):11-15.

［3］ ROBERTS L G.Machine perception of three-dimensional solids,optical and electro-optical information processing［M］.Cambridge:MIT Press,1965:157-197.

［4］ Hough P V C.Method and means for recognizing complex patterns:US,3069654［P］.1962.

［5］ Illingworth J,Kittler J.A survey of the hough transform［J］.Computer Vision, Graphics,and Image Processing,1988,44(1):87-116.

［6］ Kass M,Witkin A,Terzopoulos D.Snakes:active contour models［J］.International journal of computer vision,1988.1(4):321-331.

［7］ Terzopoulos D,Witkin A P,Kass M.Constraints on deformable models:recovering 3D shape and nonrigid motion［J］.Artificial Intelligence,1988.36(1):91-123.

［8］ Terzopoulos D,Fleischer K.Deformable models［J］.The Visual Computer,1988, 4(6):306-331.

［9］ Cohen L D,Cohen I.Finite-element methods for active contour models and balloons for 2-D and 3-D images［J］.IEEE Transactions on Pattern Analysis and Machine Intelligence,1993,15(11):1131-1147.

［10］ Xu C,Prince J L.Snakes,shapes,and gradient vector flow［J］.IEEE Transactions on image Processing,1998,7(3):359-369.

［11］ Amini A,Weymouth T E,Jain R C.Using dynamic programming for solving variational problems in vision［J］.IEEE Transactions on Pattern Analysis and Machine Intelligence,1990,12(9):855-867.

[12] Osher S, Sethian J A. Fronts propagating with curvature dependent speed: algorithms based on Hamilton-Jacobi formulations [J]. Journal of computational physics, 1988.

[13] Sethian J A. Level set methods and fast marching methods: evolving interfaces in computational geometry, fluid mechanics, computer vision, and materials science [D]. Cambridge Monographs on Applied and Computational Mathematics, 1999.

[14] Mumford D, Shah J. Optimal approximations by piecewise smooth functions and associated variational problems [J]. Comm. Pure Appl. Math, 1989, 42(5): 577-685.

[15] Chan T F, Vese L A. Active contours without edges [J]. IEEE Transactions on image Processing, 2001, 10(2): 266-277.

[16] Chan T F, Vese L A. A level set algorithm for minimizing the Mumford-Shah functional in image processing [J]. Proc. IEEE Workshop on Variational and Level Set Methods in Computer Vision, 2001: 161-168.

[17] Chan T F, Vese L A. Active contour and segmentation models using geometric PDE's for medical imaging [J]. Geometric methods in bio-medical image processing, 2002: 63-75.

[18] Cootes T F, Cooper D, Taylor C J, et al. Active shape models Their Training and Application [J]. Computer Vision and Image Understanding, 1995, 61 (1): 38-59.

习　　题

6.1　理解主动轮廓模型各项的物理意义。

6.2　分析水平集方法的实现原理,给出 C-V 图像分割方法的算法流程。

6.3　利用 MATLAB 编写主动轮廓模型实现程序,并以一幅医学影像为例,提取感兴趣的边缘轮廓。

第七章

图像配准

7.1 图像配准的定义

第10讲

图像配准(image registration, or image alignment),也称为图像匹配(image matching),是指将一幅图像与其他图像进行对准,以便确定它们之间的变换矩阵,使得它们在空间上一一对应的过程。图像配准的最终目的是确定图像之间最优的空间变换矩阵。

对于参与图像配准的图像而言,它们之间必须满足一个基本条件,即这些图像之间至少有一部分点在空间是重合的,即具有一一对应的映射关系,或者说它们中包含相同或相近的物体。图像配准的难度在于待配准的图像对之间存在差异,而如何能够找到描述不同图像中对应点之间正确的评价函数,则是图像配准的主要难点。

在图像配准过程中,人们常常将参与配准运算的两幅图像分别称之为基准图像(reference image)和目标图像(target image)。目标图像又称为待配准图像。由于图像配准具有可交换性,因此如果我们将基准图像与目标图像对换,只会影响到确定的空间变换矩阵,对于二者之间的对应关系没有影响。图像配准的数学模型为

$$I_2(x,y) = g(I_1(f(x,y)))\qquad\qquad(7.1)$$

式中,f、g 分别代表两幅图像之间的空间对应关系和灰度对应关系。由于参与配准的图像所采用的传感器不同,拍摄条件不同,因此要确定二者之间的灰度对应关系非常困难,且意义不大。一般来说,人们只需要确定二者之间的空间对应关系,即确定函数 f。

从式(7.1)中可以看出,所谓图像配准就是要确定基准图像与目标图像之间的空间对应关系,使得它们之间最相似。因此,图像配准所需要解决的一个关键问题就是确定具有空间对应关系的两幅图像之间的相似性度量问题。

7.2 图像配准的主要应用

如图 7.1 所示,图像配准主要应用于三个大的方面:一是多传感器图像配

准,即不同传感器(S_1,S_2)同一位置(视点)所获取的不同图像之间的配准(见图 7.1 左边图像所示);二是多帧图像配准,即同一传感器在不同时间(位置)所获取图像($S_1(t),S_1(t+1)$)之间的配准(见图 7.1 中间图像所示);三是多断层图像配准,即不同断层图像之间的配准(见图 7.1 右边图像所示)。在医学临床应用中,不同成像方式,如 CT、磁共振或超声图像之间的配准属于多传感器图像配准。手术前后、治疗前后不同时间获得的同一病人、同一成像方式图像之间的配准属于多帧图像配准。而同一器官,如血管,不同横截面上轮廓的配准,则属于多断层图像配准。图 7.2 至图 7.4 分别给出了这三种应用的实例。

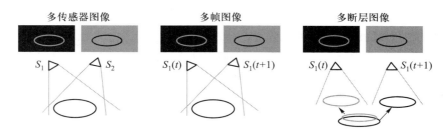

图 7.1　图像配准的三个主要应用形式

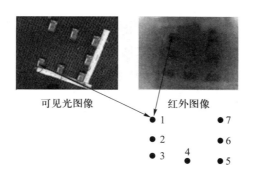

图 7.2　多传感器图像配准应用实例

如图 7.5 所示,图像配准是图像融合的关键步骤,是多模态医学影像应用的基础,它对于提高医生临床诊断的准确性和有效性具有重要作用。例如在图 1.4(c)中,通过 PET 和 CT 全身图像的融合,医生不仅能够发现早期癌症肿瘤,而且还可以准确确定癌症的具体位置,从而为下一步的治疗奠定基础。

96

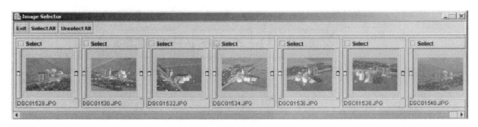

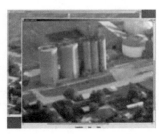

图 7.3　多帧图像配准应用实例

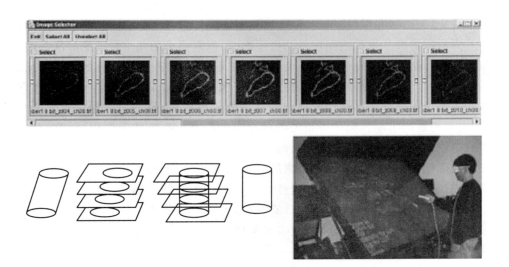

图 7.4　多断层图像配准应用实例

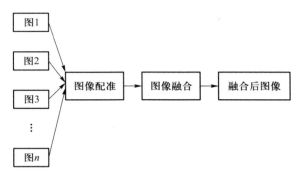

图 7.5　图像融合系统流程框图

7.3　图像配准方法的分类

图像配准方法有各种不同的分类方式,例如,按照所采用的方法可以分为基于区域的方法和基于特征的方法。基于区域的方法主要采用某一个邻域附近窗口内的图像分布来参与相似性运算,因此,它适用于同一传感器图像之间的配准,且具有配准精度高等优点。基于特征的方法是利用图像的特征,而不是灰度值本身,进行图像相形性度量,因此,可用于不同传感器图像之间的配准。例如,在不同模态的医学影像之间进行图像配准时,就需要采用基于特征的配准方法。基于特征方法的关键在于如何定义和正确提取稳定性好、鲁棒性强的图像特征。

按照配准图像中的物体的特性分类,图像配准方法又可以分为线性配准方法和非线性配准方法。线性配准方法是一种应用最多、较为简单的图像配准方法,它主要适用于刚体物体所获得图像之间的配准。在医学影像中,骨骼、头颅等硬组织部分可以认为是刚性的,通常在包含这些部位的图像配准过程中可以采用线性配准方法。对于大多数内脏器官而言,它们是软组织,一般应当采用非线性配准方法。但是,考虑到非线性配准方法计算复杂、运算速度慢,人们往往也通过采用线性配准方法来进行计算。但是,这时就要求两幅图像在采集过程中尽可能减少患者位置的移动,或者采用相同的位置姿态,从而减少内脏器官自身变化所带来的影响。

按照在配准过程中,是否需要人工干预,图像配准方法可以分为交互式方法与非交互式方法。交互式方法,需要人工在两幅待配准的图像上选定若干个对应点(常称之为控制点或标记点),然后由计算机自动估计出两幅图像之间的变换矩阵。交互式图像配准方法属于半自动处理方法,因此它具有可靠性高、适应性强等优点,但是所估计出的变换矩阵的精度较低,且受人为因素影响大。与一般的图像处理方法不同,交互式配准方法可以通过使用者指定的控制点直接计算变换矩阵,因此它的计算速度一般快于非交互式的配准方法(如果不考虑交互所花费的时间的话)。非交互式方法属于自动配准方法,它只需要指定需要配准的基准图像和目标图像,就可以很快获得最终的空间变换矩阵。

按照参与配准图像维数的不同,图像配准方法可以划分为二维与二维图像的配准方法、三维与二维图像的配准方法、三维与三维图像的配准方法等。其中,二维与二维图像的配准方法是所有其他维数配准方法的基础,但是随着三维医学影像的推广和应用,三维与二维图像的配准方法、三维与三维图像的配准方法的应用也越来越广泛。例如,考虑到超声图像质量较差,图像对比度低,因此临床希望将实时观测的二维超声图像叠加在三维的 CT 图像上,而这就必须用到三维与二维图像的配准技术。同样,在脑手术以及心脏手术过程中,人们希望将实时获取的三维超声图像与手术前获取的 CT 图像或者磁共振图像相融合,这就需要三维与三维图像的配准技术。

7.4 基于区域的配准方法

基于区域的配准方法的特点是所利用的图像信息不是少量图像特征,而是全部的图像点(这里"全部"的概念是指两幅图像中相重合的那一部分)。这类方法的最大优点是能够提供很高的配准精度,通常可达到亚像素级。[1]

对于图像配准过程而言,主要包括以下步骤:

(1)准备配准所需要的基准图像和目标图像数据集。

(2)选用适当的空间变换模型。

(3)定义图像相似性准则。

(4)决定采用的优化方法,确定变换矩阵参数。

一、空间变换矩阵

所谓空间变换矩阵就是描述待配准图像之间坐标关系的数学模型。因为不同成像系统所获得的图像,它们的坐标定义、空间分辨率以及成像角度等都可能会发生变化。因此,在建立空间变换模型过程中必须充分考虑到存在的各种可能性。对于线性物体配准而言,我们可以采用线性变换模型表示。对于二维图像,我们可以采用以下的线性方程组表示

$$\begin{bmatrix} x' \\ y' \end{bmatrix} = \begin{bmatrix} a_{11} & a_{12} \\ a_{21} & a_{22} \end{bmatrix} \begin{bmatrix} x \\ y \end{bmatrix} + \begin{bmatrix} \Delta x \\ \Delta y \end{bmatrix} \qquad (7.2)$$

式中,(x,y)、(x',y')分别表示基准图像和目标图像对应点坐标,$(\Delta x,\Delta y)$表示基准图像与目标图像之间的平移量。类似地,对于三维图像,基准图像与目标图像坐标之间可以采用以下线性方程组表示

$$\begin{bmatrix} x' \\ y' \\ z' \end{bmatrix} = \begin{bmatrix} a_{11} & a_{12} & a_{13} \\ a_{21} & a_{22} & a_{23} \\ a_{31} & a_{32} & a_{33} \end{bmatrix} \begin{bmatrix} x \\ y \\ z \end{bmatrix} + \begin{bmatrix} \Delta x \\ \Delta y \\ \Delta z \end{bmatrix} \tag{7.3}$$

对于刚性变换(rigid transform),式(7.2)中的变换公式可以进一步简化为

$$\begin{bmatrix} x' \\ y' \end{bmatrix} = \begin{bmatrix} \cos\theta & -\sin\theta \\ \sin\theta & \cos\theta \end{bmatrix} \begin{bmatrix} x \\ y \end{bmatrix} + \begin{bmatrix} \Delta x \\ \Delta y \end{bmatrix} \tag{7.4}$$

或者以矩阵的形式

$$\begin{bmatrix} x' \\ y' \end{bmatrix} = A \begin{bmatrix} x \\ y \end{bmatrix} + \Delta T \tag{7.5}$$

这里

$$A = \begin{bmatrix} \cos\theta & -\sin\theta \\ \sin\theta & \cos\theta \end{bmatrix} \tag{7.6}$$

称为旋转矩阵,θ为旋转角,$\Delta T = (\Delta x,\Delta y)$称之为平移向量。从式(7.4)中可以看出,对于刚体变换而言,变换前后的图像大小没有发生变化,仅仅发生了平移或旋转。

在成像过程中,一旦成像系统焦距发生变化,所获得的图像大小将发生变化,但是物体形状不会发生变化。这种类型的变换称为保形变换(shape-reserved transform),这时式(7.4)变为

$$\begin{bmatrix} x' \\ y' \end{bmatrix} = \rho \begin{bmatrix} \cos\theta & -\sin\theta \\ \sin\theta & \cos\theta \end{bmatrix} \begin{bmatrix} x \\ y \end{bmatrix} + \begin{bmatrix} \Delta x \\ \Delta y \end{bmatrix} \tag{7.7}$$

目前应用最多的是所谓的仿射变换(affine transform)。仿射变换常看作是一种特殊的投影变换(projective transform)。仿射变换后的图像的长度和角度不再保持不变,但是它们的平行性依然保留(如图7.6所示)。

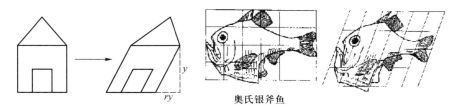

奥氏银斧鱼

图7.6 仿射变换前后图像的比较

仿射变换定义为能够保持共线性(即图像中位于一条直线上的点经过变换

以后仍然分布在同一对应直线上)、距离的比例不变性(例如一条直线的中点在经过变化以后仍然是该直线的中点)的任意变换。仿射变换能够保持二维图形的"共线性"和"平行性",并可以通过一系列子变换的组合来实现,包括平移(translation)、缩放(scale)、翻转(flip)、旋转(rotation)和剪切(shear)。与保形变换比较,它增加了翻转(flip)和剪切(shear)变换,从而能够更多地适应不同图像变换描述的需要。参照文献[2],仿射变换的表达式为

$$
\begin{bmatrix} x' \\ y' \\ 1 \end{bmatrix} = \begin{bmatrix} a_{11} & a_{12} & \Delta x \\ a_{21} & a_{22} & \Delta y \\ 0 & 0 & 1 \end{bmatrix} \begin{bmatrix} x \\ y \\ 1 \end{bmatrix}
\tag{7.8}
$$

它的自由度为6。

　　投影变换是另外一种常用的非线性变换。由于它能够较好地描述采用摄像机所获得的真实图像,因此在图像处理、计算机视觉等领域中被广泛应用。图7.7是一维投影变换的例子,从图中可以看出,凡是同一空间直线的投影面上所形成的变换,就称之为投影变换。投影变换不一定要求保持直线的平行性,即它不能保持仿射变换中距离比例的不变性。图7.8给出了二维投影变换的例子。文献[3]证明,当相机距离被拍摄场景足够远时,投影变换可以用仿射变换来近似。

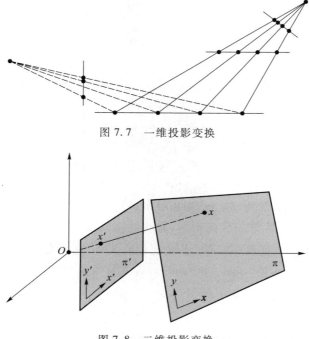

图 7.7　一维投影变换

图 7.8　二维投影变换

投影变换的公式为

$$\begin{cases} x' = \dfrac{a_3 x + a_5 y + a_1}{-a_7 x - a_8 y + 1} \\[3mm] y' = \dfrac{a_4 x + a_6 y + a_2}{-a_7 x - a_8 y + 1} \end{cases} \tag{7.9}$$

式(7.9)的投影变换也可以通过以下的齐次坐标来表示,即

$$\begin{bmatrix} x_1' \\ x_2' \\ x_3' \end{bmatrix} = \begin{bmatrix} h_{11} & h_{12} & h_{13} \\ h_{21} & h_{22} & h_{23} \\ h_{31} & h_{32} & h_{33} \end{bmatrix} \begin{bmatrix} x_1 \\ x_2 \\ x_3 \end{bmatrix} \tag{7.10}$$

式中,(x_1, x_2, x_3)、(x_1', x_2', x_3') 分别表示 (x, y)、(x', y') 所对应的齐次坐标。

从式(7.9)中可以看出,变换前后对应坐标之间不是线性关系,而是一种非线性关系。值得注意的是投影变换和透视变换(perspective transform)的区别。式(7.11)是透视变换的定义,从式(7.9)和式(7.11)的比较中可以看出,尽管它们都是非线性方程,并且都是描述了与成像相关的数学模型,但是它们一个是描述二维图像与另一幅二维图像之间的空间对应关系(投影变换),而另一个则是描述三维空间坐标与影射后二维图像坐标之间的对应关系(透视变换)。透射变换是描述相机的成像模型,而不是用来进行图像配准的。

$$\begin{cases} x = \dfrac{-f x_0}{z_0 - f} \\[3mm] y = \dfrac{-f y_0}{z_0 - f} \end{cases} \tag{7.11}$$

式中,(x, y) 表示图像坐标,(x_0, y_0, z_0) 表示对应点的空间三维坐标。

图7.9是格网图像的非线性变换结果。从图中可以看出,如果变换前是均匀的格网图像,则经过非线性变换以后就变成了非规则、非均匀的格网图像。显然,在这样的非线性空间坐标变换过程中,不仅空间点与基准图像坐标之间呈现出非线性关系,同时这种关系不是空间不变的,即与空间所处的位置有关。换句话说,与线性空间变换不同,非线性空间

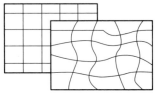

图 7.9　格网图像的非线性
变换结果

变换在不同的空间位置点具有不同的空间变换关系,这种关系通常可以通过全局多项式变换(global polynomial transform)或者 B 样条函数(B-splines)来表达。

二、图像相似性度量准则

对于基于区域的图像配准方法而言,图像的相似性度量可以用在配准点附

近邻域内的窗口图像相似性度量之和来表示。同样大小的窗口图像的相似性度量可以采用 5.3 节的不同定义计算,即采用基于距离的平均绝对差、平均方差或者基于相关的归一化相关系数。以基于相关的归一化相关系数的计算为例,其计算公式为

$$C(u,v) = \frac{\sum_x \sum_y T(x,y) I(x-u, y-v)}{\sqrt{\sum_x \sum_y T^2(x,y) \sum_x \sum_y I^2(x-u, y-v)}} \qquad (7.12)$$

式中,$C(u,v)$ 表示在基准图像中采用所选择的空间变换后获得的相关函数 (u,v) 点的相关值,$T(x,y)$、$I(x,y)$ 分别表示所对应的目标图像与基准图像的灰度值。

三、空间变换参数的优化

当空间变换矩阵确定以后,空间变换矩阵所包含的独立的参数个数也就唯一确定了。例如,对于式(7.4)所定义的刚性变换而言,独立参数的个数为 3,即旋转角度 θ 和平移向量 $(\Delta x, \Delta y)$。如果采用式(7.7)的保形变换,则独立参数的个数升为 4,即比例因子 ρ、旋转角度 θ 和平移向量 $(\Delta x, \Delta y)$。如果采用式(7.8)的仿射变换公式,则独立参数的个数为 6 个,即 a_{11}、a_{12}、a_{21}、a_{22}、Δx、Δy。如果采用式(7.10)的投影变换,则独立参数的个数为 8 个,即 h_{11}、h_{12}、h_{13}、h_{21}、h_{22}、h_{23}、h_{31}、h_{32}、h_{33} 中的任意 8 个。

对于空间变换矩阵参数的优化,最简单的方法就是采用穷举法。首先确定变换参数的初始值,然后在初始值的附近以一定步长进行搜索,遍历所有可能的排列组合,保留其中相关性最好的参数值作为最佳的空间变换矩阵参数值。这种方法的优点是程序实现简单,并且能够保证搜索到最佳的变换矩阵参数,缺点是当变换矩阵中所包含的独立参数过多时,运算量急剧增加。此外,变换矩阵初值的选取也十分重要,它不仅决定了计算量的大小,而且也直接影响算法是否能够收敛到最佳的变换参数值。为了解决这一问题,文献[4]中提出了一种两步式图像自动配准方法。首先采用基于特征的匹配方法完成图像的粗匹配,其次再利用基于区域的图像精配准算法,从而保证高的图像配准精度。他所采用的基于区域的精配准算法是以 Irani 等人提出的基于相关的图像配准算法[5]为基础的,图 7.10 是采用该方法进行眼底图像配准的结果。

另一种常用的基于区域的配准方法就是傅里叶变换法,它将空域中的图像相关变为频域里的乘积运算,因此大大提高了运算速度。常用的傅里叶变换配准方法包括:相位相关法(phase correlation)、互功率谱法(cross power spectrum)、功率谱法(power spectrum)。

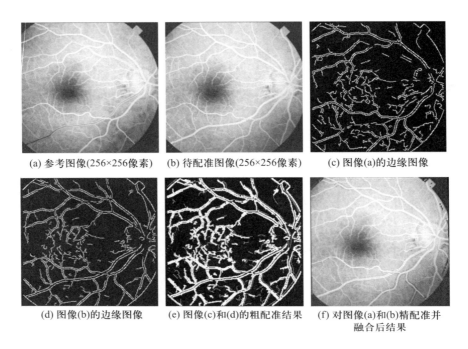

(a) 参考图像(256×256像素)　　(b) 待配准图像(256×256像素)　　(c) 图像(a)的边缘图像

(d) 图像(b)的边缘图像　　(e) 图像(c)和(d)的粗配准结果　　(f) 对图像(a)和(b)精配准并
融合后结果

图 7.10　眼底图像配准的结果

7.5　基于特征的配准方法

　　基于特征的配准方法是采用提取后的图像特征,而不是直接采用图像灰度进行相关运算。因此,它确定最优空间变换参数的标准是使从基准图像和目标图像中所提取的特征之间距离最小,或者相似度最高。这些特征既可以是外部的,如人工放置的基准标志点(fiducial markers),也可以是从图像计算所获得的内部特征。一般来说,在选择图像特征时,要考虑不同传感器图像的共性特征,常用的特征包括闭合区域[6,7]、边缘[8]和特征点[9]等。这类方法的优点是能够处理两幅图像间存在较大未对准(mis-alignment)情况,并且由于参与运算的特征数远远小于图像的像素,故基于特征的配准方法计算速度快。对于大多数这类方法而言,其能否成功依赖于两方面条件:其一,能否稳健地提取图像中的特征;其二,能否在两幅图像的特征之间建立可靠的对应关系。

　　Dai 等人[6]提出的区域配准算法是在边缘封闭区域上进行。他们提出了一种改进的 LOG(Laplacian of Gaussian)算子来提取边缘,然后将 7 个不变矩与改进的链码表示方法相结合,在两幅图像中寻找匹配的区域对,这种方法需要在两幅图像中至少找到 3 个能互相匹配的区域,然后利用这些匹配区域所形成的方程组来估计空间变换矩阵参数解。

Flusser 和 Suk[7] 利用仿射矩不变量(affine moment invariants, AMI) 配准 SPOT 和 Landsat TM 图像。他们采用的图像间的几何变换是仿射变换。在配准时,首先采用 Sobel 算子对图像进行边缘提取,然后在边缘图像上搜寻封闭边界区域,并对这些区域计算它们的 1 到 4 阶仿射矩不变量 $I_1 \sim I_4$。对一幅图像中的某区域 A 利用求得的仿射矩不变量来寻找另一幅图像中与之最匹配的区域 B。用匹配最好的 3 对区域的质心来估计仿射变换的 6 个参数。实施此算法的前提是能够在待配准的两幅图像中分别找到至少 3 个可靠的匹配区域。

Hsieh 等人[10] 提出的边缘配准算法所采用的空间变换模型是平移—变比—旋转模型,即式(7.7)中的保形变换。首先通过计算"角度直方图(angle histogram)"来估计旋转量,然后利用相关匹配测度在两幅图像中找匹配点对,利用这些匹配点对来计算平移和变比量。该方法只能处理不超过 10% 的比例变化。由于采用了相关匹配测度作为相似性度量,该方法不能用于多传感器图像的配准。基于相同的原因,文献[11]和文献[12]的方法也不适用于多传感器图像的配准。

Yang 等人[13] 首先在图像中提取角点,并利用这些角点在两幅图像中分别构成一个凸壳(convex hull)。然后,在两幅图像的凸壳顶点之间建立对应关系,利用这种对应关系求解仿射变换。该方法能够在一定程度上解决部分遮挡和冗余特征问题,但却依赖于角点检测算法的准确性。在每幅图像中,至少需要 4 个角点来形成凸壳的连续顶点。

Yang 和 Cohen 等人[9] 提出了一种利用仿射不变量(affine invariants)和交叉加权矩仿射不变量(cross-weighted moment affine invariants)来匹配角点的基于特征点的图像配准算法。该方法虽然无须在两幅图像的角点之间建立对应关系,但是角点的提取对噪声仍比较敏感。

在文献[14]中,特征匹配点对和空间变换模型的参数值可同时确定。该方法的优点在于能够在特征点对中建立可靠的对应关系,缺点是仅限于平移—变比—旋转模型。

在近年的一些文献中,基于特征的图像配准方法有这样一种趋势,即绕开前面提到的第二个条件,也就是说没有必要在两幅图像的特征之间建立对应关系。Shekhar 等人[15] 提出了一种多特征图像配准方法,该方法使用的特征主要是特征点和直线段。空间变换模型参数值的求解通过在"特征一致性(feature consensus)"函数曲线上寻找峰值来实现。该方法适合于图像中存在多个人造目标(例如建筑物等)的情况,因为这时可以比较容易提取到所需的特征点和直线段。

在无须建立特征对应关系的一类方法中,人们最感兴趣的方法是基于 Hausdorff 距离的方法。这类方法对特征冗余和缺失的情况具有很好的鲁棒性。这一特点对多传感器图像配准而言具有特别的意义。因为当多传感器图像配准时,两幅图像中所提取的特征通常并不一致。

无创和微创手术治疗(non-minimally invasive surgery and therapy)由于具有使病人无痛苦、住院时间短等优势,在近年来得到了很大发展,并且在我国也已经广泛进入临床应用。图像导引手术治疗(image-guided surgery and therapy)技术是无创和微创手术治疗中的一项关键技术,特别是如何获得术间图像(intra-interventional image)与术前图像(pre-interventional image)之间的准确变换是该项技术发展所面临的一项最重要的技术挑战。因此,如何利用手术时所实时获取的二维图像,如超声图像或 X 射线成像,将其与术前获得的清晰、高对比度的三维图像,如 CT 图像、磁共振图像等进行配准融合就成为近年来医学图像配准领域的一个研究热点。如图 7.11 所示[16],三维与二维图像配准的目的就是要获得三维术前坐标 S_{pre} 与世界坐标 S_w 之间的变换 T 和三维术间坐标 S_{intra} 与世界坐标 S_w 之间的变换 T_c。

在文献[16]中,Markelj 等人提出了一种基于梯度的三维 CT 或磁共振图像与二维的 X 射线图像的配准方法。该方法较好地综合了基于梯度和基于重建方法的优点。他们的配准方法主要由以下三个步骤组成:

(1)梯度场计算。首先假定在二维 X 射线图像中的强灰度梯度对应于三维 CT 或磁共振图像解剖结构的明显的边界(distinctive boundaries)。其次,从术前的三维图像中提取 I 个点的强的灰度梯度 $u(p_i)(i=1,2,\cdots,I)$,通常它们代表了解剖结构的边界和表面在该点所对应的表面法线向量。然后,从术间所获得的二维图像中计算二维的法线向量 $v^{2D}(p_i^{2D})(i=1,2,\cdots,I)$,并将其反投影到三维空间重建近似的三维梯度

$$v(p) = \sum_{j=1}^{J} \frac{(n_j \times v^{2D}(p_i^{2D})) \times e_j(p)}{n_j \cdot e_j(p)} \cdot \frac{|p_j^{2D} - s_j|}{|p - s_j|} \qquad (7.13)$$

式中,p 是一个三维空间位置,S_j 是第 j 帧二维 X 射线图像中的位置,p_i^{2D} 是 p 点在第 j 帧二维 X 射线图像中的投影,n_j 是第 j 帧二维 X 射线图像的单位法线向量,$e_j(p)$ 是定义 p 点投影到第 j 帧二维 X 射线图像的单位向量。

(2)梯度对应最大化。梯度集合 $u(p_i)$ 与 $v(p)$ 的配准是通过对于 $u(p_i)$ 应用变换 T,并且最大化梯度场 $v(p)$ 来实现。它所采用的梯度匹配准则函数(gradient-matching criterion function,CF)为

$$CF(T, u(p_i), v(p)) = \frac{\sum_{i=1}^{I} |T \cdot u(p_i)| \cdot |v(T \cdot p_i)| \cdot f(\alpha_i)}{\sum_{i=1}^{I} |T \cdot u(p_i)| \cdot \sum_{i=1}^{I} |v(T \cdot p_i)|} \qquad (7.14)$$

106

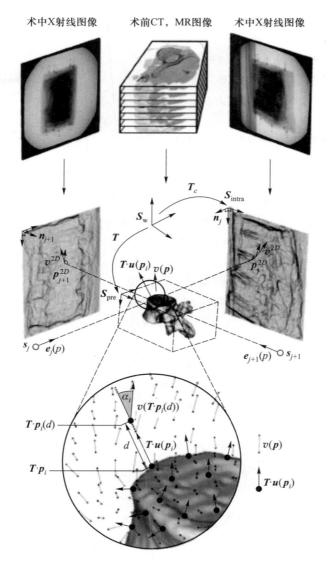

術中X射線圖像　　術前CT，MR圖像　　術中X射線圖像

図 7.11　術前、術中与世界坐標系之間關系

式中，$T \cdot u(p_i)$ 代表剛性變換 T 對於梯度集 $u(p_i)$ 的變換，$v(T \cdot p_i)$ 表示 $u(p_i)$ 在對應點 $T \cdot p_i$ 的變換梯度 $T \cdot u(p_i)$ 的重建梯度，角度加權函數 $f(\alpha_i)$ 是對於對應向量 $T \cdot u(p_i)$ 与 $v(T \cdot p_i)$ 之間角度差 α_i 的罰函數，定義為

$$f(\alpha_i) = \begin{cases} \cos^n(\alpha_i - m \cdot 180°) & |\alpha_i - m \cdot 180°| < 90° \\ 0 & 其他 \end{cases} \quad (7.15)$$

（3）基於梯度重建的配額准。優化式（7.14）中的相關函數就產生了基於

梯度重建的配准方法,其算法实现框图如图 7.12 所示。

文献[17]中针对术间二维超声图像与术前三维 CT、磁共振图像的配准问题提出了一种基于粗-精匹配的快速配准方法。它由以下步骤组成:

(1)三维超声图像重建。利用动态二维图像序列,根据超声探头的跟踪位置与取向信息,可以完成对于心脏进行近似的重建。

(2)三维超声图像与三维 CT、磁共振图像的配准。在第一步的三维超声图像重建完成以后,通过商用软件 OCCIViewer 分别对于三维超声图像和三维的 CT、磁共振图像进行观察,并人工确定这两个三维图像之间的平移与角度旋转,完成它们之间的粗匹配。然后通过采用梯度下降法进行互信息最大化,实现两幅三维图像之间的精配准。

(3)实时二维超声图像与三维 CT、磁共振图像之间的配准。利用实时超声图像成像过程时探头的空间位置信息和记录的心电信

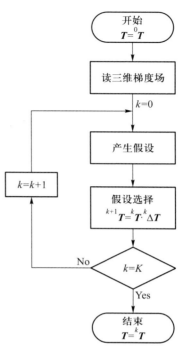

图 7.12 基于梯度重建的
配准方法算法实现框图

号,可以大致确定该二维超声图像在三维 CT、磁共振图像的位置。以此位置为初始位置,再利用梯度下降法进行互信息最大化,实现二维超声图像与三维 CT、磁共振图像之间的精配准。

7.6 点映射的配准方法

一、控制点(control point)法

控制点也称之为基准标志点,通常是由人工在基准图像和目标图像上选择的具有唯一性的特殊点。以二维图像配准为例,设控制点序列为 $\{(x_{ti}, y_{ti}), (x_{ri}, y_{ri}); i = 1, 2, \cdots, I\}$,其中 $\{(x_{ti}, y_{ti}), (x_{ri}, y_{ri})\}$ 分别表示在基准图像和目标图像上第 i 个控制点对应的坐标。假设它们之间满足式(7.4)的线性方程,则有

$$\begin{bmatrix} x_{ri} \\ y_{ri} \end{bmatrix} = \begin{bmatrix} \cos\theta & -\sin\theta \\ \sin\theta & \cos\theta \end{bmatrix} \begin{bmatrix} x_{ti} \\ y_{ti} \end{bmatrix} + \begin{bmatrix} \Delta x \\ \Delta y \end{bmatrix} \quad i = 1, 2, \cdots, I \quad (7.16)$$

共 2 个线性方程。对于仿射变换而言,如果给出的控制点的个数大于等于 3,则可以通过最小二乘法来得到唯一的空间变换矩阵参数。在参数优化过程中,除了前面介绍过的穷举搜索法以外,也可以采用最陡下降法、模拟退火法、遗传算法等不同的优化方法。

二、迭代近邻法(iterative closest point method)

迭代近邻法是 1992 年由 Besl 和 McKay 在文献[18]中提出的一种在同一坐标系下配准两个给定的三维点集的方法,也是目前应用最为广泛的一种基于控制点的图像配准方法。该算法无须知道控制点之间的对应关系,通过迭代方式完成点集的配准。每次迭代都选择最近邻点作为对应点,并且计算变换矩阵,即旋转矩阵 R 和平移向量 T,并最小化以下误差

$$E(R, T) = \sum_{i=1}^{N_m} \sum_{j=1}^{N_d} w_{i,j} \| M_i - (RD_j + T) \|^2 \quad (7.17)$$

式中,N_m、N_d 分别表示模型 M 和待配准数据 D 的空间点数,$w_{i,j}$ 为模型点集 M_i 与数据集点集 D_j 为匹配点对时的加权系数,它的赋值按照以下准则进行

$$w_{i,j} = \begin{cases} 1 & \text{如果是 } M_i \text{ 是 } D_j \text{ 的最近邻点} \\ 0 & \text{其他} \end{cases} \quad (7.18)$$

ICP 算法的主要步骤包括:

(1)根据模型点集 M 中的点集坐标 M_i,在数据集 D 上搜索相应的最近点点集 D_j。

(2)计算两个点集 M_i 和 D_j 的几何中心位置坐标,并进行点集中心化处理,生成新的点集集合 D_j'。

(3)由新的点集 D_j' 计算正定矩阵 N,并计算 N 的最大特征值及其最大特征向量。

(4)由于最大特征向量等价于残差平方和最小时的旋转四元数,将四元数转换为旋转矩阵 R。

(5)在旋转矩阵 R 确定以后,平移向量 T 仅仅是两个点集的几何中心的差异,故可以通过两个坐标系中的中心点和旋转矩阵确定。

(6)根据式(7.7),由点集 M_i 计算变换后的点集($RM_i + T$)。通过式(7.17)计算 M_i 与($RM_i + T$)距离的平方和值作为配准误差,以连续两次距离平方和之差的绝对值作为迭代判断数值。

(7)当误差小于给定的门限值时,ICP 配准算法就停止迭代,否则重复步骤(1)至(6),直到满足条件后停止迭代。

三、基于 Harris 角点特征的多传感器图像自动配准方法

（1）配准方法总体框图与实现步骤

在文献[19]中，李玲玲提出了一种基于点映射的图像配准方法，她选用 Harris 角点作为配准用图像特征。其算法的总体框图如图 7.13 所示。主要算法步骤如下。

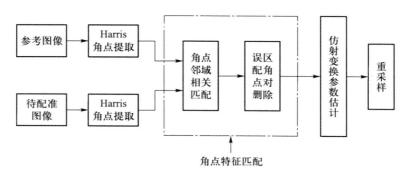

图 7.13　基于 Harris 角点特征的图像配准算法总体框图

① 角点提取。分别提取参考图像和待配准图像的 Harris 角点作为配准用特征点集。

② 角点匹配。通过角点邻域的相关匹配，初步建立参考图像和待配准图像角点特征之间的一一对应关系，然后利用马氏距离仿射变换不变性删除误匹配角点对。

③ 变换参数估计。在建立图像角点特征间的对应关系后，便可计算由待配准图像到参考图像映射函数（转换函数）的参数值。

④ 重采样。以映射函数变换待配准图像，非整数坐标处的图像值以适当的内插技术估计出来。

（2）角点匹配

角点匹配是整个配准过程的关键。文献[19]首先采用角点邻域相关匹配初步建立角点对应关系，然后利用马氏距离仿射变换不变性删除误匹配角点对。

① 角点邻域相关匹配

步骤 1：分别计算待配准图像中以其每一个角点为中心的邻域与参考图像中以其每一个角点为中心的相同大小邻域的互相关系数。

假定待配准图像和参考图像分别为 I_1 和 I_2，分别提取出 Nsp_1 和 Nsp_2 两个候选点。计算待配准图像与参考图像中的每个角点邻域间的互相关系数，构成（$Nsp_1 \times Nsp_2$）大小的矩阵，即

for i = 1 to Nsp₁

    for j = 1 to Nsp₂

        计算待配准图像候选点集中第 i 个角点和参考图像候选点集中第 j 个角点的邻域互相关系数 $Cor(i,j)$；

    end

    end

为了降低图像亮度和对比度在匹配中的影响,可以采用归一化互相关系数。假定 X_1(坐标为 (x_1,y_1))、X_2(坐标为 (x_2,y_2))分别是待配准图像 I_1 与参考图像 I_2 中任意两个角点,则以 X_1、X_2 为中心、窗口大小为 $W_s = (2n+1) \times (2n+1)$ 的两图像相关窗的归一化互相关系数 Cor 定义如下

$$Cor(X_1,X_2) = \frac{cov(X_1,X_2)}{std(X_1) \times std(X_2)} \qquad (7.19)$$

式中,std 和 cov 分别表示图像的标准差和互相关函数

$$std(X) = \sqrt{\frac{\sum_{i=-n}^{n} \sum_{j=-n}^{n} [I(x+i,y+j) - M(X)]^2}{W_s}} \qquad (7.20)$$

$$cov(X_1,X_2) = \frac{\sum_{i=-n}^{n} \sum_{j=-n}^{n} [I_1(x_1+i,y_1+j) - M(X_1)][I_2(x_2+i,y_2+j) - M(X_2)]}{W_s}$$

$$(7.21)$$

式(7.20)中的 $M(X)$ 表示图像(它可以是待配准图像 I_1 或参考图像 I_2)中,以点 $X = (x,y)$(它可以是待配准图像 I_1 中的角点 X_1 或参考图像 I_2 中的角点 X_2)为中心的相关窗的均值,即相关窗内像素的灰度平均值

$$M(X) = \frac{\sum_{i=-n}^{n} \sum_{j=-n}^{n} I(x+i,y+j)}{W_s} \qquad (7.22)$$

步骤 2:找出角点邻域归一化互相关系数绝对值大于门限值 th_0 的点对(由于不同类型传感器图像的差异较大,所以算法中门限值 th_0 的设定不是很大,一般取 0.5)。为了进一步减少计算量,把这些点对按互相关系数绝对值从大到小排序,取排在最前面的 20 个点对定为初步匹配的角点对(仿射变换参数的求解只需要 3 对正确的点对即可,考虑到可能有不正确匹配的点对,所以此处结合经验取 20 对点对)。

② 马氏距离仿射变换不变性删除误匹配角点对

在角点邻域相关匹配的步骤 1 中所建立的初步匹配角点对中可能存在误匹配角点对,这些误匹配点对的存在极大地影响配准仿射变换参数的求取,使配准

结果出现偏差,因此必须删除这些误匹配点对。这里,文献[19]利用马氏距离仿射变换具有不变性来删除误匹配角点对。

马氏距离是印度统计学家 Mahalanobis 提出来的。对于由 n 个点构成的样本空间 $\boldsymbol{X} = \{(x_1, y_1)^t, \cdots, (x_n, y_n)^t\}$(上标 t 表示转置),其中任意一样本点 $x_i = (x_i, y_i)^t$ 到样本均值 $\mu = (\mu_x, \mu_y)^t$ 的马氏距离为

$$Md_{(i)} = \sqrt{(x_i - \mu) \boldsymbol{C}^{-1} (x_i - \mu)^t} \qquad (7.23)$$

式中,$\boldsymbol{C}$ 表示协方差矩阵;$\boldsymbol{C}^{-1}$ 表示 $\boldsymbol{C}$ 的逆矩阵。样本均值 μ 和协方差矩阵 $\boldsymbol{C}$ 分别定义为

$$\mu = [\mu_x, \mu_y]^t = \left[\sum_{i=1}^{n} x_i, \sum_{i=1}^{n} y_i \right]^t \bigg/ n \qquad (7.24)$$

$$\boldsymbol{C} = \left[\sum_{i=1}^{n} \binom{x_i - \mu_x}{y_i - \mu_y} (x_i - \mu_x, y_i - \mu_y) \right] \bigg/ n \qquad (7.25)$$

假定待配准图像 I_1 和参考图像 I_2 之间满足仿射变换关系,$\boldsymbol{X}_1 = \{(x_{11}, y_{11})^t, \cdots, (x_{1m}, y_{1m})^t\}$ 与 $\boldsymbol{X}_2 = \{(x_{21}, y_{21})^t, \cdots, (x_{2m}, y_{2m})^t\}$ 分别为两图像间的一组对应点对,根据式(7.23)分别计算出 $\boldsymbol{X}_1$ 和 $\boldsymbol{X}_2$ 对应的马氏距离 $Md_1 = \{Md_{1(1)}, \cdots, Md_{1(m)}\}$ 和 $Md_2 = \{Md_{2(1)}, \cdots, Md_{2(m)}\}$。

n 个统计量 $x_1, \cdots, x_n$ 的方差计算公式为

$$S_n^2 = \frac{(x_1^2 + x_2^2 + \cdots + x_n^2) - n \bar{x}^2}{n} \qquad (7.26)$$

其中均值 $\bar{x} = (x_1 + x_2 + \cdots + x_n)/n$。当 $n = 2$ 时,公式(7.26)改写为

$$S_2^2 = \frac{(x_1^2 + x_2^2) - 2 \times [(x_1 + x_2)/2]^2}{2} = \frac{(x_1 - x_2)^2}{4} \qquad (7.27)$$

由式(7.27),定义待配准图像 I_1 和参考图像 I_2 间的一组对应点对 $\boldsymbol{X}_1 = \{(x_{11}, y_{11})^t, \cdots, (x_{1m}, y_{1m})^t\}$ 与 $\boldsymbol{X}_2 = \{(x_{21}, y_{21})^t, \cdots, (x_{2m}, y_{2m})^t\}$ 之间的马氏距离方差和 $Square$ 为

$$Square = \frac{\sum_{i=1}^{m} (Md_{1(i)} - Md_{2(i)})^2}{4} \qquad (7.28)$$

根据 Mahalanobis 距离的仿射变换不变性,有 $Md_1 = Md_2$,$Square = 0$。实际应用中,可以认为当一组对应点对间的标准差 $Square$ 很小时,这组点对具有仿射变换不变性。

由此,利用马氏距离的仿射变换不变性删除误匹配角点对的步骤如下:

① 设定马氏距离方差和的门限值 th_1(th_1 是一个接近 0 的数值,实验结果

表明识别结果对它的取值不敏感,在我们实验中取 $th_1 = 0.002$)。在初步匹配的 20 个角点对中,任取 4 个点对作为一组,根据式(7.23)分别计算出此组 4 个点对的马氏距离 $Md_1 = \{Md_{1(1)}, \cdots, Md_{1(4)}\}$ 和 $Md_2 = \{Md_{2(1)}, \cdots, Md_{2(4)}\}$,按式(7.28)计算出对应马氏距离方差和 $Square(m = 4)$,保留所有 $Square$ 小于 th_1 的一组点对。

② 在保留的点对中,对点对出现次数进行投票,舍去票数为 0 的点对,将剩下的点对按票数从大到小排序,将票数最多的前 4 个点对作为基础点对集,剩余点对记录在扩充点对集中。

③ 设定门限值 th_2(th_2 是接近 0 的数值,识别结果对它的取值不敏感,在我们实验中取 $th_2 = 0.005$)。将扩充点对集中的任一点对加入基础点对集中,计算扩充后的基础点对集的马氏距离方差和 $Square(m$ 等于基础点对个数加 1)。选出使 $Square$ 最小且 $Square$ 不大于 th_2 的点对扩充到基础点对集中。依此方法继续扩充基础点对集,最后无法再扩充的基础点对集即为我们所求的最终的匹配角点集。

(3) 仿射变换参数估计

两幅图像中匹配的特征点对(至少三对)确定之后,就可以用最小二乘法(LSM)拟合出仿射变换的六个最佳参数解。

假设在参考图像中一共选取了 $(x'_1, y'_1), (x'_2, y'_2), \cdots, (x'_n, y'_n)$ 共 $n(n \geq 3)$ 个控制点,在待配准图像中与它们对应的点分别是 $(x_1, y_1), (x_2, y_2), \cdots, (x_n, y_n)$。如果用 $\boldsymbol{P}$ 来代表矩阵

$$\begin{bmatrix} x_1 & y_1 & 1 \\ x_2 & y_2 & 1 \\ \vdots & \vdots & \vdots \\ x_n & y_n & 1 \end{bmatrix}$$

那么仿射变换 6 个参数的最小二乘解为

$$\begin{bmatrix} a_{00} \\ a_{01} \\ t_x \end{bmatrix} = \boldsymbol{P}^+ [x'_1, x'_2, \cdots, x'_n]^{\mathrm{T}} \quad \begin{bmatrix} a_{10} \\ a_{11} \\ t_y \end{bmatrix} = \boldsymbol{P}^+ [y'_1, y'_2, \cdots, y'_n]^{\mathrm{T}} \tag{7.29}$$

式中,$\boldsymbol{P}^+$ 是 $\boldsymbol{P}$ 的 Moore-Penrose 广义逆矩阵。[20]

(4) 重采样

确定了变换参数之后,需要对配准图像进行重采样,以便得到同一坐标系下的待配准图像和参考图像。重采样方法有直接法和间接法两种,如图 7.14 所示。

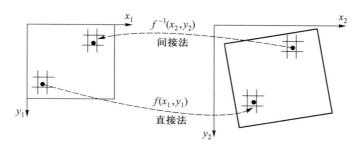

图 7.14　直接法和间接法重采样示意图

　　所谓直接法重采样是从原始图像上的像素点坐标出发,求出配准后图像上对应的像素点坐标,然后将原始图像上像素点的灰度值赋给配准后图像上对应的像素点;间接法重采样是指从配准后图像上像素点坐标出发,求出原始图像上对应的像素点坐标,然后将原始图像上像素点的灰度值赋给配准后图像上对应的像素点。由于计算机中图像是用栅格离散化表示的,如果用直接法重采样,没有办法保证原始图像上的输入像素正好能映射到配准后图像上的输出像素,所以在配准中多用间接重采样法(文献[19]也是采用的间接重采样法)。也就是说从配准后图像上的输出像素出发,找到原始图像上对应的位置(该位置不一定正好处在数字图像栅格点上),然后利用原始图像上该对应位置周围像素点的灰度值,通过插值方法求出该位置的灰度值,最后将求得的灰度值赋给配准后图像上的输入像素点。

　　常用的插值方法有最近邻法、双线性插值法和立方卷积插值法。三种方法中的插值精度从低到高依次为:最近邻法、双线性插值法和立方卷积插值法,而运算速度则正好相反。折中考虑以上两个因素,文献[19]采用双线性插值法。

7.7　基于互信息的配准方法

一、互信息的定义

　　互信息(mutual information)是信息论里一种有用的信息度量,它是指两个事件集合之间的相关性,因此,互信息常常被用来作为描述两个图像之间相似性的一个重要度量。互信息有不同的定义方式,其中主要包括:

　　(1) 互信息是两个相关事件中一个事件已知条件下,另外一个事件所包含的信息熵

$$I(A,B)=H(A)-H(B/A)=H(B)-H(A/B) \qquad (7.30)$$

式中,$I(A,B)$表示事件 A 和事件 B 之间的互信息;$H(A)$、$H(B)$ 分别表示事件 A

和事件 B 所对应的信息熵;$H(B/A)$、$H(A/B)$ 分别表示在事件 A 已知的条件下事件 B 的条件熵和事件 B 已知条件下事件 A 的条件熵。

（2）互信息等于事件 A 和事件 B 的信息熵之和减去它们的联合熵

$$I(A,B) = H(A) + H(B) - H(A,B) \tag{7.31}$$

式中,$H(A,B)$ 表示事件 A 和事件 B 的联合熵,它的计算公式为

$$H(A,B) = \sum_x \sum_y p(x,y) \lg p(x,y) \tag{7.32}$$

这里 $p(x,y)$ 代表 (x,y) 同时发生时的概率。

从式（7.31）中可以看出,采用此定义,则最大化信息熵就等价于最小化联合熵 $H(A,B)$。互信息与联合熵的区别在于在互信息中包含了单个事件的信息熵。

（3）基于 Kullback-Leibler 距离的互信息定义

$$I(A,B) = \sum_a \sum_b p(a,b) \lg \frac{p(a,b)}{p(a)p(b)} \tag{7.33}$$

除式（7.30）、式（7.31）、式（7.33）所给出的三个常用的互信息定义以外,人们还经常使用以下两种归一化互信息定义。

（1）归一化互信息

$$NMI(A,B) = \frac{H(A) + H(B)}{H(A,B)} \tag{7.34}$$

（2）熵相关系数

$$ECC(A,B) = 2 - \frac{2}{NMI(A,B)} \tag{7.35}$$

一般来说,基于互信息的图像配准方法具有以下优点:

（1）只依赖于图像本身的信息,不需要对图像进行特征点提取、组织分类等预处理,是一种自动而有效的配准算法。

（2）配准精度高,算法可靠,对于图像中的几何失真、灰度不均匀性及数据的缺失不敏感。

（3）不依赖于成像设备,可用于多模态图像之间的配准。

二、互信息的性质

根据文献[21],互信息的定义具有以下性质。

（1）可交换性:$I(A,B) = I(B,A)$。

（2）自相似性:$I(A,A) = H(A)$。

（3）非负性:$I(A,B) \geq 0$,即当已知事件 B 的发生情况下,事件 A 发生的不确定性不会增加。

（4）独立性:如果事件 A 与事件 B 相互独立,则有 $I(A,B) = 0$。

（5）高斯分布：如果事件 A 与事件 B 均服从同一高斯分布，则 $I(A,B)=-\frac{1}{2}\lg(1-\rho^2)$。

（6）信息熵非负性：$I(A,B) \leqslant H(A)$，$I(A,B) \leqslant H(B)$，即包含其他相关事件的信息熵不会少于它自身的信息熵。

三、基于互信息的图像配准方法

互信息作为图像配准的测度可以追溯到 20 世纪 90 年代。[21] Woods 等在文献[22]和文献[23]中第一次将互信息引入到多模态图像配准中，并提出了以下假设：在基准图像中相似的组织，在目标图像中也会是相似的（尽管灰度值也许不完全相同）。换句话说，理想情况下，同一对应区域内所有点的灰度比值是相同的，或变化很小。这样当这种灰度比值的变化为最小时，图像就是配准的。图 7.15 和图 7.16 分别给出了两种不同情况下图像的互信息显示结果。

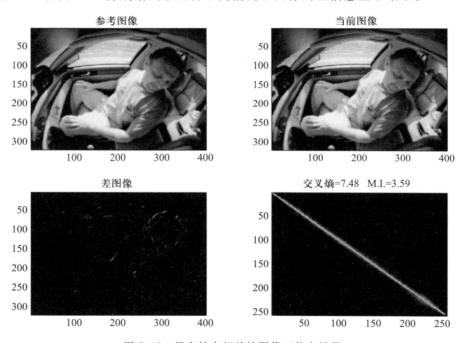

图 7.15　具有较大相关性图像互信息结果

图 7.17 给出了基于互信息图像配准方法的处理流程图。从图中可以看出，基于互信息图像配准方法主要由以下步骤组成：[21]

（1）内插。当点从一个图像坐标变换到另一个图像坐标时，所产生的坐标值不一定是整数，因此无法直接从原有的图像上获得图像灰度值，而必须采用图

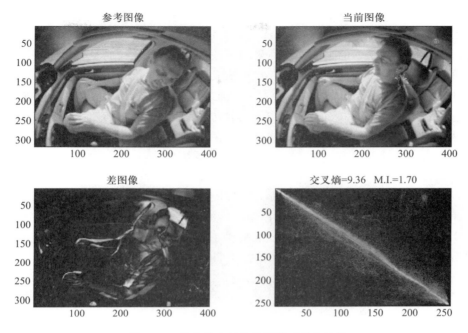

图 7.16　具有较小相关性图像互信息结果

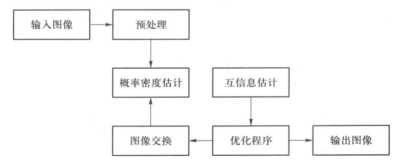

图 7.17　基于互信息图像配准方法的处理流程图

像插值的方法获得映射后点的图像灰度值。

（2）概率分布估计。最直接的方法是计算两幅图像灰度的联合概率分布，可以采用与计算 5.2 节中第二部分所介绍的二维直方图类似的方法。设 a、b 分别表示基准图像和目标图像中的图像灰度，则联合概率可以通过下式来计算

$$p(a,b) = \frac{N_{a,b}}{N^2} \tag{7.36}$$

式中，$N_{a,b}$ 代表所有在基准图像中的灰度值为 a、在基准图像中的灰度值为 b 的对应点对的个数，N^2 表示图像的大小。

117

（3）优化。配准测度（registration measure）通常是一个包含 n 个独立变量的变换矩阵的函数，而对于该函数的优化就可以最终确定变换矩阵所确定的最优空间变化矩阵。不幸的是往往这种函数不是一个单峰函数，而是包含了许多的局部极值。一种常用的优化处理方式是鲍威尔模式（Powell's routine），即逐一地优化变换每一个参数。它不需要计算函数的导数，但是对于局部极值相当敏感。另一种常用的是 Simplex 方法，它也不需要进行函数求导。但是，与鲍威尔模式方法不同，它是同时进行所有参数的优化，存在的主要问题是收敛的速度无法预测。也有人将这两种方法相结合[24]或与其他方法相结合，例如将鲍威尔模式方法与遗传算法相结合。[25]

（4）加速。多分辨率配准是提高图像配准速度的一种重要策略。经过图像下采样，我们可以形成图像分辨率由粗到精的金字塔结构，这样在低分辨率图像对上的配准就为高分辨率图像的配准提供了良好的初值，其不仅减少了搜索的计算量，同时也减少了陷入局部最优点的可能性。

7.8　非刚性医学图像配准

形变模型应用于图像弹性配准是比较前沿的问题，它能够通过精确地配准图像中的解剖结构，帮助医生或相关研究人员跟踪解剖结构不同时间、不同个体之间的相对变化。形变模型用于医学图像配准的方法一般是首先用边缘检测技术提取感兴趣的区域，也就是提取标志点或者二维轮廓线或者三维曲线（三维曲线通常描述脊和拓扑奇异性的微分结构），然后在对应的三维曲线或者二维轮廓线之间应用弹性配准算法，使得"起始"的二维轮廓线或者三维曲线在局部力的作用下迭代地变形到"目标"的二维轮廓线或者三维曲线。

一、非刚性图像配准方法分类

目前已经出现了许多不同的非刚性配准方法，一些新的方法也在不断出现[27]。从概念上讲，非刚性配准方法可以被归为一个优化问题，即通过搜索合适的变换方程，来最小化两个图像的差异而达到配准的目的。可以用以下的公式来描述

$$\arg \max_{T} \{ F[TB(x), A(x), T] \} \tag{7.37}$$

式中，F、T、A、TB 分别为相似性度量、变换、第一幅图像、应用变换 T 的第二幅图像。文献中涉及的不同非刚性配准方法的主要区别在于两个方面：一幅图像变换到另一幅图像允许的变换类型和用于衡量优化变换的相似性度量。很难对这些方法进行准确的分类，因为两个方法可能使用相同的相似性度量而使用不同

118

的变换类型。相反,两个方法也可以使用相同类型的变换但不同的相似性度量。在这里,我们将非刚性配准方法以变换类型分类。

（1）仿射和多项式函数变换

3D 图像的刚性变换需要 6 个自由度,这种刚性变换可以通过引入未知的体素维数或扫描架倾角的方法扩展为 12 个自由度的仿射变换,或者扩展为依赖于高次多项式的变换。Collins 提出了另一种方法[26],即通过结合一系列的局部刚性或仿射变换来计算全局的非刚性变换,这类变换的配准多采用基于图像灰度值的相似性度量,如相关性、互信息等。互信息是一种在图像配准问题中被广泛使用的相似性度量,现在广泛地应用于不同模态图像的刚体配准问题中,在鲁棒性和速度方面与其他有效的方法相比有一定的优势,这个方法也经常用在非刚性问题中。

（2）基于平滑基函数的变换

除了多项式函数,还可以用基函数模拟形变场。基函数包括三角基函数、径向基函数,如薄板样条函数、二次曲面样条函数、高斯函数,也包括紧支集基函数,如 B 样条函数或其他的径向对称紧支集基函数。通常来说,问题的公式表示中还会包括一个平滑项约束来保持变换的正确性。例如,Meyer[27] 用以下的方法使用插值薄板样条。首先,识别出图像中近似的对应点,然后根据特征点的位置对整幅图像用薄板样条插值函数计算非刚性变换,并应用变换到形变的图像中,然后计算形变图像和参考图像之间的相似性度量,最后用优化方法来改变图像中参考点的位置使相似性度量（互信息）达到极大值。Rueckert 等人[28] 的方法不依赖于薄板样条函数,而用建立在规则栅格上的 B 样条函数来模拟形变场,然后通过调整控制点的位置来计算匹配后的形变场。这种方法依然用互信息作为相似性度量。薄板样条方法计算复杂度较高,需要在高维度量空间中（典型的 3D 医学图像配准维数大于 300 000）寻优。

（3）物理模型

文献[29]中提及的弹性配准技术依赖于形变对象的物理模型,并假定对象为弹性实体。通常,图像的形变满足对于弹性各向同性（elastically isotropic）和均质物质（homogeneous substances）的 Navier 方程

$$\mu \nabla^2 u(x) + (\lambda + u) \nabla [\nabla u(x)] + F(x) = 0 \qquad (7.38)$$

式中,$F(x)$ 为分布在物质上造成形变的外力;$u(x)$ 表示由外力造成的位移。当外力和位移的关系满足这个方程时,求得的变换是平滑的,并且能保持形变对象的拓扑关系。对外力 $F(x)$ 有不同的定义方法,如基于灰度相关性的度量、基于轮廓或线段上对应点的度量等。一些学者提出通过松弛同质性假定来适应空间介质的弹性属性,由平滑性的弹性变换限制对象的形变的范围。

（4）光流模型[30]

光流约束方程用于图像序列中两个连续帧间的运动估计。它基于这样的假设，即图像中给定点的灰度值在短时间间隔内是不变的。这个约束可以表示为：$v\nabla I = -I_t$，其中 v 为图像间位置的运动向量，∇I 为图像的灰度梯度，I_t 为图像的时间微分。因为这个方程存在约束，所以用规则化模型来解决这个问题。具体通过计算运动场 T_{12}（图像 1 到图像 2 的变换）、运动场 T_{21}（图像 2 到图像 1 的变换）和分布于两个场的参量 $R = T_{12} \otimes T_{21}$（$\otimes$ 表示合成）来实现，其能够构造出平滑场，避免分离或跨越邻域像素。

（5）基于同源表面的配准

要精确地匹配脑皮层结构是十分困难的。因此，一些小组用相反的方法，利用载体计算中可以识别的同源结构来产生形变。例如，Thompson[31] 通过半自动识别出的表面来进行配准，其中表面包括部分膨胀系统、脑皮层的外边界和一些深槽表面，然后对表面进行参数化，计算表面上每个点的位移向量，最终得到 3D 图像中每个体素的位移向量后，通过插值法来计算表面的位移向量。

二、基于仿射变换模型的图像配准

为了后面的论述方便，首先给出齐次坐标概念的粗略定义和简略说明。齐次坐标系是计算机图形学中广泛采用的坐标系统。齐次坐标是射影几何中的一个概念。在经典的欧氏空间中，无穷远点是没有具体坐标的，因为其坐标值为无穷大，无法用数值来表示。这样，无穷远点便被视作奇点，不能参与运算。而在射影空间中，无穷远点可以用具体坐标来表示，因而可以对其进行数学运算。这样，无穷远点与普通空间点便没有分别，它们变得"相容"了。

在 n 维射影空间 P^n 中，一个点可以表示成为一个 $(n+1)$ 的坐标向量 $(X_1, X_2, \cdots, X_{n+1})^T$，$X_1, X_2, \cdots, X_{n+1}$ 称为这个点的齐次坐标。例如在三维射影空间 P^3 中，一个点可以表示成 $X_p = (X_1, X_2, X_3, X_4)^T$。它对应的欧氏坐标 $X_e = (X, Y, Z)^T$ 与齐次坐标的关系为

$$X = X_1/X_4, Y = X_2/X_4, Z = X_3/X_4$$

X_p 是定义在允许有一个非零的尺度伸缩上的，即如果 X_p 乘以一个非零的尺度因子 λ，那么 λX_p 与 X_p 表示同一个点。通常为了使用方便，我们采用 $X_4 = 1$，这样其余三个齐次坐标 X_1, X_2, X_3 与欧氏坐标 X, Y, Z 是一一对应的关系。

描述三维空间各种变换的归一化的变换矩阵 T 为 4×4 的形式

$$T = \begin{bmatrix} a & b & c & l \\ d & e & f & m \\ g & h & i & n \\ p & q & r & s \end{bmatrix} \qquad (7.39)$$

式中,$[p,q,r]$表示影射变换,而元素s产生整体的比例变换。对于三维刚体仿射变换而言,上面的矩阵中$p=q=r=0,s=1$。

仿射变换由尺度变换、平移变换和旋转变换组合而成。

$$尺度变换:\boldsymbol{T}=\begin{bmatrix} a & 0 & 0 & 0 \\ 0 & e & 0 & 0 \\ 0 & 0 & i & 0 \\ 0 & 0 & 0 & 1 \end{bmatrix}$$

式中,a、e、i分别是沿X、Y、Z的尺度放大因子,顺序对$\boldsymbol{T}$无影响。

$$平移变换:\boldsymbol{T}=\begin{bmatrix} 1 & 0 & 0 & l \\ 0 & 1 & 0 & m \\ 0 & 0 & 1 & n \\ 0 & 0 & 0 & 1 \end{bmatrix}$$

式中,l、m、n分别是沿X、Y、Z的平移因子,顺序对$\boldsymbol{T}$无影响。

$$旋转变换:\boldsymbol{T}=\begin{bmatrix} a & b & c & 0 \\ d & e & f & 0 \\ g & h & i & 0 \\ 0 & 0 & 0 & 1 \end{bmatrix}$$

旋转变换包括绕X、Y、Z三个坐标轴的旋转。

三维仿射变换模型为:

$$\boldsymbol{P}=\boldsymbol{A}\boldsymbol{P}' \tag{7.40}$$

式中,$\boldsymbol{A}=\begin{bmatrix} a_{01} & a_{02} & a_{03} & t_x \\ a_{11} & a_{12} & a_{13} & t_y \\ a_{21} & a_{22} & a_{23} & t_z \\ 0 & 0 & 0 & 1 \end{bmatrix}$,$\boldsymbol{P}$和$\boldsymbol{P}'$分别为两个三维空间中对应的特征点集。

设三维空间上一点p的齐次坐标为$[x,y,z,1]$,则在该仿射变换矩阵$\boldsymbol{A}$下的新齐次坐标为:$[a_{01}x+a_{02}y+a_{03}z+t_x,a_{11}x+a_{12}y+a_{13}z+t_y,a_{21}x+a_{22}y+a_{23}z+t_z,1]$。

二维空间的仿射变换同三维空间的仿射变换类似,只是少一个Z轴的变换,其仿射变换矩阵为

$$\boldsymbol{T}=\begin{bmatrix} \alpha_1 & \alpha_2 & \alpha_0 \\ \beta_1 & \beta_2 & \beta_0 \\ 0 & 0 & 1 \end{bmatrix} \tag{7.41}$$

仿射变换中第一步是确定待匹配的两个数据集中的相匹配的特征点(至少3对)。因为在三维空间中取点,存在着交互比较困难、难以取准的问题。所以采用先在二维空间上配准然后扩展至三维空间的手动配准方法,其算法步骤

如下:

① 手动选择对应切片对。实际获得的磁共振图像和标准图谱都是冠状切片,所以直接选取对应切片比较难。而矢状切片却有比较丰富、明显的解剖结构信息。所以我们首先分别从冠状磁共振图像和标准图谱切片中重建出矢状切片,然后在两张矢状切片中选择对应的切片对,如图 7.18 所示。

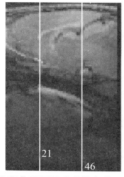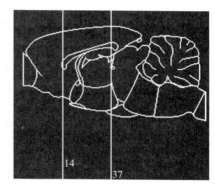

(a) 磁共振图像重建的矢状切片   (b) 标准图谱的矢状切片

图 7.18   磁共振图像和标准图谱的矢状切片及选择好的对应切片对

② 特征点的选择以及二维配准参数的计算。对在①中选择好的两个切片对,分别对其进行仿射变换配准。为叙述方便,仅考虑其中的一个切片对,记为 R_{ij},其中 R_i 表示切片对 R_{ij} 中的磁共振切片,R_j 表示切片对 R_{ij} 中的标准图谱切片。设在 R_i 中一共选取了 $(x_1, y_1), (x_2, y_2), \cdots, (x_n, y_n)$ 共 $n(n \geqslant 3)$ 个特征点,在 R_j 中与它们对应的点分别是 $(x_1', y_1'), (x_2', y_2'), \cdots, (x_n', y_n')$。如果用 $\boldsymbol{P}$ 来代表矩阵

$$\begin{bmatrix} x_1 & y_1 & 1 \\ x_2 & y_2 & 1 \\ \vdots & \vdots & \vdots \\ x_n & y_n & 1 \end{bmatrix}$$

,则式(7.41)中的 6 个仿射变换参数的最小二乘解为

$$\begin{bmatrix} \alpha_1 \\ \alpha_2 \\ \alpha_0 \end{bmatrix} = \boldsymbol{P}^+ \begin{bmatrix} x_1' & x_2' & \cdots & x_n' \end{bmatrix}^{\mathrm{T}}, \quad \begin{bmatrix} \beta_1 \\ \beta_2 \\ \beta_0 \end{bmatrix} = \boldsymbol{P}^+ \begin{bmatrix} y_1' & y_2' & \cdots & y_n' \end{bmatrix}^{\mathrm{T}}$$

式中,$\boldsymbol{P}^+$ 是 $\boldsymbol{P}$ 的 Moore-Penrose 广义逆矩阵。记求出的仿射变换矩阵为 $\boldsymbol{A}_1$,同理求出的另一对切片的仿射变换矩阵记为 $\boldsymbol{A}_2$。其结果如图 7.19 所示。

③ 将二维仿射变换推广至三维空间。在②中求取的仿射变换矩阵是基于二维空间的,要想推广至三维空间,必须考虑 Z 轴的伸缩及平移。设①中选择的两张磁共振切片在以第一张磁共振切片为起始零点的 Z 轴坐标分别为 z_1、z_2,

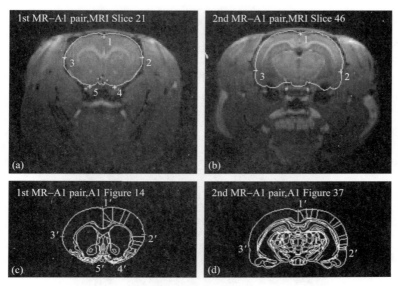

图 7.19 二维仿射变换配准结果示意图:其中(a)、(c)和(b)、(d)分别
为图 7.18 中选择的切片对,图中标小十字叉的点就是被选中的用作仿
射变换的特征点,(a)、(b)图中的轮廓线分别是(c)、(d)中最外轮廓线
通过所求得的仿射变换矩阵进行映射的结果

两张标准图谱在以第一张标准图谱切片为起始零点的 Z 轴坐标分别为 z_1' 和 z_2'。若 $dist=z_1-z_1'+z_2-z_2'>0$,则以磁共振切片的第一张切片为起始零点建立 Z 轴,反之,以标准图谱切片的第一张切片为起始零点建立 Z 轴。Z 轴方向的伸缩为 $sz=\dfrac{z_1'-z_2'}{z_1-z_2}$,位移为 $tz=dist/2\times sz$,Z 轴上任一点 z 处的二维仿射变换矩阵为 $\boldsymbol{A}_z=\dfrac{z_2-z}{z_2-z_1}\times\boldsymbol{A}_1+\dfrac{z-z_1}{z_2-z_1}\times\boldsymbol{A}_2$,则磁共振图像三维数据空间上任一点 $p(x,y,z)$ 经过仿射变换后对应的标准图谱三维数据空间的点 $p'(x',y',z')$ 满足下面的关系

$$\begin{bmatrix} x' \\ y' \\ 1 \end{bmatrix}=\boldsymbol{A}_z\begin{bmatrix} x \\ y \\ 1 \end{bmatrix},z'=sz\times z+tz \tag{7.42}$$

对磁共振三维数据空间上的每一像素点利用式(7.42)进行变换,即可映射至标准图谱三维数据空间,其试验结果如图 7.20 所示。

三、基于 PCA 变换的自动配准

仿射变换中一个重要的步骤就是确定对应角点。角点提取的精度直接决定了图像配准的精度,显然角点的提取又是最困难的一步。实际应用中有时使用

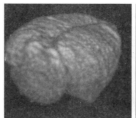

(a) 原始磁共振三维数据

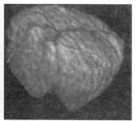

(b) 配准后映射至三维
标准图谱空间后的
磁共振三维数据

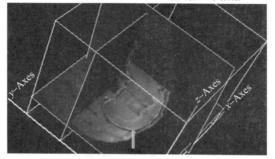

(c) 配准后的磁共振三维数据和标准图谱三维外
轮廓数据镶嵌后的结果,其中箭头所指即为
标准图谱的外轮廓

图 7.20　手动仿射变换配准结果示意图

人工来选择角点,但是当要选择的角点较多时,费时费力且容易出差错。

本小节介绍如何利用 PCA 避开取角点的难题,进而获得三维仿射变换参数,其步骤如下:

(1) 获得图像间的两个特征点集。对图像进行分割,获得外轮廓,利用两个轮廓序列上的所有点分别生成两个特征点集,记轮廓点集分别为 P_M 和 P_A。

(2) 计算点集的主成分。分别对点集 P_M 和 P_A 进行主成分分析,且分别取 P_M 和 P_A 的第一主成分、第二主成分和第三主成分,则从每个点集中分别提取出了 4 个角点,分别记为 $p_{mi}(x_i, y_i, z_i, 1)$ 和 $p_{ai}(x_i, y_i, z_i, 1)$,$i = 1, 2, 3, 4$。

(3) 计算三维仿射变换参数。对(2)中提取的 4 对角点对应用仿射变换,设变换矩阵为 A,即有:$[p_{m1} \quad p_{m2} \quad p_{m3} \quad p_{m4}]^T = A[p_{a1} \quad p_{a2} \quad p_{a3} \quad p_{a4}]^T$,则

$$A = ([p_{a1} \quad p_{a2} \quad p_{a3} \quad p_{a4}]^{-1} [p_{m1} \quad p_{m2} \quad p_{m3} \quad p_{m4}])^T \tag{7.43}$$

利用所求的三维仿射变换矩阵,对磁共振体数据中的每个像素点进行映射,即可映射至标准图谱三维体数据空间。实验结果如图 7.21 所示。

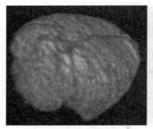
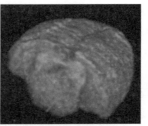

(a) 原始的磁共振大鼠　　　　(b) 使用PCA配准后三维磁
　　 脑三维重建的结果　　　　　　 共振图像映射至三维标
　　　　　　　　　　　　　　　　　 准图谱空间后的结果

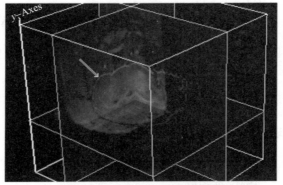

(c) 配准后三维磁共振数据和标准图谱外轮廓镶嵌后的
　　结果,其中箭头所指为标准图谱对应的外轮廓

图 7.21　基于 PCA 的自动配准结果

7.9　基于水平集的非线性配准

给定一个坐标变换 $\boldsymbol{V}$,那么图像 $\boldsymbol{I}_1(\boldsymbol{X})$ 和 $\boldsymbol{I}_2(\boldsymbol{X}')$ 之间就存在一个相应的灰度映射关系,这个灰度映射关系可以通过寻找两组灰度图像之间的水平集的映射来实现。这一思想就是灰度进化模型的主要思想,它可以用一非线性的双曲偏微分方程(PDE)表达。为了寻找坐标变换 $\boldsymbol{V}$,引入了一个独立发展方程,它也是一个非线性的双曲偏微分方程(PDE)。

一、基于水平集的非线性配准方法[32]

如前所述,如果把图像配准问题看成是曲线或表面上的点的进化问题的话,两幅图像的配准就可以直观地认为是要将源图像的灰度函数的水平集变换成目

125

标图像的灰度函数的水平集。因此,给定两组图像 $I_1(X)$ 和 $I_2(X')$,其中 $I_1(X)$ 为源图像,$I_2(X')$ 为目标图像。直观地,可以认为是将 $I_1(X)$ 的水平集沿着法线方向移动,直到它与目标图像 $I_2(X')$ 保持一致,表示为

$$I_t(X,t) = S\|\nabla I(X,t)\|, \text{且} I(X,0) = I_1(X) \tag{7.44}$$

式中,S 表示移动的速度。根据曲线进化原理,我们可以知道,图像将在梯度方向移动水平集。如果源图像移动后与目标图像保持一致,那么进化完成。因此,我们定义速度 S 为

$$S = I_2(X) - I(X,t) \tag{7.45}$$

将公式(7.44)代入公式(7.45),得

$$I_t(X,t) = [I_2(X) - I(X,t)]\|\nabla I(X,t)\|, \text{且} I(X,0) = I_1(X) \tag{7.46}$$

$$V_t = [I_2(X) - I_1(V(X))] \frac{\nabla I_1(V(X))}{\|\nabla I_1(V(X))\|}, \text{且} V(X,0) = 0 \tag{7.47}$$

式中,$V = [u,v,w]^T$ 是 X 的取代向量

$$V(X) = [x-u, y-v, z-w]^T \tag{7.48}$$

二、算法实现

此配准方法主要是基于通过计算两组灰度图像之间的水平集的映射关系,来得到两组图像之间的配准矩阵。

主要的计算过程如下:

(1)得到两组图像的边缘轮廓。

(2)分别计算两组图像的距离图。其中,距离图定义为:三维空间内,轮廓内的非零点到三维边缘轮廓的最短距离即为该点的灰度值。

(3)分别计算两幅图像的极大值,并以标准图像为参考,将配准图像的距离图转换到标准图像距离图的灰度值范围。

(4)循环。比较两组图像之间的距离图,利用水平集理论,得到平移图像,直至两组图像的距离图一致,循环结束。最后得到的平移图像即为待配准图像对应点的平移距离。

图 7.22 显示了线性配准与非线性配准之后单张切片的配准结果,其分别为线性和非线性变换之后,某些切片处 MRI 与 AI 配准的结果。其中,上排四张图片为线性配准之后的结果,下排四张图片为非线性配准之后的结果。可以看出,经线性配准之后,大鼠脑 MR 图像的边缘轮廓与 AI 轮廓已基本吻合,但是细微处仍然存在着偏差,而经非线性配准之后,大鼠脑 MRI 轮廓与 AI 轮廓已经完全重合,达到了很高的配准精度。

图 7.23 显示了线性配准与非线性配准之后 MRI 与 AI 共同显示的三维切割图,左图为线性配准之后 MRI 与 AI 共同显示的三维切割图,它们的边缘轮

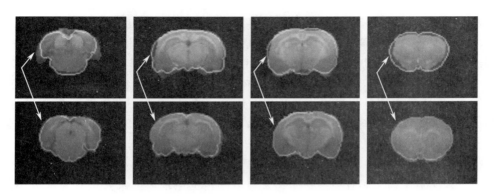

图 7.22　上排四张图片为线性配准之后的结果,下排四张图片为非线性配准
之后的结果,其中白色边缘为 AI 轮廓经变换映射到 MRI 上的轮廓

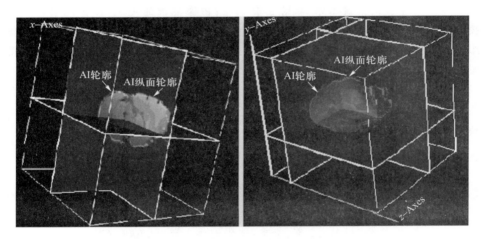

图 7.23　左图为线性配准之后 MRI 与 AI 共同显示的三维切割图,右图为非线性
配准之后 MRI 与 AI 共同显示的三维切割图

廓结合得比较粗糙,但是右图显示的非线性配准之后的 MRI 与 AI 共同显示
的三维切割图,它们的边缘非常紧密地结合在一起,显示出了很高的配准精
度。之所以线性配准后会有如此大的偏差,原因是多样的:大鼠脑轮廓分割的
好坏会直接影响到配准的质量;选用的变换模型制约了配准的精度;大鼠脑
MR 图像与 AI 图像之间原本就存在着非线性的变换等,而非线性配准的使用
恰恰弥补了线性配准因为特征选取以及模型选取所造成的误差,能够很好地
适应本研究的需要。

本 章 小 结

　　本章重点介绍各种常用的图像配准方法。首先,给出图像配准的定义以

及其数学模型,并介绍图像配准的主要应用,讨论配准方法的分类。其次,给出图像配准的主要要素——参考与基准图像、变换模型、相似性度量、优化方法,并重点介绍不同类型的变换矩阵,主要是线性变换矩阵,如刚体变换、保形变换、仿射变换,以及投影变换和全局多项式(样条)变换等,并给出透射变换,讨论透射变换与投影变换的区别与联系。最后,分别介绍几类不同类型的图像配准方法,包括基于区域的配准方法,基于特征的配准方法,点映射的配准方法,基于互信息的配准方法,非刚体的配准方法,包括基于水平集的非线性配准方法等。

本章教学的主要目的是让学生掌握关于图像配准的基本知识与基本方法,从而让学生对于常用的图像配准问题与方法有一个基本的了解,为后续从事图像配准研究与应用奠定基础。

本章需掌握的关键术语、概念主要包括:图像配准的定义,图像配准的数学模型;图像配准的应用,图像配准的分类;图像线性配准;二维、三维刚体变换,保形变换,仿射变换;投影变换,非线性变换;互信息;MAD,MSD,NCC 相似性度量等。

本章学习的难点是要让学生理解什么是仿射变换,它与投影变换之间是什么关系,线性变换与非线性变换之间的主要区别在哪里,以及如何实现图像的非线性配准等。

参 考 文 献

[1] Irani M, Anadan P. All about direct methods[J]. Lecture Notes in Computer Science, 2000, 1883:267-277.

[2] 章毓晋. 图像处理[M]. 2 版. 北京:清华大学出版社,2006:67.

[3] Dana K, Anandan P. Registration of visible and infrared images[J]. Proc. SPIE, 1993, 1957:2-13.

[4] 彭晓明. 多源图像配准与识别方法研究[D]. 武汉:华中科技大学. 2005.

[5] Irani M, Anadan P. Robust multi-sensor image alignment[C]. In:Proceedings of the IEEE International Conference on Computer Vision, 1998:959-966.

[6] Dai X, Khorram S. A feature-based image registration algorithm using improved chain-code representation combined with invariant Moments[C]. IEEE Transactions On Geo-science and Remote Sensing, 1999, 37(5):2351-2362.

[7] Flusser J, Suk T. A moment-based approach to registration of images with affine geometric distortion[C]. IEEE Transactions On Geo-science and Remote Sensing, 1994, 32(2):382-387.

[8] Coiras E, Santamaria J, Miravet C. Segment-based registration techniques for

visual-infrared images[J]. Optical Engineering, 2000, 39(1):282−289.

[9] Yang Z, Cohen F S.Cross-weighted moments and affine invariants for image registration and matching[J]. IEEE Transactions On Pattern Analysis and Machine Intelligence, 1999, 21(8):804−814.

[10] Hsieh J W, Liao H Y M, Fan K C, et al.Image registration using a new edge based approach[J]. Computer Vision and Image Understanding, 1997, 67 (2):112−130.

[11] Zheng Q, Chellappa R.A computational vision approach to image registration [J]. IEEE Transactions On Image Processing, 1993, 2(3):3132.

[12] Li H H, Zhou Y T.Automatic visual/IR image registration.Optical Engineering [J], 1996, 35(2):391−400.

[13] Yang Z, Cohen F S. Image registration and object recognition using affine invariants and convex hulls[J]. IEEE Transactions On Image Processing, 1999, 8(7):934−946.

[14] Chang S H, Cheng F H, Hsu W H, et al.Fast algorithm for point pattern matching:invariant to translation, rotations and scale changes[J]. Pattern Recognition, 1997, 30(2):311−320.

[15] Shekhar C, Govindu V, Chellappa R.Multisensor image registration by feature consensus[J]. Pattern Recognition, 1999, 32(1):39−52.

[16] Markelj P, Tomazevic D, Pernus F, et al.Robust gradient-based 3−D/2−D registration of CT and MR to X-ray images[J]. IEEE Trans.on Medical Imaging, 2008, 27(12):1704−1713.

[17] Huang X, Moore J, Guiraudon G, et al.Dynamic 2D ultrasound and 3D CT image registration of the beating heart[J]. IEEE Trans.on Medical Imaging, 2009, 28(8):1179−1189.

[18] Besl P,McKay N.A method for registration of 3−D Shapes[J]. IEEE Transactions on Pattern Analysis and Machine Intelligence (PAMI), 1992, 14(2): 239−256.

[19] 李玲玲.像素级图像融合方法研究与应用[D]. 武汉:华中科技大学,2005.

[20] 余鄂西.矩阵论[M].2 版.北京:高等教育出版社, 1995:224−244.

[21] Pluim J P W, Maintz J B A, Viergever M A.Mutual information based registration of medical images:a survey[J]. IEEE Trans.on Medical Imaging, 2003, 22(8):986−1004.

[22] Woods R P, Cherry S R, Mazziotta J C.Rapid automated algorithm for aligning and reslicing PET images[J]. Journal of Computer Assisted Tomography,

1992, 16(4):620−633.

[23] Woods R P, Mazziotta J C, Cherry S R.MRI-PET registration with automated algorithm[J].Journal of Computer Assisted Tomography, 1993, 17(4): 536−546.

[24] Plattard D, Soret M, Troccaz J, et al.Patient set-up using portal images:2D/2D image registration using mutual information[J].Computer Aided Surgery, 2000,5(4):246−262.

[25] Kagadis G C, Delibasis K K, Matsopoulos G K, et al.A comparative study of surface and volume-based techniques for the automatic registration between CT and SPECT brain images[J].Medical Physics, 2002, 29(2):201−213.

[26] Collins D L, Neelin P, Peters T M, et al.Automatic 3D intersubject registration of MR volumetric data in standardized Talairach space[J].Journal of computer assisted tomography, 1994, 8(2):192.

[27] Kim B, Boes J L, Bland P H, et al.Motion correction in fMRI via registration of individual slices into an anatomical volume[J].Magnetic resonance in medicine, 1999, 41(5):964−972.

[28] Rueckert D, Sonoda L I, Hayes C, et al.Nonrigid registration using free-form deformations:application tobreast MR images[J].IEEE Transactions on Medical Imaging, 1999.18(8):712−721.

[29] Gee J C, Reivich M, Bajcsy R.Elastically deforming a three-dimensional atlas to match anatomical brain images[J].J.Comput.Assist.Tomogr, 1993, 17(2): 225−236.

[30] Lefébure M, Cohen L D.Image registration, optical flow and local rigidity[J]. Journal of Mathematical Imaging and Vision, 2001, 14(2):131−147.

[31] Thompson P M, Woods R P, Mega M S, et al.Mathematical/computational challenges in creating deformable and probabilistic atlases of the human brain [J].Human Brain Mapping, 2000, 9(2):81−92.

[32] Vemuri B C, Ye J, Chen Y, et al.A level-set based approach to image registration[J].Proceedings of the IEEE Workshop on Mathematical Methods in Biomedical Image Analysis, 2000.

习　　题

7.1　从数学和物理意义两个方面论述投影变换与透视变换的相同点和不同点。

7.2　设已知 N 个控制点对(这里 N 大于等于6),推导出采用最小二乘方法估计仿射变换参数的具体计算公式。

7.3 设 $A = \{(1,3),(4,6),(6,7)\}, B = \{(3,3),(5,1),(9,6)\}$,计算 A,B 之间的 Hausdorff 距离。

7.4 试述联合熵与互信息的相同点和不同点。

7.5 编写 ICP 算法实现程序,并以一幅 CT 图像为例通过实验说明该算法存在的主要问题。

7.6 理解非刚性医学图像配准的特点,掌握基本的配准方法。

第八章

数学形态学

8.1　简介

数学形态学具有一套完整的理论、方法及算法体系,是一种非线性图像处理的分析方法,是法国和德国的科学家在研究岩石结构时建立的一门学科。它摒弃了传统的数值建模及分析的观点,从集合的角度来刻画和分析图像。[1,2]它有几个突出的特点:

(1) 形态学图像处理的数学基础和语言是集合论。

(2) 形态学运算由集合运算(如并、交、补等)来定义。

(3) 图像都必须以合理的方式转换为集合进行处理。

(4) 输出图像中每一点的值和输入图像当前点的值以及它的邻点的值有关。

它在图像处理中的应用主要是:

(1) 利用形态学的基本运算,对图像进行观察和处理,从而达到改善图像质量的目的。

(2) 描述和定义图像的各种几何参数和特征,如面积、周长、连通度、颗粒度、骨架和方向性。

(3) 定义与实现图像的开闭等运算。

8.2　一些基本定义

(1) 元素

设有一幅图像 X,若点 a 在 X 的区域以内,则称 a 为 X 的元素,记作 $a \in X$,如图 8.1 所示。

(2) B 包含于 X(included in)

设有两幅图像 B、X。对于 B 中所有的元素 a_i,都有 $a_i \in X$,则称 B 包含于 X,记作 $B \subset X$,如图 8.2 所示。

(3) B 击中 X(hit)

设有两幅图像 B、X。若存在这样一个点,它既是 B 的元素,又是 X 的元素,则称 B 击中 X,记作 $B \uparrow X$,如图 8.3 所示。

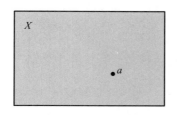

图 8.1 元素的示意图

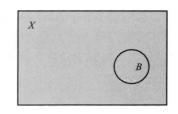

图 8.2 包含的示意图

（4）B 击不中 X(miss)

设有两幅图像 B、X。若不存在任何一个点,它既是 B 的元素,又是 X 的元素,即 B 和 X 的交集是空,则称 B 击不中 X,记作 $B \cap X = \phi$,其中 $\cap$ 是集合运算相交的符号,ϕ 表示空集。如图 8.4 所示。

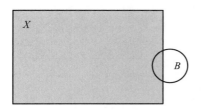

图 8.3 击中的示意图

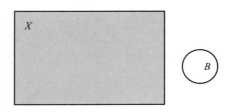

图 8.4 击不中的示意图

（5）补集

设有一幅图像 X,所有 X 区域以外的点构成的集合称为 X 的补集,记作 X^c。如果 $B \cap X = \phi$,则 B 在 X 的补集内,即 $B \subset X^c$,如图 8.5 所示。

（6）对称集

设有一幅图像 B,将 B 中所有元素的坐标取反,即令 (x,y) 变成 $(-x,-y)$,所有这些点构成的新的集合称为 B 的对称集,记作 B^v,如图 8.6 所示。

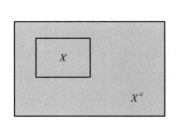

图 8.5 补集的示意图

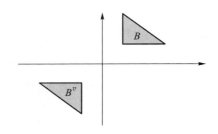

图 8.6 对称集的示意图

（7）结构元素（structure element）

设有两幅图像 B、X。若 X 是被处理的对象,而 B 是用来处理 X 的,则称 B 为结构元素,又被形象地称作刷子。结构元素通常都是一些比较小的图像,如图 8.7 所示。

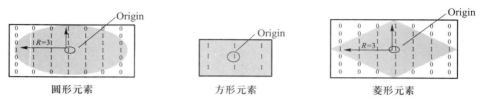

图 8.7　几种简单对称结构元素

（8）平移

设有一幅图像 B,有一个点 $a(x_0,y_0)$,将 B 平移 $a(x_0,y_0)$ 后的结果是,把 B 中所有元素的横坐标加 x_0,纵坐标加 y_0,即令 (x,y) 变成 $(x+x_0,y+y_0)$,所有这些点构成的新的集合称为 B 的平移,记作 $B[a]$,如图 8.8 所示。

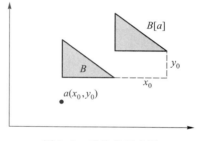

图 8.8　平移的示意图

8.3　形态学算子

一、腐蚀（erosion）

把结构元素 B 平移 a 后得到 $B[a]$,若 $B[a]$ 包含于 X,我们记下这个 a 点,所有满足上述条件的 a 点组成的集合称作 X 被 B 腐蚀的结果。用公式表示为:$E(X) = \{a \mid B[a] \subset X\} = X \ominus B$,如图 8.9 所示。

二、膨胀（dilation）

膨胀可以看作是腐蚀的对偶运算,其定义是:把结构元素 B 平移 a 后得到 $B[a]$,若 $B[a]$ 击中 X,我们记下这个 a 点,所有满足上述条件的 a 点组成的集合称作 X 被 B 膨胀的结果。用公式表示为:$D(X) = \{a \mid B[a] \uparrow X\} = X \oplus B$,如图 8.10 所示。

图 8.11 是对二值图像分别进行膨胀和腐蚀的结果。

（1）膨胀和腐蚀的函数表示（flat structure）

设 $f: R^d \rightarrow R$ 表示一个 $d = 1,2,3,\cdots$ 维信号,B 是一个结构元素,则 f 被结构

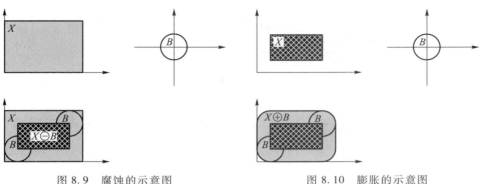

图 8.9 　腐蚀的示意图　　　　　　　　　图 8.10 　膨胀的示意图

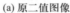

(a) 原二值图像　　　　　　　　　(b) 结构元素

$$\begin{array}{ccccc} 1 & 0 & 0 & 0 & 0 \\ 0 & 1 & 0 & 0 & 0 \\ 0 & 0 & 1 & 0 & 0 \\ 0 & 0 & 0 & 1 & 0 \\ 0 & 0 & 0 & 0 & 1 \end{array}$$

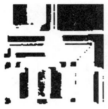
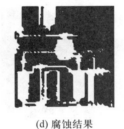

(c) 膨胀结果　　　　　　　　(d) 腐蚀结果

图 8.11 　膨胀和腐蚀示例

元素 B 的膨胀 $f \oplus B$ 和腐蚀 $f \ominus B$ 可以定义为

$$(f \oplus B)(x) = \sup\{f(x+y), y \in B\}, x \in R^d$$
$$(f \ominus B)(x) = \inf\{f(x+y), y \in B\}, x \in R^d \qquad (8.1)$$

膨胀准则:输出点的值是输入点领域内所有点的最大值(如图 8.12、图 8.13 所示)。

腐蚀准则:输出点的值是输入点领域内所有点的最小值。

图 8.14 和图 8.15 展示了同一灰度图像利用不同的结构元素膨胀和腐蚀的效果,可以看到结构元素形状对形态学处理结果的影响。

(2) 灰度图像膨胀和腐蚀一般定义(structure function)

设 $f: R^d \to R$ 表示一个 $d = 1, 2, 3, \cdots$ 维信号,g 是一个结构函数,则 f 被结构函数 g 的膨胀 $f \oplus g$ 和腐蚀 $f \ominus g$ 可以定义为

135

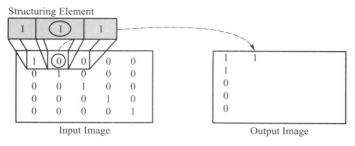

图 8.12　二值图像的膨胀示意图

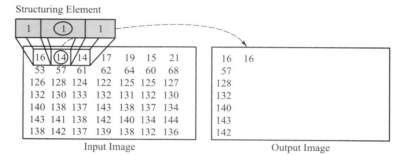

图 8.13　灰度图像的膨胀示意图

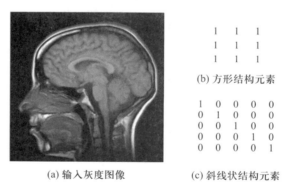

(a) 输入灰度图像　　　　(c) 斜线状结构元素

图 8.14　示例灰度图像和结构元素

$$(f \oplus g)(x) = \sup\{f(x+y)+g(y), y \in B\}, x \in R^d$$
$$(f \ominus g)(x) = \inf\{f(x+y)-g(y), y \in B\}, x \in R^d \qquad (8.2)$$

　　膨胀准则:输出点的值是输入点领域内所有点加上结构函数对应点值后的最大值。

　　腐蚀准则:输出点的值是输入点领域内所有点减去结构函数对应点值后的最小值。

　　图 8.16 展示了结构函数对灰度图像的膨胀和腐蚀示例。

136

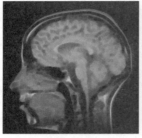 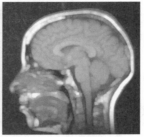

(a) 方形结构元素腐蚀的结果　　(b) 方形结构元素膨胀的结果

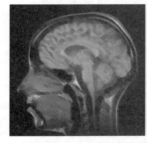 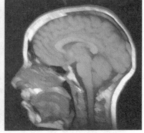

(c) 斜线状结构元素腐蚀的结果 (d) 斜线状结构元素膨胀的结果

图 8.15　不同结构元素膨胀和腐蚀结果

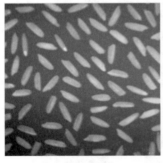

(a) 原灰度图像

1	1	1	1	1
1	2	2	2	1
1	2	3	2	1
1	2	2	2	1
1	1	1	1	1

(b) 结构函数

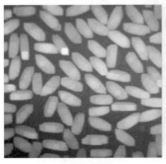 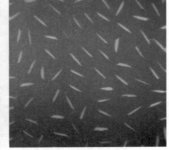

(c) 膨胀结果　　　　　　　　(d) 腐蚀结果

图 8.16　结构函数对灰度图像的膨胀和腐蚀示例

三、开运算(open operation)

先腐蚀后膨胀称为开运算。图 8.17 中,上面的两幅图中左边是被处理的图像 X(二值图像,我们针对的是黑点),右边是结构元素 B,下面的两幅图中左边是腐蚀后的结果,右边是在此基础上膨胀的结果,可以看到原图经过开运算后,一些孤立的小点被去掉了。

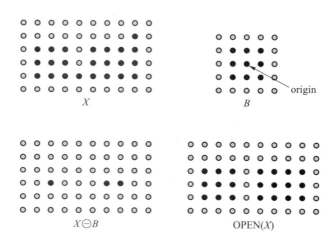

图 8.17 开运算示意图

一般来说,开运算能够去除孤立的小点、毛刺和小桥(即连通两块区域的小点),而总的位置和形状不变,这就是开运算的作用。图 8.18 和图 8.19 展示了不同结构元素去除小点的不同效果。

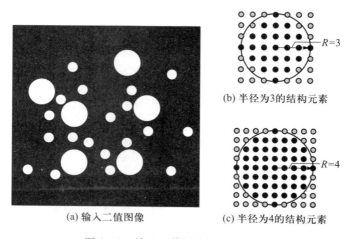

(a) 输入二值图像

(b) 半径为3的结构元素

(c) 半径为4的结构元素

图 8.18 输入二值图像及结构元素

138

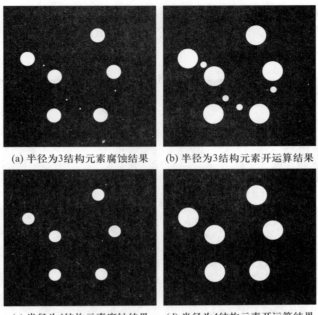

(a) 半径为3结构元素腐蚀结果　　(b) 半径为3结构元素开运算结果

(c) 半径为4结构元素腐蚀结果　　(d) 半径为4结构元素开运算结果

图 8.19　不同结构元素开运算结果

四、闭运算(close operation)

先膨胀后腐蚀称为闭运算。图 8.20 中,上面的两幅图中左边是被处理的图像 X(二值图像,我们针对的是黑点),右边是结构元素 B,下面的两幅图中左边是膨胀后的结果,右边是在此基础上腐蚀的结果,可以看到原图经过闭运算后,断裂的地方被弥合了。

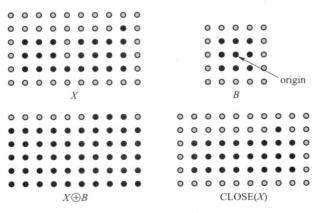

图 8.20　闭运算

一般来说,闭运算能够填平小湖(即小孔),弥合小裂缝,而总的位置和形状不变。这就是闭运算的作用。图 8.21 展示了二值图和灰度图利用圆盘状结构元素进行闭运算的结果。

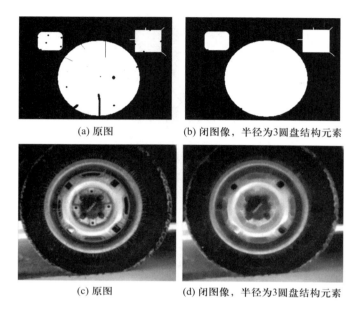

(a) 原图   (b) 闭图像,半径为3圆盘结构元素

(c) 原图   (d) 闭图像,半径为3圆盘结构元素

图 8.21 闭运算示例

五、击中-击不中变换 HMT(hit-miss transform)

将形态学运算推广到更为一般的情况,实际上就演变为条件严格的模板匹配。这时结构元素不仅含有物体点,而且还含有背景点,只有当结构元素与所对应的区域完全符合时才作为结果输出到输出图像。

设 A 是被研究的对象, B 是结构元素,而且 B 由两个不相交的部分 B_1 和 B_2 组成,即: $B = B_1 \cup B_2$, $B_1 \cap B_2 = \phi$,于是, A 被 B 击中的定义为[3]

$$A \otimes B = \{ a \mid B_1[a] \subseteq A \text{ 且 } B_2[a] \subseteq A^c \} \tag{8.3}$$

$$A \otimes B = (A \ominus B_1) \cap (A^c \ominus B_2) \tag{8.4}$$

因此,考虑一个整体结构元素 $B = B_1 \cup B_2$, $B_1 \cap B_2 = \phi$,当 B 在图像 A 上移动时,在当前位置 a,只有当 $B[a]$ 与 A 和 A 的补集均相交,且其子集 $B_1[a]$ 含于 A, $B_2[a]$ 含于 A^c 时才能保留下来,如图 8.22 所示。所以选择适当的 B_1 和 B_2 后, HMT 变换实际上提取了结构元素对 (B_1, B_2) 对于 A 的边缘几何结构信息。

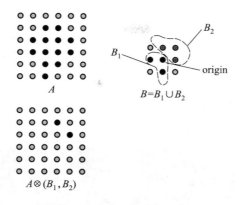

图 8.22 击中-击不中示意图

六、细化(Thinning)

细化可以由腐蚀分两步实施完成,以免分裂物体。第一步是一个正常的腐蚀,但它是有条件的,就是那些被标为可除去的像素点并不立即消去。在第二步中,只将那些消除后并不破坏连通性的点消除,否则保留。每一步都是一个 3×3 邻域运算,图 8.23 是常用的八个方向结构元素。第二步可以根据待消除点的八个相邻点的情况查表(图 8.24 是一种判断方式)来判断是否删除。

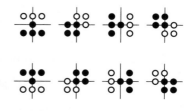

图 8.23 八个方向结构

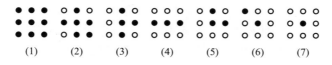

(1)   (2)   (3)   (4)   (5)   (6)   (7)

图 8.24 相邻点情况表

在该相邻点情况下,图 8.24 中(1)不能删,因为它是个内部点,我们要求的是骨架,如果连内部点也删了,骨架也会被掏空的。图 8.24 中(2)不能删,和图 8.24 中(1)是同样的道理。图 8.24 中(3)可以删,这样的点不是骨架。图 8.24 中(4)不能删,因为删掉后,原来相连的部分断开了。图 8.24 中(5)可以删,这样的点不是骨架。图 8.24 中(6)不能删,因为它是直线的端点,如果这样的点删了,那么最后整个直线也被删了,剩不下什么。图 8.24 中(7)不能删,因为孤立点的骨架就是它自身。总之,判定是否可删的依据是:① 内部点不能删除;② 孤立点不能删除;③ 直线端点不能删除;④ 如果 P 是边界点,去掉 P 后,如果连通分量不增加,则 P 可以删除。细化处理如图 8.25 所示。

141

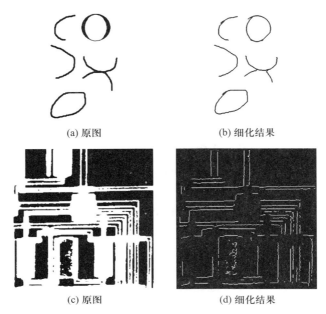

(a) 原图　　　　　　　　　(b) 细化结果

(c) 原图　　　　　　　　　(d) 细化结果

图 8.25　细化处理示例

七、抽骨架(skeletonization)

一个与细化有关的运算是抽骨架,也称为中轴变换(medialaxis transform)或焚烧草地技术(grass-fire technique)。中轴是所有与物体在两个或更多非邻接边界点处相切的圆心的轨迹。但抽骨架很少通过在物体内拟合圆来实现。

中轴可设想成按如下方式形成。想象一片与物体形状相同的草,沿其外围各点同时点火,当火势向内蔓延,向前推进的火线相遇处各点的轨迹就是中轴。

抽骨架的实现与细化相似,可采用两步有条件腐蚀实现,但是与细化的不同在于拐角处,其骨架延伸到边界[4]。骨架提取如图 8.26 所示。

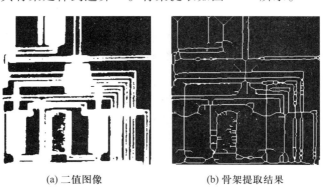

(a) 二值图像　　　　　　　(b) 骨架提取结果

图 8.26　骨架提取

142

本 章 小 结

本章给出数学形态学的基本定义与概念,并介绍其在图像处理,尤其是图像分割方法中的应用。首先,给出元素、补集、对称集、结构元素等的定义以及击中、击不中、包含、平移等的运算。其次,给出腐蚀、膨胀、开运算、闭运算、击中-击不中变换等的主要形态学运算。最后,介绍数学形态学在图像细化、轮廓骨架抽取等图像处理方法中的应用。

本章教学的主要目的是让学生了解有关数学形态学的基本知识与基本方法运算,以及在图像处理中的应用,从而让学生对于常用的数学形态学方法有一个基本的了解,为后续从事数学形态学在图像处理与应用中的研究奠定基础。

本章需掌握的关键术语、概念主要包括:数学形态学的定义与特点;数学形态学在图像处理中的主要应用;数学形态学的基本定义与基本运算;腐蚀、膨胀、开运算、闭运算、击中-击不中变换等形态学算子;数学形态学在图像细化、轮廓骨架抽取等图像处理中的应用。

本章学习的难点是要让学生理解什么是膨胀、腐蚀、开运算、闭运算,加深对于数学形态学的认识与理解。

参 考 文 献

[1] Serra J. Image analysis and mathematical morphology [M]. Inc. Orlando, FL, USA: Academic Press, 1983.

[2] Serra J. Introduction to mathematical morphology [J]. Computer Vision, Graphics, and Image Processing, 1986, 35(3): 283-305.

[3] Zhuang X, Haralick R M. Morphological structuring element decomposition [J]. Computer Vision, Graphics, and Image Processing, 1986, 35(3): 370-382.

[4] Haralick R M, Sternberg S R, Zhuang X. Image analysis using mathematical morphology [J]. IEEE transactions on pattern analysis and machine intelligence, 1987, 9(4): 532-550.

习 题

8.1 理解并体会数学形态学在处理图像过程中与传统方法的不同。

8.2 实验验证数学形态学的基本运算。

8.3 编写一个基于形态学的细小孤立噪声点滤除算法,并利用一幅医学影像进行实验。

第九章

基于偏微分方程的图像处理方法

人们对偏微分方程(partial differential equation,PDE)的研究已经有近 300 年的历史。早期的偏微分方程问题产生于力学、几何、物理等理论学科和实际工程中。近年来,在生命科学、经济学中也出现了大量的偏微分方程问题。把偏微分方程应用到图像处理领域也是近年来研究的又一重点。从偏微分方程的角度研究数字图像处理的好处在于计算数学有一套丰富的数值计算方法可供使用。事实证明,偏微分方程在图像科学的发展中具有举足轻重的地位。例如,图像的全变差模型(total variation model)能够有效地表示一大类图像;热扩散偏微分方程可以从物理现象来模拟图像退化过程,反向热扩散偏微分方程可成功地应用于图像恢复领域;利用水平集(level set)函数构造的水平集方程可以较好地实现对运动界面的追踪,其已被成功地应用于图像分割。

9.1 偏微分方程理论及其在图像处理中的应用

对偏微分方程方法较早有影响力的介绍可参见文献[1],但是偏微分方程在图像处理领域的应用可追溯到很远。据考证,日本人在 50 多年前就曾用 PDE 对图像进行去噪。[2] 系统地研究 PDE 方法应归功于 Gabor 的创始性工作。Gabor 在 1960 年指出,原图像和模糊图像之差近似正比于它的 Laplace 变换。偏微分方程图像处理方法框图如图 9.1 所示。

设原图像为 u_0,图像的模糊过程可以用下面的线性热方程来表示

$$\frac{\partial u}{\partial t} = \varepsilon \Delta u, u(0) = u_0 \tag{9.1}$$

Δ 为 Laplace 算子,它的离散形式可以表达为

$$u_{n+1} = u_n + \varepsilon \Delta u_n \tag{9.2}$$

相反,图像的解模糊过程可以用

$$\frac{\partial u}{\partial t} = -\varepsilon \Delta u \tag{9.3}$$

来表示。它的输入是观测图像 u_0,该式的离散形式为

$$u_{n+1} = u_n - \varepsilon \Delta u_n \tag{9.4}$$

这两种不同的离散形式代表了两种完全相反的物理含义。迭代方程(9.2)代表

144

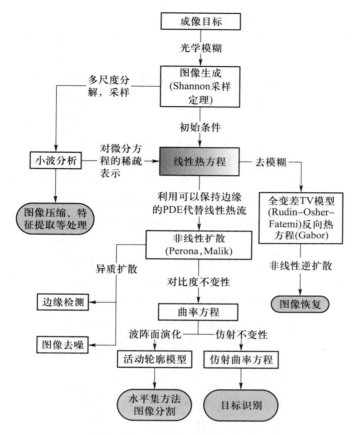

图 9.1 偏微分方程图像处理方法框图

了热的传递过程,称之为热方程;迭代方程(9.4)表示了热传递的反过程,通常称之为反向热方程。基于这两个不同的方程,PDE 方法分成两个大的分支(如图 9.1 所示)。基于非线性扩散和曲率方程这一分支又可以分为图像分割和仿射不变性目标识别两部分。

偏微分方程正在被应用到图像处理相关的各个领域,其应用深度和广度亟待进一步加强。数字图像的存储和传输是图像压缩的主要应用方向。人们对图像的高压缩比和恢复图像的高质量的需求永无止境。偏微分方程与小波分解相结合可以有效消除小波分解过程中边缘位置所出现的吉布斯现象,为高质量图像压缩提供了新思路。

在医学图像处理中,对感兴趣区域的快速精确分割是一个极富挑战性的课题。2002 年在美国科罗拉多举行的第四次可视人会议上,可视人研究先驱 Victor Spitzer 认为可视人研究的挑战性问题就是分割。医学图像处理的难点主要来自其应用对象的特殊性:(1)图像数据的采集方式、图像信号获取的物理原理不同,比如 CT 图像的 X 射线投影重建,B 超图像的回波解卷积,磁共振图像自由感应衰减(free induction decay, FID)信号的傅里叶变换等;(2)目标对象(如软组织和体液)的柔性(可变形性)本质;(3)拓扑复杂性和低对比度。人体组织和解剖结构错综复杂,很多组织在各模态下成像差异很小;(4)非刚性运动(如呼吸、心跳等);(5)正常组织与异常组织的差异有时候并不明显等。以异质扩散和水平集方法为代表的偏微分方程方法在医学图像处理中得到了广泛的重视。异质扩散方法可以有效地去除多种医学成像传感器所获图像的机理噪声,如断层图像的部分体元效应(partial volume effect)、磁共振图像的偏置场(biased field)噪声、超声图像的 Speckle 噪声。异质扩散可以使匀质区域更加光滑,边缘位置更加尖锐,给图像分割带来了方便。水平集框架下的PDE 图像分割可以方便地适应医学图像中普遍存在的拓扑结构变化、对尖点和凹槽不敏感的问题,且相对于传统的可变模型(或 Snake)初始化简单,无作显式地追踪活动界面,并可进行多目标分割,没有稳定性问题,曲率、弧长、面积和体积等几何量的计算也简单。水平集方法把低维问题转化到高维处理,速度慢是其突出问题之一。另外,现有的水平集方法在水平集方程演化过程中往往不能够保证水平集方程的解保持为活动界面,从而导致在某些应用中失败。

在精确制导武器中,基于目标识别的成像制导,特别是中、长波红外成像制导是世界各国的研究重点。但是,由于目标在所获图像中所占面积比例往往较小(特别是在开始捕获目标阶段),且大气传输衰减使得目标信号较弱,以及成像条件的限制和红外成像自身的特点使得所获取的红外图像信噪比很低,目标图像严重模糊。所有这些都对图像恢复(image restoration)提出了较高的要求。近年来,基于非线性反向热扩散方程(nonlinear inverse heat diffusion equation)和全变差模型(total variation model)的超分辨率图像恢复技术引起了广泛的关注。

在计算机视觉的各个应用领域(如工业检测、视觉导航等),完成计算机对图像的分析、理解和判断是人们追求的目标,而这其中对感兴趣目标的自动分割和识别尤其关键。对光学图像目标的检测与识别已经有大量的研究成果,提出了许多有效的检测和识别算法,例如:匹配滤波器法、投影变换法、最大似然估计法等,但是一个不可回避的事实是目前所有这些算法离人们对自动目标识别(ATR)的要求还相差甚远。人们期盼机器能像人一样对强大的噪声、复杂的背景、不同的投影方向等具有很好的抗干扰能力。但是,这存在以下问题:(1)信息获取。人眼与 CCD 摄像机相比,最大的区别在于整个视场内并没有均匀的分辨率,解剖学生理和生物结果表明,在光轴附近,有分辨率相当高的 fovea 区,而离视中心越远,分辨率越低。从均匀较低的分辨率到有高分辨率的小 fovea 区,这种拓扑结构与保角变换相当类似。这种不均匀的分辨率不但减少了数据处理量,而且为目标的识别和跟踪带来了方便。(2)背景噪声抑制。人类视觉系统有十分强大的背景噪声抑制能力,它可以专注于一个或几个目标而排除背景噪声的干扰。在 ATR 中人们利用各种手段对获取的图像进行预处理,其核心是如何滤除噪声而突显目标。(3)目标特征抽取。人类有一套完善的目标特征抽取系统,它可以对图像的对比度、尺度、投影方向等有很强的自适应能力。在 ATR 中人们也在寻求目标的各种不变性特征,如常用的图像均值、方差、七个不变矩以及其他具有仿射不变性的特征等,但是到目前为止尚没有一个令人满意的特征提取方法。事实上,不变性是一个相对的概念,人类视觉系统也并不是对所有不变性都能适应,比方说旋转了 180°的汉字认识起来就相当困难。(4)目标判别。人类可以充分利用自身的知识积累,根据一定的特征识别目标。计算机在这方面却显得笨拙很多,主要原因在于:一是知识(特征)的表达方法没有很好解决;二是知识(特征)的存储空间有限;三是知识(特征)的搜索速度有限。另外一个问题就是在数字图像的采样过程、去噪过程以及边缘等信息的提取过程中是否已经丢失了目标的仿射不变性,也即经过上述处理后,原本满足某种仿射变换关系的两幅图像是否仍满足该仿射变换关系。基于偏微分方程的异质扩散、边缘图(edge maps)生成以及轮廓提取都对该问题有严格的推论。在仿射曲率方程(affine invariant curvature equation)基础上,研究仿射不变兴趣点(affine invariant interest point)检测算法、新的对光照和仿射变换具有鲁棒性的目标识别新算法具有重要意义。

9.2　各向异性图像模型

一、异质扩散滤波理论

(1)非线性标量扩散

图像恢复线性滤波方法在输出结果信噪比增强的同时,图像的边缘不可避免地产生模糊。为避免这一现象的发生,Perona 和 Malik[3]提出了一种非线性图像平滑方法——各向异性扩散滤波

$$\frac{\partial u}{\partial t} = \operatorname{div}(c \cdot \nabla u) \tag{9.5}$$

式中,u 是输入信号,div 是散度算子,∇ 表示梯度,c 是扩散系数。一般情况下扩散系数 c 是图像的梯度函数,随着梯度的增加而单调下降。它的取值范围限定在 $[0,1]$ 之间

$$c = f(|\nabla u|) \tag{9.6}$$

该扩散系数决定了扩散进行的方式,提供了一种局部自适应的扩散控制策略,使得扩散尽可能在噪声的位置进行,而在图像的边缘位置停止。该扩散系数以标量的形式给出,因而又被称之为标量扩散。一种常用的扩散函数为

$$c_1 = e^{-\left(\frac{\|\nabla_i u_t\|}{\lambda}\right)^2} \tag{9.7}$$

∇_i 是在方向 i 的梯度,λ 是梯度门限,该门限决定了被保留图像边缘的多少。另一种常用的扩散函数为

$$c_2 = \frac{1}{1 + \left(\|\nabla_i u_t\|/\lambda\right)^{1+\alpha}} \tag{9.8}$$

这里 $\alpha > 0$。作为图像梯度的函数,这两种扩散函数的图形如图 9.2 所示。

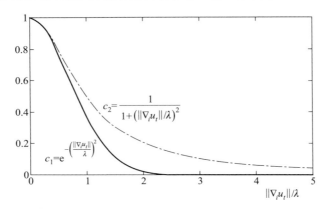

图 9.2　两种常用的扩散函数

扩散函数中的梯度门限 λ 被称之为扩散常数或者流常数。很显然,它在扩散过程中起着十分重要的作用。为了弄清楚扩散常数 λ 和扩散函数的关系,我们定义下面的流函数

$$\varphi(x,t) = c(x,t)\nabla u(x,t) \tag{9.9}$$

于是,式(9.5)又可以表示为

$$\frac{\partial u}{\partial t} = \mathrm{div}(\varphi(x,t)) \tag{9.10}$$

扩散函数式(9.7)和式(9.8)对应的两种流函数如图 9.3 所示。当图像的梯度绝对值小于流常数 λ 时,认为当前位置不含有图像边缘。随着图像梯度的增加,流函数增大,相应的图像灰度扩散增强。相反,当图像的梯度绝对值大于流常数 λ 时,认为当前位置含有图像的边缘。随着图像梯度的增加,流函数变小,相应的图像灰度扩散将变弱甚至中止。这样图像的边缘就能够得以很好保留。

148

从图 9.3 中也可以看出,不同的扩散函数对应的流函数有很大差别,因此扩散函数的选取成了一个十分重要的工作。此外,在确定扩散函数的情况下如何更好地减少噪声对图像边缘判定的影响也是改进的一个重点。

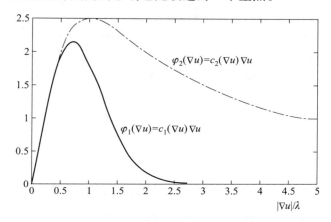

图 9.3　两种常用的流函数示意图

近年来有很多新的扩散系数计算方法相继出现[4-7],通常情况下扩散系数是图像梯度的函数,该函数决定了图像中的每一点如何被扩散。但是,图像梯度的直接应用也会带来一些问题。一个突出的问题就是在滤波结果中会保留高对比度的图像噪声。这个问题可以通过采用在较大的范围内计算梯度值的办法来加以解决。Catté 等人[8]通过对原图像进行预滤波然后求取梯度的办法计算大尺度下的梯度图像,获得的扩散系数对噪声具有一定鲁棒性。他们的滤波结果比直接应用梯度有明显改进。他们所采用的扩散函数为

$$c = e^{-\left(\frac{\|\nabla_i(G_\sigma * u_t)\|}{\lambda}\right)^2} \tag{9.11}$$

这里 G_σ 是标准差为 σ 的高斯函数。

遗憾的是,预平滑处理往往带来图像边缘位置的漂移,造成图像边缘的扭曲或被模糊,从而直接违背了各向异性扩散处理的初衷。图像的形态学处理能够较好地保持边缘的位置,文献[9]建议计算扩散系数时先对原图像进行形态学平滑

$$c = e^{-\left(\frac{\|\nabla((u \cdot K) \circ K)\|}{\lambda}\right)^2} \tag{9.12}$$

这里·和。分别代表形态学腐蚀和膨胀算子,K 为形态学结构元素。但是,对于结构复杂的图像,如何设计出适应于复杂图像结构的形态学结构元素同样是一个困难的问题。

（2）非线性张量扩散（基于结构张量的异质扩散）

与标量扩散系数不同的是扩散系数也可以以张量的形式给出[10],这时扩散系数是一个矩阵,称之为扩散张量（diffusion tensor）

$$\frac{\partial \boldsymbol{u}}{\partial t} = \nabla(\boldsymbol{D} \nabla \boldsymbol{u}) \qquad (9.13)$$

这里的扩散张量 $\boldsymbol{D}$ 是一个半正定、对称的 2×2 矩阵,能够随着图像局部结构的改变而改变。

图像的局部结构则可以通过结构张量(structure tensor)矩阵来描述。结构张量矩阵又被称为分散矩阵、二阶矩矩阵或者 Orstner 兴趣矩阵(scatter matrix, second-moment matrix,Orstner interest operator)[11-15]。结构张量矩阵仍然和图像的梯度有关

$$J_\rho(\nabla \boldsymbol{u}_\sigma) = G_\rho \cdot (\nabla \boldsymbol{u}_\sigma \nabla \boldsymbol{u}_\sigma^\mathrm{T}) \qquad (9.14)$$

式中,G_ρ 是标准差为 ρ 的 Gaussian 函数

$$G_\rho(x) = \frac{1}{2\pi\rho^2} e^{-\frac{|x|^2}{2\rho^2}}$$

$u_\sigma = G_\sigma \cdot u$ 是对 u 的 Gaussian 平滑。结构张量矩阵的特征向量表征了图像局部结构的方向信息,而相应的特征值表示了图像局部结构的对比度。这种结构张量对各向同性的 Gaussian 噪声具有很好的鲁棒性[16],而且实现起来比较方便[17]。结构张量矩阵 $\boldsymbol{J}_\rho = \begin{bmatrix} J_{11} & J_{12} \\ J_{12} & J_{22} \end{bmatrix}$ 的两个特征值为

$$\mu_1 = \frac{1}{2}\left(J_{11} + J_{22} + \sqrt{(J_{11} - J_{22})^2 + 4J_{12}^2} \right)$$

$$\mu_2 = \frac{1}{2}\left(J_{11} + J_{22} - \sqrt{(J_{11} - J_{22})^2 + 4J_{12}^2} \right)$$

特征向量 $\boldsymbol{v}_1 = (\cos\theta, \sin\theta)$ 满足

$$\boldsymbol{v}_1 \parallel \begin{pmatrix} 2J_{12} \\ (J_{22} - J_{11} + \sqrt{(J_{11} - J_{22})^2 + 4J_{12}^2}) \end{pmatrix}$$

式中,$\parallel$ 表示两个向量平行,$\boldsymbol{v}_1$ 代表局部图像结构一致性最低的方向,与其正交的另一个特征向量 $\boldsymbol{v}_2$ 则代表一致性最高的方向。一致性的测量可以通过结构张量矩阵的两个特征值之间的差异来度量

$$(\mu_1 - \mu_2)^2 = (J_{11} - J_{22})^2 + 4J_{12}^2$$

为了使扩散主要沿一致性结构方向($\boldsymbol{v}_2$ 方向)进行,扩散张量矩阵 $\boldsymbol{D}$ 要求和结构张量矩阵 $\boldsymbol{J}_\rho$ 具有相同的特征向量。它的特征值仍然由指数函数给出:

$$\lambda_1 = \alpha, \lambda_2 = \begin{cases} \alpha & \text{当 } \mu_1 = \mu_2 \\ \alpha + (1-\alpha) e^{\frac{-c}{(\mu_1 - \mu_2)^2}} & \text{其他} \end{cases} \qquad (9.15)$$

这里 $\alpha \in (0,1)$,$c > 0$,这样扩散张量矩阵的条件数被限定在 $\frac{1}{\alpha}$ 之下。这时的扩散

张量具有以下表现形式：

$$\boldsymbol{D} = \begin{pmatrix} d_{11} & d_{12} \\ d_{12} & d_{22} \end{pmatrix} \tag{9.16}$$

这里

$$\begin{aligned} d_{11} &= \lambda_1 \cos^2\theta + \lambda_2 \sin^2\theta \\ d_{12} &= (\lambda_1 - \lambda_2)\cos\theta\sin\theta \\ d_{22} &= \lambda_1 \sin^2\theta + \lambda_2 \cos^2\theta \end{aligned} \tag{9.17}$$

有关一致性增强异质扩散的详细讨论可参见文献[18,19]。

二、异质扩散滤波的离散方法

对连续的偏微分方程离散化的基本思想是用差分代替偏微分或导数。对式(9.9)给出的每一点的流函数可以单独计算，而整个实现过程采用迭代的方式。一维的情况比较简单，扩散方程(9.5)可以用导数形式给出

$$\frac{\partial}{\partial t}u(x,t) = \frac{\partial}{\partial x}\left(c(x,t)\frac{\partial}{\partial x}u(x,t)\right) \tag{9.18}$$

先对输入函数 $u(x,t)$ 进行中心差分，然后对流函数进行离散化得到

$$\begin{aligned} \frac{\partial}{\partial t}u(x,y) &\approx \frac{\partial}{\partial x}\left[c(x,t)\frac{1}{\Delta x}\left(u\left(x+\frac{\Delta x}{2},t\right) - u\left(x-\frac{\Delta x}{2},t\right)\right)\right] \\ &\approx \frac{1}{(\Delta x)^2}\left[c\left(x+\frac{\Delta x}{2},t\right)(u(x+\Delta x) - u(x)) \right. \\ &\quad \left. -c\left(x-\frac{\Delta x}{2},t\right)(u(x) - u(x-\Delta x))\right] \\ &\approx \Phi_{\text{right}} + \Phi_{\text{left}} \end{aligned} \tag{9.19}$$

这样一维情况下的异质扩散离散化为

$$u(x,t+\Delta t) \approx u(x,t) + \Delta t(\Phi_{\text{right}} + \Phi_{\text{left}}) \tag{9.20}$$

从离散化式(9.20)可以看出，对每一次迭代，每一点的值的改变依赖于它近邻"流"的分布情况(如图9.4所示)。

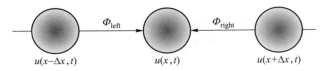

图 9.4　一维异质扩散示意图

一维的离散化方法很容易扩展到二维

$$\frac{\partial}{\partial t}u(x,y,t)=\frac{\partial}{\partial x}\left[c(x,y,t)\frac{\partial}{\partial x}u(x,y,t)\right]$$

$$+\frac{\partial}{\partial y}\left[c(x,y,t)\frac{\partial}{\partial y}u(x,y,t)\right]$$

$$\approx\frac{1}{(\Delta x)^2}\left[c\left(x+\frac{\Delta x}{2},y,t\right)(u(x+\Delta x,y,t)-u(x,y,t))\right.$$

$$\left.-c\left(x-\frac{\Delta x}{2},y,t\right)(u(x,y,t)-u(x-\Delta x,y,t))\right] \tag{9.21}$$

$$+\frac{1}{(\Delta y)^2}\left[c\left(x,y+\frac{\Delta y}{2},t\right)(u(x,y+\Delta y,t)-u(x,y,t))\right.$$

$$\left.-c\left(x,y-\frac{\Delta y}{2},t\right)(u(x,y,t)-u(x,y-\Delta y,t))\right]$$

$$\approx \Phi_{\text{east}}+\Phi_{\text{west}}+\Phi_{\text{north}}+\Phi_{\text{south}}$$

对每一次迭代,每一点的值的改变依赖于它的四个近邻的"流"的分布情况

$$u(x,y,t+\Delta t)\approx u(x,y,t)+\Delta t(\Phi_{\text{east}}+\Phi_{\text{west}}+\Phi_{\text{north}}+\Phi_{\text{south}}) \tag{9.22}$$

为了进一步提高精度,前面的离散过程也可以考虑对角方向流的作用而构成八邻域离散形式。八邻域离散形式需要考虑斜方向和正方向的步长不同问题

$$u(x,y,t+\Delta t)\approx u(x,y,t)+\Delta t\left[\Phi_{\text{e}}+\Phi_{\text{w}}+\Phi_{\text{n}}+\Phi_{\text{s}}\right.$$

$$\left.+\frac{1}{(\Delta d)^2}(\Phi_{\text{ne}}(\Delta d)+\Phi_{\text{nw}}(\Delta d)+\Phi_{\text{se}}(\Delta d)+\Phi_{\text{sw}}(\Delta d))\right] \tag{9.23}$$

$$\approx u(x,y,t)+\Delta t\left[\Phi_{\text{e}}+\Phi_{\text{w}}+\Phi_{\text{n}}+\Phi_{\text{s}}\right.$$

$$\left.+\frac{1}{2}(\Phi_{\text{ne}}(\sqrt{2})+\Phi_{\text{nw}}(\sqrt{2})+\Phi_{\text{se}}(\sqrt{2})+\Phi_{\text{sw}}(\sqrt{2}))\right]$$

其示意图如图 9.5 所示。

对于张量形式的异质扩散方程离散化更为复杂。我们给出式(9.13)的偏微分形式

$$\frac{\partial \boldsymbol{u}}{\partial t}=\nabla(\boldsymbol{D}\nabla\boldsymbol{u})=\nabla\begin{pmatrix}d_{11}\dfrac{\partial}{\partial x}u+d_{12}\dfrac{\partial}{\partial y}u\\[2mm]d_{12}\dfrac{\partial}{\partial x}u+d_{22}\dfrac{\partial}{\partial y}u\end{pmatrix} \tag{9.24}$$

$$=\frac{\partial}{\partial x}\left(d_{11}\frac{\partial}{\partial x}u\right)+\frac{\partial}{\partial x}\left(d_{12}\frac{\partial}{\partial y}u\right)+\frac{\partial}{\partial y}\left(d_{12}\frac{\partial}{\partial x}u\right)+\frac{\partial}{\partial y}\left(d_{22}\frac{\partial}{\partial y}u\right)$$

与式(9.21)相比较会发现多了 $\frac{\partial}{\partial x}\left(d_{12}\frac{\partial}{\partial y}u\right)$ 和 $\frac{\partial}{\partial y}\left(d_{12}\frac{\partial}{\partial x}u\right)$ 两项。其离散化的基本

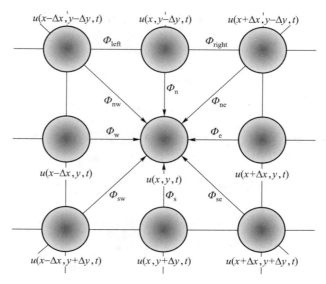

图 9.5　八邻域异质扩散示意图

思想和标量形式的扩散方程完全一样。

9.3　基于异质扩散的图像边缘特征提取

一、基于梯度图像增强的边缘提取新方法

本节将介绍一种基于偏微分方程(PDE)的形态学腐蚀算子,并给出一种基于形态学腐蚀和梯度计算的边缘检测新方法。该方法直接对原图像求取一阶差分,利用新的形态学腐蚀算子增强边缘梯度、降低噪声的影响,打破了传统的先低通滤波后计算梯度的边缘检测思路。形态学运算不会带来边缘位置的偏移,因此该方法能够对图像的边缘准确定位,同时具有较强抗噪能力。

(1)基于 PDE 的形态学膨胀和腐蚀算子

20 世纪 60 年代 Matheron 和 Serra 在研究岩石结构时以积分几何为基础,创立了数学形态学。从一开始,它就摈弃了传统的数值建模和分析的观点,从集合的角度描述和分析图像。因此,它能以几何方式刻画被研究对象的结构信息。随着理论上的不断完善和实际应用中的逐步深入,数学形态学日益受到人们的广泛关注。

在数学形态学中,最基本的形态变换是膨胀和腐蚀。设函数 $f:R^d \to R$ 表示一个 d 维信号(当 $d=2$ 时,f 表示一幅图像)。假设 $g:B \to R$ 表示定义在紧支集

$B \subseteq R^d$ 上的一个结构函数,则输入函数 f 被结构函数 g 的多尺度膨胀 $f \oplus g_s$ 和腐蚀 $f \ominus g_s$ 可以定义为

$$(f \oplus g_s)(x) = \sup_{v \in sB} \{ f(x-v) + sg(\frac{v}{s}) \} \tag{9.25}$$

$$(f \ominus g_s)(x) = \inf_{v \in sB} \{ f(x+v) - sg(\frac{v}{s}) \} \tag{9.26}$$

式中,$g_s : sB \to R$ 为结构函数 g 的多尺度表示,$sB = \{ sb : b \in B \}$,$s \geq 0$,$g_s(x) = sg(x/s)$,$s > 0$。当结构函数是一个等于零的常数,即 $g : B \to \{0\}$ 时,g 通常被称为平结构函数(flat structuring function),这时多尺度膨胀和腐蚀简化为如下形式

$$(f \oplus g_s)(x) = \sup_{v \in sB} \{ f(x-v) \} \tag{9.27}$$

$$(f \ominus g_s)(x) = \inf_{v \in sB} \{ f(x+v) \} \tag{9.28}$$

算子(9.27)表示函数 f 被采用结构元素 B 进行多尺度膨胀,算子(9.28)则表示函数 f 被采用结构元素 B 进行多尺度腐蚀。

有趣的是,尽管数学形态学从一开始就试图以集合的角度而非数学模型的观点分析问题,但是形态学算子却被成功应用于求解偏微分方程[20,21]。比如,应用平结构元素(flat structure elements):$B = \{ (x, y) : \sqrt{x^2 + y^2} \leq t \}$,对图像 $f(x, y)$ 的膨胀(腐蚀)的结果是方程

$$\begin{cases} \partial_t u = \pm | \nabla u | \\ u_0 = f(x, y) \end{cases} \tag{9.29}$$

的解。这里 t 是尺度变量。相应的,对方程(9.29)不同的数值求解方法又可以产生相应的数学形态学算子[22,23]。这其中最简单的是 Osher 和 Sethian 提出的基于单边差分的迎风(upwind)格式[22]。形态学膨胀

$$\frac{u_{ij}^{n+1} - u_{ij}^n}{\nabla t} = \left(\left(\max\left(\frac{u_{i-1j}^n - u_{ij}^n}{h_1}, 0 \right) \right)^2 + \left(\max\left(\frac{u_{i+1j}^n - u_{ij}^n}{h_1}, 0 \right) \right)^2 + \right.$$
$$\left. \left(\max\left(\frac{u_{ij-1}^n - u_{ij}^n}{h_2}, 0 \right) \right)^2 + \left(\max\left(\frac{u_{ij+1}^n - u_{ij}^n}{h_2}, 0 \right) \right)^2 \right)^{\frac{1}{2}} \tag{9.30}$$

形态学腐蚀

$$\frac{u_{ij}^{n+1} - u_{ij}^n}{\nabla t} = -\left(\left(\min\left(\frac{u_{i-1j}^n - u_{ij}^n}{h_1}, 0 \right) \right)^2 + \left(\min\left(\frac{u_{i+1j}^n - u_{ij}^n}{h_1}, 0 \right) \right)^2 + \right.$$
$$\left. \left(\min\left(\frac{u_{ij-1}^n - u_{ij}^n}{h_2}, 0 \right) \right)^2 + \left(\min\left(\frac{u_{ij+1}^n - u_{ij}^n}{h_2}, 0 \right) \right)^2 \right)^{\frac{1}{2}} \tag{9.31}$$

当 $\Delta t < 1/\sqrt{2} \approx 0.707$ 时,该逼近过程是数值稳定的。

形态学腐蚀的一个特点是可以腐蚀掉比结构元素小的图像细节。这正是由腐蚀和膨胀组合成的形态学开运算能够去除图像噪声的根本原因。但是腐蚀运算的极小运算准则又使得我们想保留的图像细节往往不能保留,比如图像的细小边缘。下面我们将在 Osher 和 Sethian 的思想基础上提出一种新的基于 PDE 的形态学腐蚀算子,该算子对梯度图像将有较好的保持边缘的能力。同时,利用形态学腐蚀后的梯度图像提取图像边缘,就可以同时获得具有良好抗噪性和精确边缘定位的边缘提取能力。

(2)基于 PDE 的形态学腐蚀新算子

正如前面所述,基于梯度的边缘检测方法往往在求取边缘梯度前先对原图像做平滑预处理,目的是减少噪声对边缘梯度的影响。但是这样做的最大缺陷在于边缘只能在粗尺度空间中被检测,降低了边缘检测的精确性。能否设计一种能够对梯度图像做降噪处理而又不影响边缘位置的梯度值的滤波器呢?本节将要介绍的八邻域形态学腐蚀算子就具有这样的滤波特性。

设偏微分方程(9.29)的初始条件为 $u_0 = f(x,y)$,记

$$
\varepsilon_{ij}^n = \left\{ \left[\min\left(\frac{u_{i-1j}-u_{ij}}{h_1}, 0 \right) \right]^2 + \left[\min\left(\frac{u_{i+1j}-u_{ij}}{h_1}, 0 \right) \right]^2 + \left[\min\left(\frac{u_{ij-1}-u_{ij}}{h_2}, 0 \right) \right]^2 + \right.
$$
$$
\left[\min\left(\frac{u_{ij+1}-u_{ij}}{h_2}, 0 \right) \right]^2 + \left[\min\left(\frac{u_{i-1j-1}-u_{ij}}{h_3}, 0 \right) \right]^2 + \left[\min\left(\frac{u_{i+1j+1}-u_{ij}}{h_3}, 0 \right) \right]^2 +
$$
$$
\left. \left[\min\left(\frac{u_{i+1j-1}-u_{ij}}{h_4}, 0 \right) \right]^2 + \left[\min\left(\frac{u_{i-1j+1}-u_{ij}}{h_4}, 0 \right) \right]^2 \right\}^{\frac{1}{2}} \tag{9.32}
$$

定义八邻域形态学腐蚀算子为

$$
u_{ij}^{n+1} = E(u_{ij}^n) = c \cdot (u_{ij}^n + \Delta t \varepsilon_{ij}^n) \tag{9.33}
$$

式中,c 为常数。设计该算子的目的在于当点 u_{ij}^n 为孤立亮点(噪声点)时,通过选取适当的常量因子 c 和尺度参数 Δt,使其输出值 u_{ij}^{n+1} 接近于零;而当点 u_{ij}^n 处于一条亮直线(直线上的灰度值为正)上时,$u_{ij}^{n+1} \approx u_{ij}^n$。即该算子具有去除孤立亮点和保持亮直线的作用。

定理 9.1:设输入图像 I 由两部分组成:$I = N + L$。这里,N 由孤立的正脉冲噪声构成(每一个噪声点的八邻域点的灰度值为零),L 是灰度值为常数 $\alpha(\alpha > 0)$ 的单像素宽线状结构。在式(9.32)中,如果取 $h_1 = h_2 = 1$,$h_3 = h_4 = \sqrt{2}$,而形态学腐蚀算子(9.33)中取 $c = 3 + \sqrt{6}$,$\Delta t = -\frac{\sqrt{6}}{6}$,那么式(9.33)所示的形态学腐蚀算子对图像 I 的一次腐蚀结果为 $u_{ij}^1 = E(I_{ij}) = \begin{cases} K_{ij}\alpha & (i,j) \in L \\ 0 & (i,j) \notin L \end{cases}$,而 K_{ij} 的取值为

（a）如果L以垂直或水平方向穿过像素(i,j)，则$K_{ij}=1$。

（b）如果L以斜对角方向穿过(i,j)，则$K_{ij}=\dfrac{\sqrt{6}-\sqrt{5}}{\sqrt{6}-2}\approx0.4748$。

（c）如果(i,j)是L的一个端点，并且L以水平或垂直方向到达(i,j)，则$K_{ij}=\dfrac{\sqrt{6}-\sqrt{5}}{\sqrt{6}-2}\approx0.4748$。

（d）如果(i,j)是L的一个端点，并且L以斜对角方向到达(i,j)，则$K_{ij}=\dfrac{2\sqrt{3}-\sqrt{11}}{2\sqrt{3}-2\sqrt{2}}\approx0.2320$。

（e）其他情况，则$K_{ij}=0$。

该定理的证明见附录。

由定理9.1可知，线状结构L以不同的方向通过点(i,j)，则腐蚀算子(9.33)的腐蚀结果有所不同，这显然不是我们所希望的。如果对式(9.32)中的相邻像素间的距离取为棋盘距离：$h_1=h_2=h_3=h_4=1$，同时取形态学腐蚀算子(9.33)中的系数$c=4+2\sqrt{3}$，$\Delta t=-\dfrac{\sqrt{2}}{4}$，则新的腐蚀算子的性质见定理9.2。

定理9.2：设输入图像I由两部分组成，$I=N+L$。这里，N由孤立的正脉冲噪声构成（每一个噪声点的八邻域点的灰度值为零），L是灰度值为常数α（$\alpha>0$）的单像素宽线状结构。在式(9.32)中如果取$h_1=h_2=h_3=h_4=1$，而形态学腐蚀算子式(9.33)中取$c=4+2\sqrt{3}$，$\Delta t=-\dfrac{\sqrt{2}}{4}$，那么式(9.33)所示的形态学腐蚀算子对图像$I$的一次腐蚀结果为$u_{ij}^1=E(I_{ij})=\begin{cases}K_{ij}\alpha & (i,j)\in L\\ 0 & (i,j)\notin L\end{cases}$，而$K_{ij}$的取值为：

（a）如果L以垂直、水平或斜对角方向穿过像素(i,j)，则$K_{ij}=1$。

（b）如果(i,j)是L的一个端点，并且L以水平、垂直或斜对角方向到达(i,j)，则$K_{ij}=\dfrac{4-\sqrt{14}}{4-2\sqrt{3}}\approx0.4821$。

（c）其他情况，则$K_{ij}=0$。

该定理的证明与定理9.1的证明类似。

为了能够同时去除孤立的亮点和暗点而保持直线，把输入图像u_{ij}^n分成正负两个部分$u_{ij}^n=(u_{ij}^n)^+-(u_{ij}^n)^-$，式中，$(u_{ij}^n)^+=\max(u_{ij}^n,0)$，$(u_{ij}^n)^-=-\min(u_{ij}^n,0)$。对$u_{ij}^n$的腐蚀变为

$$u_{ij}^{n+1}=E((u_{ij}^n)^+)-E((u_{ij}^n)^-) \tag{9.34}$$

156

可以得到如下性质。

定理 9.3：设输入图像 I 由两部分组成，$I=N+L$。这里，N 由孤立的脉冲噪声构成（每一个噪声点的八邻域点的灰度值为零），L 是灰度值为常数 α 的单像素宽线状结构。在式（9.32）中如果取 $h_1=h_2=h_3=h_4=1$，而形态学腐蚀算子（9.33）中取 $c=4+2\sqrt{3}$，$\Delta t=-\dfrac{\sqrt{2}}{4}$，那么式（9.33）所示的形态学腐蚀算子对图像 I 的一次腐蚀结果为 $u_{ij}^1=E(I_{ij})=\begin{cases}K_{ij}\alpha & (i,j)\in L\\ 0 & (i,j)\notin L\end{cases}$，而 K_{ij} 的取值为：

（a）如果 L 以垂直、水平或斜对角方向穿过像素 (i,j)，则 $K_{ij}=1$。

（b）如果 (i,j) 是 L 的一个端点，并且 L 以水平、垂直或斜对角方向到达 (i,j)，则 $K_{ij}=\dfrac{4-\sqrt{14}}{4-2\sqrt{3}}\approx 0.4821$。

（c）其他情况，则 $K_{ij}=0$。

该定理的证明与定理 9.1 的证明类似。

（3）实验结果与分析

图 9.6 是孤立噪声和直线合成的理想图像应用腐蚀运算（9.33）的结果显示。两点之间取棋盘距离，这里取 $h_1=h_2=h_3=h_4=1$，取尺度参数 $\Delta t=\sqrt{2}/4$，常量因子 $c=2(2+\sqrt{3})$。

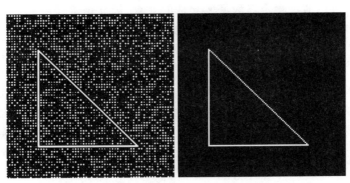

(a) 理想的孤立噪声点和直线构成　　　(b) 形态学腐蚀算子运算结果
　　 的图像(明暗表示模的大小)　　　　　 的二维显示

图 9.6　合成图像的形态学腐蚀结果

对于自然图像 I 来说，考虑像素点 (i,j) 和它的邻点 $(i+p,j+q)$ 之间的灰度差分：$\nabla I_{ij}=I_{i+p,j+q}-I_{ij}$，式中，$p=-1,0,1$；$q=-1,0,1$。通常情况下，$\nabla I$ 中的噪声点可以认为近乎孤立的，那么 ∇I 将近似满足定理 9.3 的条件。作为验证，我们选取了一张磁共振图像,如图 9.7(a)所示。我们沿水平方向求取它的一幅差分图像[图 9.7(b)],图 9.7(c)是形态学腐蚀算子[式(9.33)]的一次腐蚀结果。磁共振原图像采自武汉物理与数学研究所波谱与原子分子物理国家重点实验室的 4.7T 超导磁共振仪。

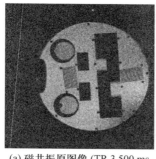 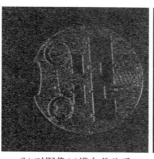 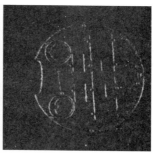

(a) 磁共振原图像 (TR 3 500 ms, TE 50 ms, FOV 3.0 cm, slice thickness 1.00 mm)   (b) 对图像(a)横向差分后取模的图像   (c) 形态学腐蚀算子对(b)的腐蚀结果

图 9.7　对磁共振差分图像的腐蚀结果

事实上,对图 9.7(a)所示的图像而言,我们可以设计一个线状的结构元素,利用普通的腐蚀算法达到和新腐蚀算子同样的效果。但是固定的结构元素很难适应复杂的要保留的线状图形,新的腐蚀算子却有这方面的自适应性。大多数情况下我们可以假定噪声点满足孤立性的要求,因此该算子对自然场景的灰度图像同样有效,而常用的固定结构元素腐蚀算法不具有这样的性能。

二、基于形态学腐蚀算子的边缘检测新方法

边缘被定义为图像局部灰度改变的位置。因此,梯度算子在边缘检测中起着十分重要的作用。但是梯度算子对图像噪声十分敏感,因而大量的边缘检测算法都是先对图像做平滑处理,而后计算梯度。这些先做低通滤波的方法的理由很明显:如果信号含有噪声,直接计算梯度将产生大量与图像边缘无关的极大值,这些极大值必须被抑制掉。Witkin[24]注意到这种对图像做高斯低通滤波的结果实际上是把原图像由细尺度空间降低到了粗尺度空间。这种在粗尺度空间边缘检测的结果会降低边缘估计的精确性,主要体现在边缘位置的偏移和细小边缘的漏检。为了克服这些困难,很多新的方法相继出现,比如频域中的优化边缘检测方法、小波边缘检测方法、基于数学形态学的边缘检测方法等。近年来基于非线性扩散滤波的边缘检测方法引起了人们的注意。但是这些新方法往往在通用性、计算量、检测效果等方面有所不足而未被广泛采用。

上一节提出的形态学腐蚀算子可以对梯度图像直接去噪而不改变图像的边缘。如果把噪声腐蚀后的梯度图像直接应用于边缘特征提取,应该获得比现有方法更好的边缘定位能力和对噪声的鲁棒性。新方法在对原图像求差分前不做平滑预处理,而是应用基于 PDE 的形态学腐蚀算子对差分图像做降噪处理,该处理过程中不会引起边缘位置的偏移,然后由降噪后的差分图像获取图像边缘。该方法克服了基于梯度的边缘检测方法必须先平滑带来的弊端,使得边缘的检测能力和定位精度有所提高。

（1）基于形态学腐蚀算子的边缘检测算法

获取对噪声不敏感的梯度图像使得利用梯度提取图像边缘成为可能。定义横向和纵向的多尺度梯度算子如下

$$d_\sigma^h(f) = \frac{f(x+\sigma, y) - f(x-\sigma, y)}{2\sigma} \tag{9.35}$$

$$d_\sigma^v(f) = \frac{f(x, y+\sigma) - f(x, y-\sigma)}{2\sigma} \tag{9.36}$$

式中,σ 为尺度因子。输入图像在 σ 尺度下梯度向量的模可表示为

$$M_\sigma = \sqrt{(d_\sigma^h)^2 + (d_\sigma^v)^2} \tag{9.37}$$

梯度向量的方向角表示为

$$A_\sigma = \arg(d_\sigma^h + i d_\sigma^v) \tag{9.38}$$

由式（9.37）、式（9.38）不难确定一幅图像的边缘位置和方向。

本节提出的边缘检测算法由以下三个步骤组成。

步骤 1:在一定的尺度下求取输入图像的纵向和横向梯度图像。本节实验中我们采用估计的办法确定尺度因子 σ。

步骤 2:对纵向和横向梯度图像分别采用式（9.33）进行形态学腐蚀运算。

步骤 3:利用式（9.37）计算边缘图像。

实际上,对一幅梯度图像的第二步形态学腐蚀运算可以多次进行,从而构成一个迭代过程。可根据图像的信噪比决定迭代次数,迭代次数越多,对噪声的滤除效果越好,但计算量越大。

（2）基于形态学腐蚀算子的边缘检测实验结果

为了验证本节提出的边缘检测方法的有效性,我们分别采用磁共振图像、小男孩图像和人工合成图像进行实验。实验中取 $h_1 = h_2 = h_3 = h_4 = 1, \Delta t = \sqrt{2}/4, c = 4 + 2\sqrt{3}$。图 9.8 为采用图 9.7(a)所示的磁共振图像的边缘检测结果。图 9.9 采用的是一幅自然图像。从图 9.8 和图 9.9 的实验结果来看,本节提出的边缘检测方法比 Canny 边缘检测方法提取的边缘有更好的连续性,视觉上也更加真实。

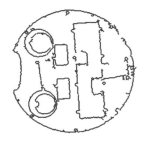 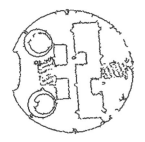

(a) 新方法边缘检测结果　　　　　(b) Canny算子边缘检测结果

图9.8　磁共振图像的边缘检测结果[σ=1,原图像为图9.7(a)]

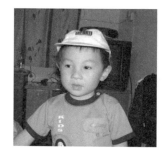 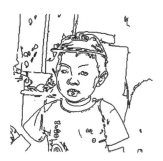

(a) 原图像(图像大小256×256像素)　　　(b) 新方法边缘检测结果

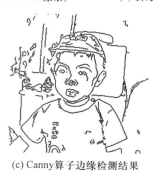

(c) Canny算子边缘检测结果

图9.9　自然图像的边缘检测结果(σ=2)

　　图9.10和图9.11验证新方法对含噪声图像做边缘检测的鲁棒性,并与Canny算子、LOG算子进行了比较。从图9.10可以看出,Canny算子和LOG算子对椒盐噪声十分敏感。尽管噪声只占了原图像的2%,但这两种算子基本上已经失效。相反,本书提出的形态学腐蚀边缘提取方法对该类噪声却有很强的抗干扰能力。图9.11是对Gaussian白噪声的抗干扰能力比较。从图中可以看

出,新算子对 Gaussian 白噪声的抗干扰能力不如对椒盐噪声那么明显（因为椒盐噪声更加接近定理 9.1 至定理 9.3 中对孤立噪声的假设），但仍然可以看出明显优于 Canny 算子和 LOG 算子。

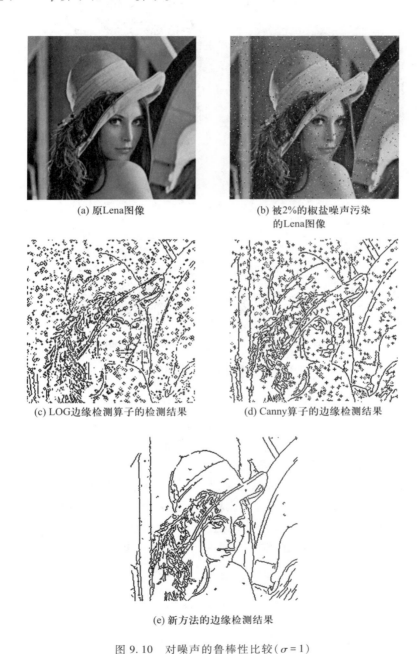

(a) 原 Lena 图像

(b) 被 2% 的椒盐噪声污染的 Lena 图像

(c) LOG 边缘检测算子的检测结果

(d) Canny 算子的边缘检测结果

(e) 新方法的边缘检测结果

图 9.10　对噪声的鲁棒性比较($\sigma = 1$)

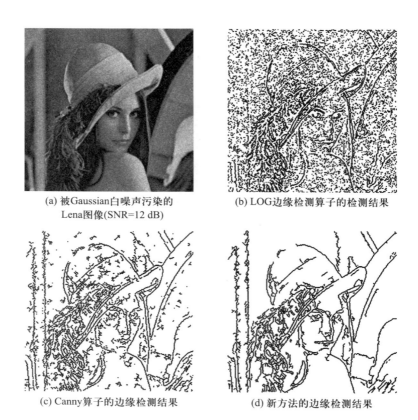

(a) 被Gaussian白噪声污染的
Lena图像(SNR=12 dB)

(b) LOG边缘检测算子的检测结果

(c) Canny算子的边缘检测结果

(d) 新方法的边缘检测结果

图 9.11　对噪声的鲁棒性比较($\sigma = 1$)

　　基于形态学腐蚀的边缘检测新方法的最大特点是无需对原图像进行降噪处理,而是直接在原图像的最细尺度上获得梯度图像。利用该梯度图像检测边缘,避免了因图像平滑而引起的图像边缘位置飘移。图 9.12 针对一幅合成图像对本书提出的边缘检测方法、Canny 边缘检测方法以及 LOG 边缘检测方法的边缘定位精度及抗噪性作了定量分析和比较。我们采用文献[25]提出的 Pratt 评价曲线(Pratt's figure of merit, PFOM)准则。可以看出在同一尺度同一信噪比下,本书提出的方法的 PFOM 值最高,在同一尺度下本书提出的方法对噪声具有较强的鲁棒性。

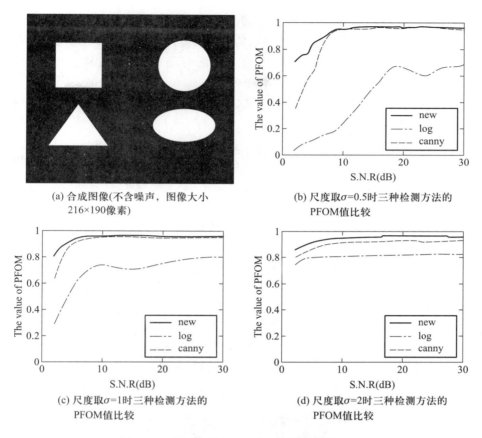

(a) 合成图像(不含噪声，图像大小
216×190像素)

(b) 尺度取σ=0.5时三种检测方法的
PFOM值比较

(c) 尺度取σ=1时三种检测方法的
PFOM值比较

(d) 尺度取σ=2时三种检测方法的
PFOM值比较

图 9.12   不同检测方法图像边缘定位精度比较

9.4   基于异质扩散的图像噪声抑制

本节利用基于偏微分方程(PDE)的形态学腐蚀新算子直接对原图像的梯度图像做非线性降噪处理,使得处理后的梯度图像在抑制噪声的同时能较好地保留图像的边缘细节。以此为基础计算扩散系数,新的各向异性扩散滤波方法能够较好地滤除噪声并保持边缘。

(1) 基于形态学腐蚀算子的异质扩散算法

在离散的情况下,一个八邻域的离散扩散方案可由下式实现

$$u_{t+\Delta t} = u_t + \Delta t(c_N \nabla_N u_t + c_S \nabla_S u_t + c_E \nabla_E u_t + c_W \nabla_W u_t$$
$$+ c_{NE} \nabla_{NE} u_t + c_{SE} \nabla_{SE} u_t + c_{NW} \nabla_{NW} u_t + c_{SW} \nabla_{SW} u_t) \tag{9.39}$$

式中, $u_0 = I$ 是输入原图像；u_t 是在尺度 t 下的逼近解；Δt 是尺度离散步长；$c_N, c_S, c_E, c_W, c_{NE}, c_{SE}, c_{NW}, c_{SW}$ 和 $\nabla_N, \nabla_S, \nabla_E, \nabla_W, \nabla_{NE}, \nabla_{SE}, \nabla_{NW}, \nabla_{SW}$ 分别表示当前点在八个方向上的扩散系数和梯度值。通常情况下,图像的梯度由差分来逼近。

为了降低扩散系数对噪声的敏感性,本书把新的形态学腐蚀算子应用于梯度图像得到如下扩散系数计算方案

$$c = e^{-\left(\frac{\|\hat{E}(\nabla_i u_t)\|}{\lambda}\right)^2} \tag{9.40}$$

这里 $\hat{E}(\cdot)$ 表示本书提出的形态学腐蚀算子[式(9.33)]。显然,对扩散滤波的每一次迭代,扩散系数的求取过程中又可以多次应用腐蚀算子,实验表明一般情况下对于自然图像腐蚀一次或两次就可以达到良好抑制噪声的目的。

（2）基于形态学腐蚀算子的异质扩散滤波实验结果

为了验证我们提出的扩散滤波系数的有效性,实验中把新方法和计算扩散系数中常见的 Perona 提出的直接利用图像梯度法、Catté 等人提出的 Gaussian 预滤波方法以及基于传统的形态学预滤波方法进行了比较。实验中都采用了式（9.23）的八邻域扩散滤波离散方案。Catté 扩散方法的高斯预滤波中取标准差为 $\pi/6$。实验中扩散系数的计算都采用梯度的高斯函数形式,尺度离散步长 Δt 取为 $1/8$,如图 9.13 和图 9.14 所示。

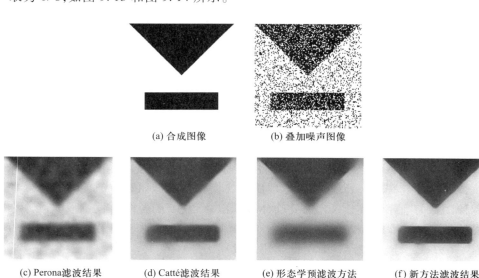

(a) 合成图像　　　　　　　(b) 叠加噪声图像

(c) Perona滤波结果　　(d) Catté滤波结果　　(e) 形态学预滤波方法　　(f) 新方法滤波结果

图 9.13　不同滤波方法结果比较

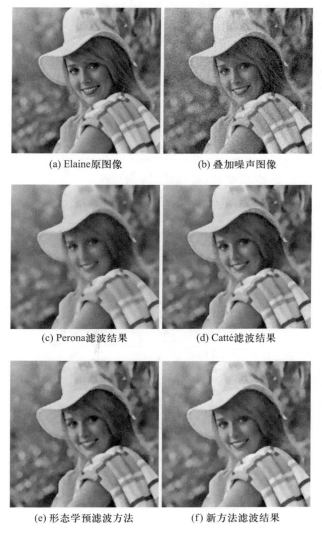

(a) Elaine原图像   (b) 叠加噪声图像

(c) Perona滤波结果   (d) Catté滤波结果

(e) 形态学预滤波方法   (f) 新方法滤波结果

图 9.14　可见光图像滤波结果比较

    对于红外图像,实验发现新方法有很好的背景杂波滤除功能。图 9.15 是新方法对红外图像的杂波滤除结果。

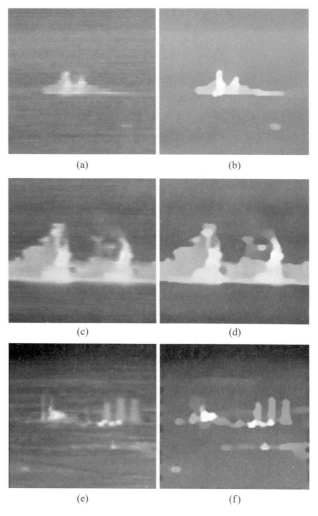

(a)　　　　　　　　　(b)

(c)　　　　　　　　　(d)

(e)　　　　　　　　　(f)

图 9.15　新方法对红外图像的杂波滤除结果，
上图中左列为原图，右列为滤波结果图像

本 章 小 结

　　本章重点介绍偏微分方程及其在图像处理中的应用。首先，介绍目前在图像处理中应用到偏微分方程理论的一些主要领域，包括医学影像、目标识别与制导、计算机视觉等。其次，引入各类各向异性图像模型，例如异质扩散滤波理论，异质扩散滤波离散方法等。最后，分别介绍几类不同的基于异质扩散的图像边缘特征提取方法，包括基于梯度图像增强的边缘提取方法，基于偏微分方程的形

态学腐蚀算子等。

　　本章教学的主要目的是让学生了解偏微分方程理论是如何在图像处理中得到应用的，从而激发学生，尤其是数学背景的学生对于图像处理学习的热忱与兴趣，为今后从事图像处理相关研究与应用创造条件。

　　本章需掌握的关键术语、概念主要包括：线性热方程，反向热方程；全变差TV模型，非线性逆扩散，各向异质扩散滤波，非线性张量扩散，结构张量矩阵；基于PDE的形态学膨胀和腐蚀算子，多尺度膨胀和腐蚀算子；基于形态学腐蚀算子的边缘检测方法，基于形态学腐蚀算子的异质扩散滤波等。

　　本章学习的难点是要让学生理解为什么偏微分方程可以在图像处理中得到广泛应用；哪些物理模型的偏微分方程可以用来进行图像模型的描述，或者进行图像处理的应用。

参 考 文 献

[1] Caselles V, Morel J M, Sapiro G, et al. Introduction to the special issue on partial differential equations and geometry-driven diffusion in image processing and analysis[J].IEEE Transactions on Image Processing,1998,7(3):269−273.

[2] Weikert J. Theoretical foundations of anisotropic diffusion in image processing [J].Computing. Supplement(Wien),1996,11:221−236.

[3] Perona P, Malik J. Scale-space and edge detection using anisotropic diffusion [J].IEEE Transactions on Pattern Analysis and Machine Intelligence,1990,12 (7):629−639.

[4] Elder J H, Zucker S W. Local scale control for edge detection and blur estimation [J].IEEE Transactions on Pattern Analysis and Machine Intelligence,1998,20 (7):699−716.

[5] Liang P, Wang F Y. Local scale controlled anisotropic diffusion with local noise estimate for image smoothing and edge detection [M]. Washington: IEEE Computer Society,1998:193−200.

[6] You Y L, Xu W Y, Tannenbaum A, et al, Behavioral analysis of anisotropic diffusion in image processing[J].IEEE Transaction on Image Processing. 1996,5 (11):1539−1553.

[7] Black M J, Sapiro G, Marimont D H, et al. Robust Robust anisotropic diffusion and sharpening of scalar and vector images[R].Santa Barbara:IEEE Computer Society,1997.

[8] Catté F, Lions P L, Morel J M, et al. Image Selective Smoothing and Edge Detection by Nonlinear Diffusion[J].SIAM Journal on Numerical Analysis,1992,29

(1):182-192.

[9] Segall C A, Acton S T. Morphological anisotropic diffusion[R].Santa Barbara: IEEE Computer Society,1997.

[10] Weickert J,Scharr H. A scheme for coherence-enhancing diffusion filtering with optimized rotation invariance[J].Journal of Visual Communication and Image Representation,2002,13(1-2):103-118.

[11] Bigun J,Granlund G H. Optimal orientation detection of linear symmetry[R]. Linköpings:IEEE Computer Society,1987.

[12] Forstner W,Gulch E. A fast operator for detection and precise location of distinct points,corners and centres of circular features[R].Interlaken:ISPRS Intercommission Workshop,1987.

[13] Jahne B. Spatio-temporal image processing[J].Lecture Notes in Computer Science,1993,751:142-152.

[14] Kass M,Witkin A. Analyzing oriented patterns[J].Computer Vision,Graphics, and Image Processing,1987,37(3):362-385.

[15] Rao A R,Schunck B G. Computing oriented texture fields[J].CVGIP:Graphical Models and Image Processing,1991,53(2):157-185.

[16] Bernd J,Horst H. Performance characteristics of low-level motion estimators in spatiotemporal images[R].Braunschweig,Springer,1997.

[17] Hauecker H,Jahne B. A tensor approach for precise computation of dense displacement vector fields[J].Informatik Aktuell,1997:199-208.

[18] Weickert J. Coherence-enhancing difusion filtering[J].International Journal of Computer Vision,1999,31:111-127.

[19] Weickert J. Coherence-enhancing difusion of colour images[J].Image and vision computing,1999,17:199-212.

[20] Van den Boomgaard R,Smeulders A. The morphological structure of images:the differential equations of morphological scale-space[J]. IEEE Transactions on Pattern Analysis and Machine Intelligence,1994,16(11):1101-1113.

[21] Van den Boomgaard R. Numerical solution schemes for continuous-scale morphology[J].Lecture Notes in Computer Science,1999:199-210.

[22] Osher S,Sethian J A. Fronts propagating with curvature-dependent speed:algorithms based on Hamilton-Jacobi formulations[J]. Journal of Computational Physics,1988,79:12-49.

[23] Brockett R W,Maragos P. Evolution equation for continuous-scale morphological filtering[J].IEEE Transactions on Signal Processing,1994,42(12):3377-3386.

[24] Witkin A P. Scale-space filtering[R].Karlsruhe:Morgan Kaufmann Publishers Inc,1983.

[25] Pratt W K. Digital image processing[M].NewYork:Publisher John Wiley & Sons,1991,20−23.

习　　题

9.1　理解基于热扩散方程的图像处理模型,说出扩散系数、流函数在扩散中的作用。

9.2　实验验证非线性标量扩散和张量扩散的图像处理效果差异。

9.3　复习数学形态学的概念,理解基于方程的形态学模型。

9.4　采用 MATLAB 实现基于形态学腐蚀算子的异质扩散算法,并对一幅超声图像进行处理。

第十章

图 像 压 缩

第 11 讲

　　图像压缩是数据压缩技术在数字图像处理中的应用,它的目的是降低图像数据中的冗余信息,从而用更加高效的格式存储和传输数据。图像的数字化表示过程中通常都要占用很大的比特数,原因在于数字化过程中存在大量的冗余表示。图像数据的冗余主要表现为:图像中相邻像素间的相关性引起的空间冗余;图像序列中不同帧之间存在相关性引起的时间冗余;不同彩色平面或频谱带的相关性引起的频谱冗余;用相同码长表示不同出现概率的符号造成的符号冗余度;人的眼睛并不是对所有视觉信息都具有相同的敏感度,那些对人眼并不敏感的信息称为心理视觉冗余。数据压缩的目的就是通过去除这些数据冗余来减少表示数据所需的比特数。随着医学成像技术和计算机技术的发展,数字化医学图像在医学临床诊断和教学研究中的应用日益广泛。一方面随着从 X 射线、计算机断层扫描(CT)、磁共振(MRI)、超声成像到正电子发射断层显像(PET)等方法的出现和发展,医学影像的质量越来越高,进而在医学诊断中起着举足轻重的作用;另一方面,医学影像所携带的信息量也越来越大,特别是在医院使用 PACS 系统和远程医疗诊断系统的过程中,均需要大量的存储空间来存储和传输图像。医学图像压缩编码现已成为医疗信息学一个重要的研究方向,它要求重构图像不能有明显的失真,并可以满足日益庞大的医学图像数据的压缩和传输任务。

10.1　图像压缩的一般过程

　　图像压缩系统包含两个基本的模块:编码和解码模块,解码模块可以理解为编码模块的逆过程。编码过程可以概括成图 10.1 所示的三个步骤,原始图像经映射变换后的数据再经量化器和编码器成为码流输出。解码器则通过相反的步骤复原输入图像。

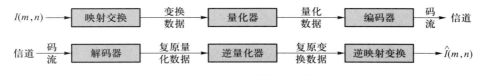

图 10.1　图像压缩系统功能模块图

一、映射变换

映射变换通常是可逆的,变换结果往往也没有直接减少数据表达量,但是通过映射可以改变图像数据间的特性,使之更加有利于进一步的压缩编码(比如离散余弦变换 DCT、K-L 变换等)。映射变换与编码器、量化器相配合,应能够充分消除图像的各种冗余度。

二、量化器

在有损压缩编码中要对映射后的数据进行量化,该过程依据预先定义的允许失真度准则减少映射后的数据精度,该过程减少心理视觉冗余度。若量化是对映射后的数据逐个进行的,则称标量量化。若量化是成组地进行,则称向量量化。量化总会造成某些信息的丢失,即量化失真或量化噪声。为使失真减小,量化就应该更加精细,但压缩比会降低。量化器的引入是图像编码产生失真的主要根源,在复原图像与原图像要求完全一致的情况下就不能使用量化器,但这样一来,压缩比难以提高。在多数应用中,存在少量失真是允许的,只要把失真的程度和性质控制在允许的范围内,就可以在满足应用要求的前提下提高压缩比。

三、编码器

这一步用来消除符号编码的冗余度,它一般不产生失真,理想的情况是使编出的码流的平均码长等于量化后数据的信息熵。

上述三个步骤之间是相互联系相互制约的,对有些编码方法,如预测编码或变换编码,映射变换后数据量并没有减少,甚至因动态范围的加大而使数据量略有增加,但是它为后两步做了准备,使它们能有效发挥作用。但在模型编码中,经映射变换后得到的模型参数,其数据量已大大小于原始图像,即第一步已实现了很大的压缩,后面的量化编码则是做进一步的压缩,其情况和波形编码、变换编码有很大的不同。

10.2　图像压缩方法的分类

图像编码压缩的方法目前已有多种,其分类方法视出发点不同而有差异,常见的有:(1)无损压缩法。该方法的核心是基于统计模型,减少或完全去除源数据流中的冗余,同时保持信息不变。如把图像数据中出现概率大的灰度级以短的代码表示,概率小的灰度级用相对长的代码表示,处理的平均码长必然短于末编码压缩前的平均码长。在解码过程中,可以根据相对应的规则或算法,将冗余量插入到图像数据中去,严格恢复原图像,实现编码与解码的互逆。著名的霍夫曼(Huffman)编码、香农(Shannon)编码就属于这一类。(2)有损压缩法。这是一种以牺牲部分信息量为代价而换取缩短平均码长的编码压缩方法。由于其在压缩过程中在允许的前提下丢失一部分信息,所以图像还原后与压缩前不会完全一致,故人们将这种压缩称之为有损压缩。以上分类是以信息保真为出发点的,若以具体编码技术来考虑,又可分为预测编码、变换编码、统计编码、轮廓编码、模型编码等。

10.3　无损压缩方法

一、信息量和信息熵

(1)事件的信息量

传输信息时若接收者事先就完全知道所传的内容,他便没有得到任何信息。反之,若传输的内容使他感到意外,他便得到了很多信息。接收者所得到的信息量,在数量上就等于通信前后"不确定性"的消除量(减少量)。若将事件看作是随机变量,则事件出现概率越大,它的不确定程度就越小;反之就大。因此,信息量是概率的单调递减函数:$I(x_j) = -\log_2 p(x_j)$,$x_j = 1, 2, \cdots, n$;$p(x_j)$表示事件x_j发生的概率。

(2)信源的信息熵

熵的概念最先在 1864 年首先由克劳修斯提出,并应用在热力学中,后来在 1948 年由克劳德·艾尔伍德·香农第一次引入到信息论中来,它可以用于量化一个随机变量的不确定程度。在离散的情况下信号源 X 发出的 $x_j(j = 1, 2, \cdots, n)$,共 n 个事件的信息统计平均(数学期望值)是信源 X 的熵(entropy),可以表示为

$$H(X) = E\{I(X_j)\} = -\sum_j p(x_j)\log_2 p(x_j) \tag{10.1}$$

(3)信源信息熵具有如下性质:

① H 的单位为比特。

② 当等概率事件时,$H = -\sum (1/n)\log_2(1/n) = \log_2 n$。

③ 当某事件 x_j 必然出现时,$p(x_j) = 1$,其余 $p(x_j) = 0$,则 $H = 0$。

④ 信息熵满足 $0 \leq H(X) \leq \log_2 n$。

⑤ 当平均码长 $n > H(X)$ 时,则有信息冗余。

⑥ 平均码长 n 不可能小于 $H(X)$，当 $n=H(X)$ 时为最佳，编码的努力方向是使平均码长接近 $H(X)$。

信息熵的意义不仅在于作为不确定程度或信息量大小的度量，而且在于它的应用。熵 H 是信息源编码的主要参考参数，是信源压缩可望达到的极限目标。由熵的计算可以确定最佳的编码方案（码长最短的方案），以及在什么条件下编码，码字才能充分反映信源的信息。

二、霍夫曼编码

（1）霍夫曼编码基础

霍夫曼编码是 1952 年为文本文件而建立的，是一种统计编码。目前，各种压缩技术都是建立在霍夫曼编码的基础上，并加以各种改进而形成的。在变字长码中，对于出现概率大的信息符号编以短字长的码，对于出现概率小的信息符号编以长字长的码。对统计独立信源达到最小平均码长的编码方法，具有唯一可译性。

（2）霍夫曼编码原理

霍夫曼编码是一种不等长格式的编码方案，在各信息符号以非均匀频率出现的情况下，用最短的二进制位表示出现频率最高的信息符号，而用较长的二进制位表示出现频率较低的信息符号，从而使平均码长缩短。

霍夫曼编码原理：如果码字长度严格按照符号概率的大小的相反顺序排列，则平均码字长度一定小于按任何其他符号顺序排列方式得到的码字长度。

证明：定义 L_i 为符号 a_i 码字的长度，则有平均码字长度为：$N_0 = \sum_i L_i p(a_i)$，式中，$L_i < L_s$ 且 $p(a_i) > p(a_s)$。若有 $L_i > L_s$ 且 $p(a_i) > p(a_s)$，则两项交换后得到 N'_0，则平均字长之差为：

$$N'_0 - N_0 = L_i p(a_s) + L_s p(a_i) - [L_i p(a_i) + L_s p(a_s)]$$
$$= L_i [p(a_s) - p(a_i)] + L_s [p(a_i) - p(a_s)]$$
$$= [L_i - L_s][p(a_s) - p(a_i)] > 0$$

证毕。

（3）霍夫曼编码算法

① 将信源符号按概率递减顺序排列。

② 将两个最小出现概率进行合并相加，得到的结果作为新符号的出现概率，并按①重排。

③ 重复进行步骤①和②直到概率相加的结果等于 1。

④ 在每次合并信源时，概率大的符号用编码"0"表示，概率小的符号用编码"1"表示。

⑤ 寻找从每一信源符号到概率为 1 处的路径,记录路径上的"1"和"0"。

⑥ 写出每一符号的"1""0"序列。如图 10.2 所示。

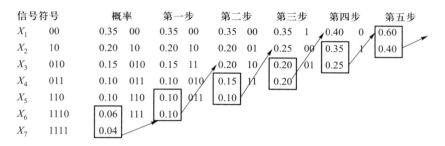

图 10.2　霍夫曼编码示意图

（4）霍夫曼编码性质

① 霍夫曼方法构造出来的最佳码不是唯一的。因为:在给两个分支赋值时,可以是左支（或上支）为 0,也可以是右支（或下支）为 0,造成编码的不唯一;当两个消息的概率相等时,谁前谁后也是随机的,构造出来的码字就不是唯一的。

② 霍夫曼编码码字字长参差不齐,因此硬件实现起来不大方便。

③ 霍夫曼编码对不同的信源的编码效率是不同的。当信源概率是 2 的负幂时,霍夫曼编码的编码效率达到 100%。当信源概率相等时,其编码效率最低。只有在概率分布很不均匀时,霍夫曼编码才会收到显著的效果,而在信源分布均匀的情况下,一般不使用霍夫曼编码。

④ 对信源进行霍夫曼编码后,形成了一个霍夫曼编码表。解码时,必须参照霍夫曼编码表才能正确译码。

在信源的存储与传输过程中必须首先存储或传输霍夫曼编码表,在实际计算压缩效果时,必须考虑霍夫曼编码表占有的比特数。在某些应用场合,信源概率服从于某一分布或存在一定规律（这主要由大量的统计得到）,这样就可以在发送端和接收端固定霍夫曼编码表,在传输数据时就省去了传输霍夫曼编码表,这种方法称为霍夫曼编码表缺省使用。使用缺省的霍夫曼编码表有两点好处:① 降低了编码的时间,改变了编码和解码的时间不对称性;② 便于用硬件实现,编码和解码电路相对简单。这种方法适用于实时性要求较高的场合。虽然这种方法对某一个特定应用来说不一定最好,但从总体上说,只要霍夫曼编码表基于大量概率统计,其编码效果是足够好的。

10.4　有损压缩方法

一、小波变换

小波变换是当前数学中一个迅速发展的新领域,它同时具有理论深刻和应用广泛的双重意义。与傅里叶变换、窗口傅里叶变换(伽柏变换)比较,它是一个时间和频率的局域变换。小波变换能够有效地从信号中提取信息,通过伸缩和平移等运算功能对函数或信号进行多尺度细化分析(multiscale analysis),解决了傅里叶变换不能解决的许多困难问题。它是调和分析发展史上的重要里程碑。

(1)时域(空域)与频域

时域(空域)信号能直观地反映随时间(空间位置)信号的变化(波动)情况。通过狄拉克函数可以抽取时间轴上(空间位置)任意一点的幅值[式(10.2)],这给人们观察信号的幅值变化带来了极大方便。这就像当我们听音乐时,能够知道每一时刻声音的响亮程度,从而可以通过调节音量的大小使我们的耳朵感到最舒适。另外一个问题就是频率问题。钢琴上不同键盘可敲出不同频率的声音,人们对它的感觉也不一样。1807 年法国的热学工程师傅里叶提出任意函数都能展开成三角函数的无穷级数的创新概念。图 10.3 是由六种不同频率正弦信号合成的声音信号。图 10.4 是对应的六种不同频率的正弦信号。怎样才能直接从合成信号中获得它的正弦波构成情况呢? 以下定义的傅里叶变换就解决了这样一个问题

$$F(\omega) = \frac{1}{2\pi} \int_{-\infty}^{+\infty} f(x) e^{-i\omega x} dx \qquad (10.2)$$

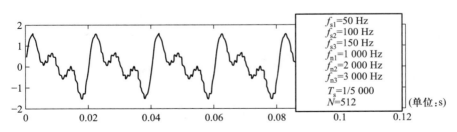

图 10.3　由六种不同频率正弦信号合成的声音信号

图 10.5 是图 10.3 中合成信号的频谱,可以从频谱图中清楚地看到六个合成信号中的五个正弦信号的频率和振幅的分布情况。因采样频率的不足,第六个正弦信号的频谱未能够反映出来。从式(10.2)中可以看出,由于正弦信号的

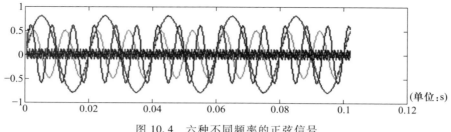

图 10.4 六种不同频率的正弦信号

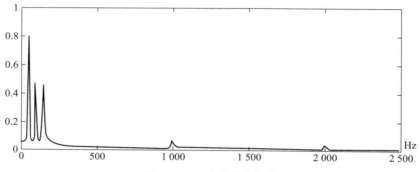

图 10.5 合成信号的频谱

正交性,只有与给定频率正弦函数相关的信号分量对傅里叶变换结果有贡献,所以傅里叶变换实际上就是利用给定频率的正弦函数在整个时间(空间)轴上的信息提取过程。对于平稳信号,它能够较好地反映构成时域信号各个分量的组成情况,但是对于瞬变信号,傅里叶分析却是无能为力。图 10.6 中上图是带有瞬变信号的合成信号,下图是它所对应的傅里叶变换。在时域中我们可以知道瞬变信号的位置信息,却不了解它的任何频率构成信息;反之,在频率域我们能够得到信号的频率构成,却丢失了瞬变信号的位置信息。

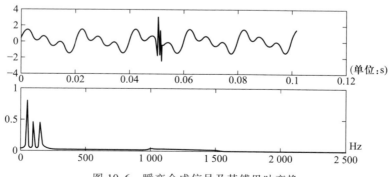

图 10.6 瞬变合成信号及其傅里叶变换

产生上述问题的原因在于信号抽取变换时所采用的核函数——狄拉克函数和频谱分析时所采用的傅里叶变换核函数——正弦函数极端的物理特性。狄拉克函数在时间轴上是一个脉冲,可以精确反映信号的位置信息,但是在频率域,它却覆盖了整个频率轴

$$\delta(x) = \begin{cases} 1, x = 0 \\ 0, 其他 \end{cases} \tag{10.3}$$

$$|\hat{\delta}(\omega)| = |F(\delta(x))| = 1 \tag{10.4}$$

同样的,正弦函数在频率轴上是一个脉冲,却覆盖了整个时间轴

$$|e^{i\omega x}| = 1 \tag{10.5}$$

$$F(e^{i\omega x}) = \begin{cases} 1, \omega = 0 \\ 0, 其他 \end{cases} \tag{10.6}$$

在时-频平面上来看,它们都是一条直线,如图 10.7 所示。

从时-频表示上可以看出,为了某一方面的精确性,信号抽取变换和傅里叶变换所用的核函数走了两个极端。人们自然想到能否找到一种在时间和频率两方面都能刻画的变换手段呢? Gabor 变换和小波变换正是在这种思想的启发下产生的。

(2)连续小波变换及其时频局部化特点

在剖析了傅里叶变换存在的不足之后,因发明全息照相技术而获得诺贝尔奖的丹尼斯·伽柏于 1946 年提出了一种加窗傅里叶变换(又称之为伽柏变换)[1][2]

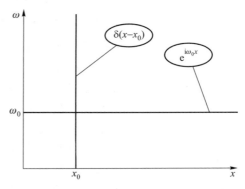

图 10.7　狄拉克函数 $\delta(x-x_0)$ 和正弦函数 $e^{i\omega_0 x}$ 的时频表示(Heisenberg 表示)

$$F_g(\omega) = <f(t), g(t-s)e^{-i\omega t}>$$

$$= \int_{-\infty}^{+\infty} f(t)g(t-s)e^{-i\omega t}dt \tag{10.7}$$

式中,$<\cdot,\cdot>$表示 $L^2(\mathbf{R})$ 空间的内积。$g(t)$ 通常是 Gaussian 函数,它在时间域中是一个窗函数,在频率域中也仍然是一个窗函数。窗函数的定义为:如果函数 $W(t)$ 和 $tW(t)$ 同属于 $L^2(\mathbf{R})$,则称函数 $W(t)$ 为 $\mathbf{R}$ 上的窗函数。窗口函数 $W(t)$ 在时域中的窗口中心 t^* 及有效时带半径 Δ 由下式给出

$$t^* = \frac{1}{\|W\|_2^2} \int_{-\infty}^{+\infty} t |W(t)|^2 dt$$

$$\Delta = \frac{1}{\|W\|_2^2}\left(\int_{-\infty}^{+\infty}(t-t^*)^2\,|\,W(t)\,|^2\mathrm{d}t\right)^{1/2}$$

窗口函数在时域中的有效时带为$[t^*-\Delta, t^*+\Delta]$。同样,对应频域中窗口函数$\frac{1}{2\pi}\hat{W}(\omega)$的中心频率$\omega^*$及有效频带半径$\hat{\Delta}$为

$$\omega^* = \frac{1}{2\pi}\frac{1}{\|\hat{W}\|_2^2}\int_{-\infty}^{+\infty}\omega\,|\,\hat{W}(\omega)\,|^2\mathrm{d}\omega$$

$$\hat{\Delta} = \frac{1}{\|\hat{W}\|_2}\left(\int_{-\infty}^{+\infty}(\omega-\omega^*)^2\,|\,\hat{W}(\omega)\,|^2\mathrm{d}\omega\right)^{1/2}$$

窗口函数在频域中的有效频带为$[\omega^*-\hat{\Delta}, \omega^*+\hat{\Delta}]$。

对加窗傅里叶变换,窗口函数$W_{s,\omega}(t)=\mathrm{e}^{-\mathrm{i}\omega t}g(t-s)$在时域上的有效时带为$[t^*+s-\Delta_g, t^*+s+\Delta_g]$(其中$t^*$和$\Delta_g$是窗函数$g$的中心和半径),而对应频域中的分析窗口函数的有效频带为$[\omega^*+\omega-\Delta_{\hat{g}}, \omega^*+\omega+\Delta_{\hat{g}}]$(其中$\omega^*$和$\Delta_{\hat{g}}$是窗函数$\hat{g}$的中心和半径),这样窗口傅里叶变换分析函数的"时-频窗口"为:$[t^*+s-\Delta_g, t^*+s+\Delta_g]\times[\omega^*+\omega-\Delta_{\hat{g}}, \omega^*+\omega+\Delta_{\hat{g}}]$。

这个"时-频窗口"的大小是恒定的(如图10.8所示)。也就是说,无论我们分析信号的什么频率成分,加窗傅里叶变换都只能提供大小恒定的分析窗口去"观察"信号,这当然不能满足人们的需要。对于高频瞬态信号部分(频带一般较宽),人们自然希望应用时间窗较窄而频率窗较宽的窗口函数;相反,对于平稳信号部分,则希望应用时间窗较宽而频率窗较窄的窗口分析函数。特别是对于图像信号,一般情况下图像的低频信号占有主要能量(纹理图像除外),但是图像的边缘(可以认为是瞬态信号)却是人

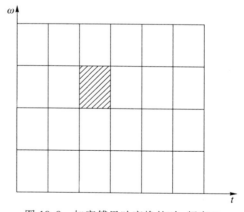

图10.8 加窗傅里叶变换的时-频窗口

们十分关注的对象。能不能找到一种可以自动调节时间和频率窗口宽度的变换核函数呢? 小波函数就具有这样的特性。

所谓小波,是指满足一定条件的一个能量有限的函数。这一条件通常称之为允许条件

$$\int_{-\infty}^{+\infty}\frac{|\,\hat{\Psi}(\omega)\,|^2}{|\omega|}\mathrm{d}\omega < \infty \tag{10.8}$$

式中，$\hat{\Psi}(\omega)$ 是 $\Psi(x)$ 的傅里叶变换。允许条件是小波变换存在逆变换所必需的。在某种意义下（即 $\Psi(x) \in L^{-1}(\mathbf{R})$ 及 $|\Psi(x)| \leqslant C(1+|x|)^{-(1+\varepsilon)}, \varepsilon > 0$），允许条件等价于 $\int_{-\infty}^{+\infty} \Psi(x) \mathrm{d}x = 0$。其中

$$\Psi(x) = \begin{cases} 1 & 0 \leqslant x < 1/2 \\ -1 & 1/2 \leqslant x < 1 \\ 0 & \text{其他} \end{cases}$$

常见小波有 Harr 小波、墨西哥帽小波（又称为 Marr 小波）、Morlet 小波、样条小波及各种正交和双正交小波以及后面将要提到的多小波等。

　　小波函数也称之为基小波或母小波，通过母小波函数的平移和拉伸就产生了一个适合于分析信号不同频率成分的函数簇：$\Psi_{a,b}(x) = |a|^{-1/2} \Psi\left(\dfrac{x-a}{b}\right)$。对于一个能量有限的信号（用数学语言来说即 $L^2(\mathbf{R})$），我们称 $W_f(a,b) = \int_{-\infty}^{+\infty} f(t) \Psi_{a,b}(t) \mathrm{d}t$ 为连续小波变换。与信号的连续傅里叶变换一样，连续小波变换在时域和变换域内保持信号的能量不变，即：$\int_{-\infty}^{+\infty} |f(t)|^2 \mathrm{d}t = \dfrac{1}{C_\Psi} \int_{-\infty}^{+\infty} \int_{-\infty}^{+\infty} |W_f(a,b)|^2 \dfrac{\mathrm{d}a\mathrm{d}b}{a^2}$，其中 $C_\Psi = \int_{-\infty}^{+\infty} \dfrac{|\hat{\Psi}(\omega)|^2}{|\omega|} \mathrm{d}\omega$。由变换域内的信号可以精确重构时域内原信号，即存在连续小波变换的逆变换：$f(t) = \dfrac{1}{C_\Psi} \int_0^{+\infty} W_f(a,$

$b) \tilde{\Psi}_{a,b}(t) \dfrac{\mathrm{d}a}{a^2} \mathrm{d}b$。其中 $\tilde{\Psi}(t) \in L^2(\mathbf{R})$ 是小波函数 $\Psi(t)$ 的对偶。对小波变换，分析窗口函数 $\Psi_{a,b}(t)$ 在时域上的有效时带为 $[b+at^*-a\Delta_\Psi, b+at^*+a\Delta_\Psi]$，其中 t^* 和 Δ_Ψ 分别为小波函数 Ψ 的中心和半径，对应的频域中的分析窗口函数的有效频带为 $\left[\dfrac{\omega^*}{a}-\dfrac{\Delta_{\hat{\Psi}}}{a}, \dfrac{\omega^*}{a}+\dfrac{\Delta_{\hat{\Psi}}}{a}\right]$，式中，$\omega^*$ 和 $\Delta_{\hat{\Psi}}$ 分别是函数 $\hat{\Psi}(\omega)$ 的中心和半径，这样小波变换分析函数的"时-频窗口"（如图 10.9 所示）为 $[b+at^*-a\Delta_\Psi, b+at^*+a\Delta_\Psi] \times \left[\dfrac{\omega^*}{a}-\dfrac{\Delta_{\hat{\Psi}}}{a}, \dfrac{\omega^*}{a}+\dfrac{\Delta_{\hat{\Psi}}}{a}\right]$。

　　当人们要分析信号中的高频成分

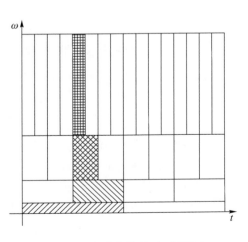

图 10.9　小波变换的时-频窗口

时,可以将频域中分析窗口的中心频率——$\dfrac{\omega^*}{a}$移到高频位置上去。由于 ω^* 是固定的,这就意味着小波变换会自动选择较小的 a 对应的窗口函数去分析信号。而 a 较小时,窗口函数对应的有效时带宽度 $2a\Delta_\psi$ 也较小,因此在分析信号的高频成分时,小波变换会自动选择较窄的时窗去"观察"信号;反之,对于信号的低频成分,小波变换将自动选择较宽的时窗去"观察"信号。这就是小波变换所特有的"自动变焦"性质,这一特性是小波变换在分析非平稳的时变信号时要优于经典的短时傅里叶变换及伽柏变换的主要原因。

（3）小波变换的实现（Mallat 算法和卷积）

利用多尺度分析,Mallat 提出了快速小波变换算法。这种方法是用由小波基构造的低通滤波器 h_k 和高通滤波器 g_k 分别对信号以及其低通信号逐级分解,得到的高通信号则为小波系数。由双尺度方程

$$
\begin{cases}
\varphi(t) = \sum_{k \in \mathbf{Z}} h_k \varphi(2t - k) \\
\Psi(t) = \sum_{k \in \mathbf{Z}} g_k \Psi(2t - k)
\end{cases}
\tag{10.9}
$$

（其中 $\mathbf{Z}$ 是整数）联合分解关系

$$
\varphi(2t - l) = \sum_{k \in \mathbf{Z}} \{ h_{l-2k} \varphi(t - k) + g_{l-2k} \Psi(t - k) \}
\tag{10.10}
$$

可以得到小波分解和恢复的快速算法（Mallat 算法）

$$
\begin{cases}
c_k^{j-1} = \sum_{l \in \mathbf{Z}} h_{l-2k} c_l^j \\
d_k^{j-1} = \sum_{l \in \mathbf{Z}} g_{l-2k} c_l^j
\end{cases}
\qquad j = 1, 2, 3
\tag{10.11}
$$

$$
c_k^j = \sum_{l \in \mathbf{Z}} \{ p_{k-2l} c_l^{j-1} + q_{k-2l} d_l^{j-1} \}
\tag{10.12}
$$

这里 p_k、q_k 是恢复滤波器。我们看一下信号处理中常用的相关算法 $r_{xy}(t) = \int_{-\infty}^{+\infty} x(\tau - t) y(\tau) \mathrm{d}\tau$ 的离散形式

$$
r_{xy}(k) = \sum_{l = -\infty}^{+\infty} x_{l-k} y_l
\tag{10.13}
$$

可以看出,一次小波分解和相关算法的关系在于小波分解等价于相关运算后进行一次下抽样（downsampling）。对于利用相关算法实现的多级小波分解,如果不进行下抽样,只需在每一次小波分解前对小波滤波器每一个系数中间进行插零运算（上抽样,upsampling）。讨论这样一个问题的原因在于利用小波做信号特征提取等运算中往往并不希望 Mallat 算法的"数据量减半"结果,因此利用相关算法是实现小波分解的另一有效途径。因为卷积运算和相关运算有着十

180

分简单的关系,也可以利用卷积运算实现小波分解

$$r_{xy}(k) = x(k) * y(-k) \qquad (10.14)$$

对于二维的信号,例如一幅图像,进行小波分解需要用到二元小波基 $\Psi(x,y)$,在实际应用中所选的二元小波基函数通常是可分离的,即:$\Psi(x,y) = \Psi_1(x)\Psi_2(y)$。

设一元尺度函数 $\varphi_1(x)$ 生成一个多分辨分析 $\{V_1^k\}$(详见参考文献[6]),$\varphi_2(y)$ 生成一个多分辨分析 $\{V_2^k\}$,V_1^k 和 V_2^k 生成的张量积空间为

$$V^k = V_1^k \otimes V_2^k \qquad (10.15)$$

式中,符号 $\otimes$ 表示子空间的张量积。由于 V_1^k 的基底为 $\{2^{k/2}\varphi_1(2^k x - j)\}$,$V_2^k$ 的基底为 $\{2^{k/2}\varphi_2(2^k y - l)\}$,所以 V^k 的基底为

$$\{2^k \varphi_1(2^k x - j)\varphi_2(2^k y - l)\} \qquad (10.16)$$

对于二元函数 $f(x,y)$,引入记号

$$f_{k;j,l}(x,y) = 2^k f(2^k x - j, 2^k y - l) \qquad (10.17)$$

记

$$\varphi(x,y) = \varphi_1(x)\varphi_2(y) \qquad (10.18)$$

则 $\{\varphi_{k;j,l}(x,y):j,l \in \mathbf{Z}\}$ 是 V^k 的基底。所以,$\{V^k\}$ 形成 $L^2(\mathbf{R}^2)$ 中的一个多分辨分析,而 $\varphi(x,y)$ 是相应的尺度函数。

设 V_1^k 关于 V_1^{k+1} 的补空间是 W_1^k,V_2^k 关于 V_2^{k+1} 的补空间是 W_2^k,即

$$V_1^{k+1} = V_1^k \dotplus W_1^k$$
$$V_2^{k+1} = V_2^k \dotplus W_2^k \qquad (10.19)$$

现 Ψ_1^k 生成 W_1^k,Ψ_2^k 生成 W_2^k,这时

$$V^{k+1} = V_1^{k+1} \otimes V_2^{k+1}$$
$$= (V_1^k \dotplus W_1^k) \otimes (V_2^k \dotplus W_2^k) \qquad (10.20)$$
$$= V_1^k \otimes V_2^k \dotplus V_1^k \otimes W_2^k \dotplus W_1^k \otimes V_2^k \dotplus W_1^k \otimes W_2^k$$
$$= V^k \dotplus W^k$$

其中

$$W^k = W_{(1)}^k \dotplus W_{(2)}^k \dotplus W_{(3)}^k \qquad (10.21)$$

这里

$$W_{(1)}^k = V_1^k \otimes W_2^k, \quad W_{(2)}^k = W_1^k \otimes V_2^k, \quad W_{(3)}^k = W_1^k \otimes W_2^k \qquad (10.22)$$

记 $\Psi_1(x,y) = \varphi_1(x)\Psi_2(y)$,$\Psi_2(x,y) = \Psi_1(x)\varphi_2(y)$,$\Psi_3(x,y) = \Psi_1(x)\Psi_2(y)$,则 $W_{(1)}^k$,$W_{(2)}^k$,$W_{(3)}^k$ 的基底依次为

$$\{\Psi_1^{k;j,l}:j,l \in \mathbf{Z}\}, \quad \{\Psi_2^{k;j,l}:j,l \in \mathbf{Z}\}, \quad \{\Psi_3^{k;j,l}:j,l \in \mathbf{Z}\}$$

与一元只有一个尺度函数和一个小波函数不同的是,二元情形有一个尺度函数和三个小波函数。

设 $f_k(x,y) \in V_k, g_k(x,y) \in W_k$,则

$$f_{k+1}(x,y) = f_k(x,y) + g_k(x,y) \tag{10.23}$$

因此,对于 $f(x,y) \in L^2(\mathbf{R}^2)$,则对充分大的 N,用 $f_N(x,y) \in V_N$ 可以非常好地逼近 $f(x,y)$,所以 $f_N(x,y)$ 具有分解

$$f_N = g_{N-1} + g_{N-2} + g_{N-3} + \cdots + g_{N-M} + f_{N-M} \tag{10.24}$$

其中对任何 $k, f_k \in V_k$ 和 $g_k \in W_k$。这时 $g_k \in W_k$ 还可以进一步分解为

$$g_k = g_1^k + g_2^k + g_3^k, g_i^k \in W_i^k \tag{10.25}$$

由一元双尺度方程

$$\begin{cases} \varphi_1(x) = \sum_n p_1^n \varphi_1(2x - n) \\ \Psi_1(x) = \sum_n q_1^n \Psi_1(2x - n) \end{cases} \tag{10.26}$$

$$\begin{cases} \varphi_2(y) = \sum_n p_2^n \varphi_2(2y - n) \\ \Psi_2(y) = \sum_n q_2^n \Psi_2(2y - n) \end{cases} \tag{10.27}$$

及一元分解关系

$$\varphi_1(2x - l) = \sum_n \{ a_1^{l-2n} \varphi_1(x - n) + b_1^{l-2n} \Psi_1(x - n) \} \tag{10.28}$$

$$\varphi_2(2y - j) = \sum_m \{ a_2^{j-2m} \varphi_2(y - m) + b_2^{j-2m} \Psi_2(y - m) \} \tag{10.29}$$

同一元 Mallat 算法推导类似,可以得到二元函数的小波分解快速算法

$$\begin{cases} c_{k;m,n} = \sum_{l,j} a_{l-2n,j-2m} c_{k+1;l,j} \\ d_{k;m,n}^i = \sum_{l,j} b_{l-2n,j-2m}^i c_{k+1;l,j} \end{cases} \quad i = 1,2,3 \tag{10.30}$$

其中

$$a_{l-2n,j-2m} = a_1^{l-2n} a_2^{j-2m}, b_{l-2n,j-2m}^1 = a_1^{l-2n} b_2^{j-2m}$$

$$b_{l-2n,j-2m}^2 = b_1^{l-2n} a_2^{j-2m}, b_{l-2n,j-2m}^3 = b_1^{l-2n} b_2^{j-2m} \tag{10.31}$$

及重构算法

$$c_{k+1;n,m} = \sum_{l,j} \left\{ p_{n-2l,m-2j} c_{k;l,j} + \sum_{i=1}^3 q_i^{n-2l,m-2j} d_{k;l,j}^i \right\} \tag{10.32}$$

其中

$$p_{n-2l,m-2j} = p_1^{n-2l} p_2^{m-2j}, q_{n-2l,m-2j}^1 = p_1^{n-2l} q_2^{m-2j}$$

$$q_{n-2l,m-2j}^2 = q_1^{n-2l} p_2^{m-2j}, q_{n-2l,m-2j}^3 = q_1^{n-2l} q_2^{m-2j} \tag{10.33}$$

如果取正交小波,则分解和恢复可用同一算子。二元正交小波基可取为一元正交小波基的张量积的形式 $\Psi(x,y)=\Psi(x)\Psi(y)$。用这样的小波基对二维信号进行分解,可以取一维时的高通和低通小波滤波器先后对图像进行行变换和列变换,一次变换后得到四幅子图像。

(4) 图像小波变换的特点

小波基函数是通过一个具有震荡特性的小波母函数的伸缩和平移而生成的。图像的小波变换就是用这样一组基函数的展开过程。图像分解过程中的如下特点使得在小波域中进行图像压缩更加方便:[3]

① 良好的时频局部化特点。小波变换提供的时频分析窗口能随着信号频率的变化自动改变时域分析窗口的大小。对信号的高频成分,小波变换会自动选择较窄的时窗去"观察"信号,而对于信号的低频成分,小波变换则选择较宽的时窗去"观察"信号。每一个小波系数代表了图像在空域和频域上的局部信息。小波变换的这种特性对于分析非平稳的时变信号是非常有利的。

② 多分辨率特性。小波系数在不同的尺度下对图像的细节进行刻画,为噪声的剔除提供了方便。图像小波分解的金字塔式结构及其自然的方向性(每一尺度上的三个高频分量自动对应三个典型的方向),对于我们设计由"粗"到"细"的多方向的特征提取也是十分有利的。

③ 边缘检测性能。小波就像是一个局部边缘检测器,图像边缘在相应的空间位置表现为大的小波系数。相反,图像噪声对应的小波系数则随着分解层数的增加迅速下降。这直接为基于门限方法的小波图像去噪提供了方便。

④ 弱相关性。一幅真实图像可以近似地被一系列弱相关的小波系数来逼近。实际上,不同尺度的小波系数相关的地方往往就是图像边缘对应的位置。利用这样一个性质可以完成图像边缘的位置追踪。

⑤ 能量集中。一幅图像的小波系数往往是稀疏的,大的小波系数只出现在小波支集内图像的边缘位置。这样一个性质对于小波图像压缩十分有利。在图像恢复中这也是一个十分重要的性质。

⑥ 离散小波变换在计算上的低复杂性特点。离散小波变换的快速算法——Mallat 算法的计算复杂度为 $O(N)$(N 是信号长度),低于快速傅里叶变换的计算复杂度 $O(N\log_2 N)$。

二、变换编码

(1) 变换编码的基本原理

图像信号一般具有较强的相关性,在图像压缩过程中可以先对图像进行某种变换,如果所选用的变换核函数对应的正交向量与图像本身的主要特征很接近,那么变换后的系数数据将会是稀疏的,即大部分高能量信号将会集中在极少部分的变换系数中,而大量的低能量信号对人眼来说是不敏感的,可以滤掉,从而为后继的量化和编码提供了高效数据压缩的可能性。变换核函数的支集如果是无限长的,图像中局部的细节部分经变换后可能被淹没,因为其能量在核函数覆盖的整个范围内并不占优。在这种情况下,变换编码不能直接对空域图像信号编码,而是首先把原始图像信号分成许多矩形块,使块变换域中各信号分量之间相关性很小或者互不相关。变换系数经滤波、量化、编码后输出,从而达到数据压缩的目的。

（2）最佳正交变换——K-L 变换

霍特林（Hotelling）提出了一个可以去掉一个随机向量中各元素间相关性的线性变换,并把它称作"主成分法"。此后,卡胡南（Karhunen）和列夫（Loeve）提出了一种针对连续信号的类似的变换。这种方法派生了一种离散图像变换的方法即 K-L 变换（Karhunen-Loeve transformation）。K-L 变换是将在空间域表示的图像信号,变换到 K-L 正交向量空间域描述,使变换域中各信号分量之间相关性很小或者互不相关,从而达到数据压缩的目的。

假设有 M 幅图像 $f_i(x,y)$,大小为 $N \times N$。图像 $f_i(x,y)$ 可表示成 N^2 维列向量

$$X_i = \begin{bmatrix} f_{i,0} \\ f_{i,1} \\ \vdots \\ f_{i,(N^2-1)} \end{bmatrix}$$

K-L 变换的问题是如何选取一个合适的正交变换 T,使得变换后的图像为

$$Y = TX \tag{10.34}$$

它满足:① Y 是具有 $M \ll N^2$ 个向量的分量;② 经反变换由 Y 而恢复的 $\tilde{X}$（向量 X 的估计值）和原图像具有最小的均方误差,即

$$\varepsilon = \min_T E[(X - \tilde{X})^{\mathrm{T}}(X - \tilde{X})] \tag{10.35}$$

称满足这两个条件的正交变换 T 为 K-L 变换。如果能找到这样一个变换,那么意味着经过这样的一个变换可以消除掉 $(N^2 - M)$ 个分量,并且由变换结果 Y 恢复出来的图像 $\tilde{X}$ 是对原图像的一个最佳逼近。

K-L 变换的计算步骤如下。

步骤 1:求协方差矩阵 C_x。

步骤 2:求协方差矩阵 C_x 的特征值 λ_i。

步骤 3:求 λ_i 对应的特征向量 ϕ_i。

步骤 4:用特征向量 ϕ_i 构成变换矩阵 T,求 $Y = T(X - \overline{X})$。

184

向量 X 的协方差矩阵定义为$: C_x = E\{(X-\overline{X})(X-\overline{X})^\mathrm{T}\}$,其中$: \overline{X} = E\{X\}$。

$\boldsymbol{\phi}_i$ 和 $\lambda_i(i=1,2,\cdots,N^2)$ 是 C_x 的特征向量(eigenvector)和对应的特征值(eigenvalue)。特征值按递减顺序排列,$\lambda_1 > \lambda_2 > \cdots > \lambda_{N^2}$,则变换矩阵为

$$T = \begin{bmatrix} \phi_{11} & \phi_{12} & \cdots & \phi_{1N^2} \\ \phi_{21} & \phi_{22} & \cdots & \phi_{2N^2} \\ \vdots & \vdots & & \vdots \\ \phi_{N^21} & \phi_{N^22} & \cdots & \phi_{N^2N^2} \end{bmatrix}$$

ϕ_{ij} 对应第 i 个特征向量的第 j 个分量。变换后,有

$$\overline{Y} = E\{Y\} = E\{T(X-\overline{X})\} = TE\{X\} - T\overline{X} = 0$$

$$C_y = E\{(AX - A\overline{X})(AX - A\overline{X})^\mathrm{T}\} = AC_xA^\mathrm{T}$$

$$C_y = \begin{bmatrix} \lambda_1 & & & \\ & \lambda_2 & & \\ & & \ddots & \\ & & & \lambda_{N^2} \end{bmatrix} = \Lambda$$

K-L 变换的特点:变换矩阵是变化的,与图像样本有关。在理论上 K-L 变换是最优的正交变换,它能完全消除子块内像素间的线性相关性。经 K-L 变换后各变换系数在统计上不相关,其协方差矩阵为对角阵,因而大大减少了原数据的冗余度。如果丢弃特征值较小的一些变换系数,那么,所造成的均方误差是所有正交变换中最小的。由于 K-L 变换是取原图各子块协方差阵的特征向量方向作为变换后的基向量,因此 K-L 变换的变换基是不固定的,且与编码对象的统计特性有关,这种不确定性使得 K-L 变换使用起来非常不方便。所以尽管 K-L 变换具有上述这些优点,一般只将它作为理论上的比较标准。

(3)离散余弦变换(discrete cosine transform,DCT)变换

① 离散余弦变换

DCT 变换是将在空间域表示的图像信号变换到 DCT 正交向量空间域,使变换域中各信号分量之间相关性很小或者互不相关,从而达到数据压缩的目的。离散余弦变换的性能与 K-L 变换很接近,离散傅里叶变换(DFT)和沃氏(WHT)变换次之。

设离散序列 $f(x)(x=0,1,\cdots,N-1)$ 为离散序列,根据下式延拓成偶对称序列 $f_s(x)$

$$f_s\left(x + \frac{1}{2}\right) = f(x) \quad \text{且} \quad f_s(x) = f_s(-x-1)$$

式中,$x = -N,\cdots,0,\cdots,N-1$。$f_s(x)$ 是关于 $x = -\frac{1}{2}$ 为中心的偶对称序列,如

图 10.10 所示。

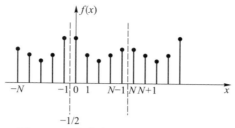

图 10.10 离散序列偶对称延拓示意图

以 $x = x' - \dfrac{1}{2}$ 代入,并在 $x' \in \left[-N + \dfrac{1}{2}, N - \dfrac{1}{2} \right]$ 范围内作 $2N$ 点的傅里叶变换

$$F(u) = \frac{1}{\sqrt{2N}} \sum_{x' = -N + \frac{1}{2}}^{N - \frac{1}{2}} f_s(x') \exp\left(-\mathrm{j} 2\pi \frac{ux'}{2N} \right)$$

$$= \frac{1}{\sqrt{2N}} \sum_{x = -N}^{N-1} f(x) \exp\left(-\mathrm{j} 2\pi \frac{u\left(x + \dfrac{1}{2}\right)}{2N} \right) \qquad (10.36)$$

$$= \frac{1}{\sqrt{2N}} \left\{ \left[\sum_{x = -N}^{-1} + \sum_{x = 0}^{N-1} \right] f(x) \exp\left[-\mathrm{j} \frac{\pi u(2x + 1)}{2N} \right] \right\}$$

以 $x' = -x - 1$ 代入上式,

$$F(u) = \frac{1}{\sqrt{2N}} \sum_{x=0}^{N-1} f(x) \exp\left[\mathrm{j} \frac{\pi u(2x + 1)}{2N} \right] + \frac{1}{\sqrt{2N}} \sum_{x=0}^{N-1} f(x) \exp\left[-\mathrm{j} \frac{\pi u(2x + 1)}{2N} \right]$$

$$= \frac{2}{\sqrt{2N}} \sum_{x=0}^{N-1} f(x) \cos\left[\frac{\pi u(2x + 1)}{2N} \right] = \sqrt{\frac{2}{N}} \sum_{x=0}^{N-1} f(x) \cos\left[\frac{\pi u(2x + 1)}{2N} \right]$$

$$(10.37)$$

则余弦变换的变换核为

$$g(u, x) = \sqrt{\frac{2}{N}} \cos\left[\frac{\pi u(2x+1)}{2N} \right]$$

表示成矩阵形式为

$$\boldsymbol{G} = [g(u, x)] = \sqrt{\frac{2}{N}} \begin{bmatrix} 1 & 1 & \cdots & 1 \\ \cos \dfrac{\pi}{2N} & \cos \dfrac{3\pi}{2N} & \cdots & \cos \dfrac{(2N-1)\pi}{2N} \\ \vdots & \vdots & & \vdots \\ \cos \dfrac{(N-1)\pi}{2N} & \cos \dfrac{3(N-1)\pi}{2N} & \cdots & \cos \dfrac{(2N-1)(N-1)\pi}{2Nh} \end{bmatrix}$$

$$(10.38)$$

余弦变换（DCT）和逆变换定义为

$$[F(u)] = \boldsymbol{G} \times [f(x)] \qquad (10.39)$$

② 偶余弦变换（EDCT）和逆变换

定义偶余弦变换（EDCT）和逆变换为

$$\begin{cases} F_c(0) = \dfrac{1}{\sqrt{N}} \sum_{x=0}^{N-1} f(x) \\ F_c(u) = \sqrt{\dfrac{2}{N}} \sum_{x=0}^{N-1} f(x) \cos\left[\dfrac{\pi u(2x+1)}{2N}\right], u = 1, 2, \cdots, N-1 \end{cases} \qquad (10.40)$$

$$f(x) = \sqrt{\dfrac{1}{N}} F(0) + \sqrt{\dfrac{2}{N}} \sum_{x=0}^{N-1} F(u) \cos\dfrac{\pi u(2x+1)}{2N} \qquad (10.41)$$

③ 二维余弦变换

$$F_c(u, v) = \dfrac{2}{N} \sum_{x=0}^{N-1} \sum_{y=0}^{N-1} f(x, y) \cos\left(\dfrac{\pi u(2x+1)}{2N}\right) \cos\left(\dfrac{\pi v(2y+1)}{2N}\right)$$

$$(10.42)$$

二维余弦变换具有可分离性

$$F_c(u, v) = \sqrt{\dfrac{2}{N}} \sum_{x=0}^{N-1} \left\{ \sqrt{\dfrac{2}{N}} \sum_{y=0}^{N-1} f(x, y) \cos\left(\dfrac{\pi v(2y+1)}{2N}\right) \right\} \cos\left(\dfrac{\pi u(2x+1)}{2N}\right)$$

$$(10.43)$$

可表示成矩阵形式

$$[F_c(u, v)] = \boldsymbol{V} \cdot [f(x, y)] \cdot \boldsymbol{V}^{\mathrm{T}}$$

式中，　$\boldsymbol{V} = \sqrt{\dfrac{2}{N}} \begin{bmatrix} 1 & 1 & \cdots & 1 \\ \cos\dfrac{\pi}{2N} & \cos\dfrac{3\pi}{2N} & \cdots & \cos\dfrac{(2N-1)\pi}{2N} \\ \vdots & \vdots & & \vdots \\ \cos\dfrac{(N-1)\pi}{2N} & \cos\dfrac{3(N-1)\pi}{2N} & \cdots & \cos\dfrac{(2N-1)(N-1)\pi}{2N} \end{bmatrix}$ 。

④ 基于傅里叶变换的余弦变换实现

余弦变换可以通过傅里叶变换实现

$$F_c(u) = \sqrt{\dfrac{2}{N}} \sum_{x=0}^{N-1} f(x) \cos\left(\dfrac{\pi u(2x+1)}{2N}\right) \qquad (10.44)$$

$$= \sqrt{\dfrac{2}{N}} \mathrm{Re}\left\{ \sum_{x=0}^{N-1} f(x) \exp\left(-\mathrm{j}\dfrac{\pi u(2x+1)}{2N}\right) \right\}$$

将 $f(x)$ 延拓为

$$f_e(x) = \begin{cases} f(x) & x = 0, 1, \cdots, N-1 \\ 0 & x = N, N+1, \cdots, 2N-1 \end{cases}$$

则有

$$F_c(0) = \sum_{x=0}^{2N-1} f_e(x)$$

$$F_c(u) = \sqrt{\frac{2}{N}} \sum_{x=0}^{2N-1} f_e(x)\cos\left(\frac{\pi u(2x+1)}{2N}\right)$$

$$= \sqrt{\frac{2}{N}} \operatorname{Re}\left\{\sum_{x=0}^{2N-1} f_e(x)\exp\left(-\mathrm{j}\frac{\pi u(2x+1)}{2N}\right)\right\} \qquad (10.45)$$

$$= \sqrt{\frac{2}{N}} \operatorname{Re}\left\{\exp\left(-\mathrm{j}\frac{\pi u}{2N}\right)\sum_{x=0}^{2N-1} f_e(x)\exp\left(-\mathrm{j}\frac{2\pi ux}{2N}\right)\right\}$$

通过傅里叶变换实现余弦变换的步骤为:a. 把 $f(x)$ 延拓成长度为 $2N$ 的 $f_e(x)$;

b. 求 $f_e(x)$ 的 $2N$ 点的快速傅里叶变换 $F_e(u)$;c. 对 $F_e(u)$ 乘上因子 $\sqrt{2}\exp\left(-\mathrm{j}\frac{\pi u}{2N}\right)$,取

实部,并乘上因子 $\sqrt{\dfrac{1}{N}}$ 得 $F(u)$;d. 取 $F(u)$ 的前 N 项,即为 $f(x)$ 的余弦变换 $F_c(u)$。

求余弦反变换则应首先延拓 $F(u)$,$F_e(u) = \begin{cases} F(u), 0 \leqslant u \leqslant N-1 \\ 0, N \leqslant u \leqslant 2N-1 \end{cases}$ 反变换为

$$f(x) = \sqrt{\frac{1}{N}} F_e(0) + \sqrt{\frac{2}{N}} \sum_{u=1}^{2N-1} F_e(u)\cos\frac{\pi u(2x+1)}{2N}$$

$$= \sqrt{\frac{1}{N}} F_e(0) + \sqrt{\frac{2}{N}} \operatorname{Re}\left\{\sum_{u=1}^{2N-1}\left[F_e(u)\exp\left(\mathrm{j}\frac{\pi u}{2N}\right)\right]\exp\left(\mathrm{j}\frac{2\pi ux}{2N}\right)\right\} \qquad (10.46)$$

三、量化编码

量化的作用是在一定的主观保真度图像质量的前提下,丢掉那些对视觉效果影响不大的信息,是一种用有限的离散量代替无限的连续模拟量的多对一的映射操作。量化器设计的目标是在量化误差最小或视觉感知变化最小优化准则条件下,确定量化级和量化系数值,以期在不影响用户应用的同时达到最大的数据压缩比。

（1）标量量化

标量量化中的"标量"是针对向量量化中的"向量"而言的,标量量化就是一般地将数逐个量化,而向量量化(VQ)则是把一个以上的数分成一组,即组成一个向量,然后按组进行量化编码,如两个数一组或 4×4(16) 个数一组一起进行量化。

① 均匀量化

最简单的量化方案是均匀量化,即把样本值的整个取值范围均匀地分成 k 个子区间。均匀量化就是采用相同的"等分尺"来度量采样得到的幅度,也称为

线性量化,如图 10.11 所示。量化后的样本值 Y 和原始值 X 的差 $E = Y - X$ 称为量化误差或量化噪声。

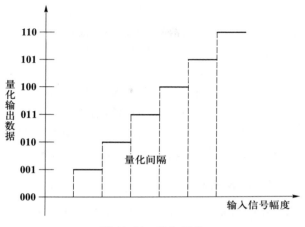

图 10.11　均匀量化

② 非均匀量化

用均匀量化方法量化输入信号时,无论对视觉敏感的信号还是对视觉不敏感的信号,也无论是对幅度大的输入信号还是幅度小的输入信号一律采用相同的量化间隔。这种量化的结果往往不太令人满意。为了减少对敏感信号幅度的量化误差就需要减少量化间隔量,增加样本量化的位数。但是,有些信号(比如大幅度信号)出现的机会并不多,增加的样本位数就没有充分利用。为了克服这个不足,就出现了非均匀量化的方法,这种方法也叫作非线性量化。

如图 10.12 所示,对输入信号进行量化时,大的输入信号采用大的量化间隔,小的输入信号采用小的量化间隔,这样就可以在满足精度要求的情况下用较少的位数来表示。量化数据还原时,采用相同的规则。

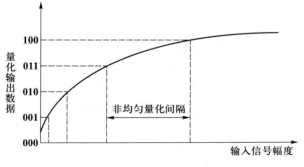

图 10.12　非均匀量化

189

（2）向量量化

在图像、语音信号编码技术中,向量量化编码也是研究得较多的新型量化编码方法。在传统的预测和变换编码中,首先将信号经某种映射变换变成一个数的序列,然后对其一个一个地进行标量量化编码。而在向量量化编码中,则是把输入数据分成许多组,成组地量化编码,即将这些数看成一个 k 维向量,然后以向量为单位逐个进行量化。向量量化是一种限失真编码,其原理仍可用信息论中的率失真函数理论来分析。而率失真理论指出,即使对无记忆信源,向量量化编码也总是优于标量量化。由于向量量化编码器需要在码书中进行搜索,找出最优匹配位置,运算量比标量量化大得多。也正因为其实现的困难性,目前尚未找到它与视觉匹配的好办法,向量量化最终未被选入国际标准,本节对其不再赘述。

四、嵌入式零叉树小波编码

1992 年 Lewis 和 Knowles 介绍了一种树形数据结构来表示小波变换的系数[4]。1993 年 Shapiro 把这种树形数据结构叫作"零叉树(zerotree)",并且开发了一个效率很高的算法用于熵编码,他的这种算法被称为嵌入式零叉树小波(embedded zerotree wavelets,EZW)算法[5]。EZW 主要用于与小波变换有关的二维信号的编码,但不局限于二维信号。

"零叉树"就是所有叶子结点的值等于或者小于根节点的四叉树。因为离散小波变换是一种多分辨率的分解方法,每一级分解都会产生表示图像比较粗糙的低频图像和比较精细的高频图像的小波系数,在同一方向和相同空间位置上的所有小波系数之间的关系可用一棵树的形式表示,如果树根和它的子孙的小波系数的绝对值小于某个给定的阈值 T(threshold),那么这棵树就叫作零叉树。"嵌入"是渐进编码技术(progressive encoding)的另一种说法,其含义是指一幅图像可以分解成一幅低分辨率图像和分辨率由低到高的表示图像细节的许多子图像,图像合成的过程与分解的过程相反,使用子图像生成许多分辨率不同的图像。

当图像经过小波变换以后,分解子带的能量随着尺度的减小而减少(小尺度意味着高分辨率),也就是意味着从平均意义上讲高频子带的小波系数要比低频子带的小波系数值小,这也从一方面表明采用渐进编码对于压缩小波系数是一个很自然的选择,大的小波系数比小的小波系数在压缩编码中更重要。一幅图像经过小波分解之后,其结构呈金字塔形状,而其中的系数则成树状结果,对于某一级的某个系数,它与下一级及相应位置上的几个系数之间有相似性。类似于树的概念,定义上一级的系数为父母,下一级的相应位置的所有系数为它的子孙。

与图 10.1 一样,EZW 编码也分为三个大的模块:(1)二维离散小波变换;(2)零数和附加比特编码;(3)自适应算术编码实现无损数据压缩。其过程如

图 10.13 所示。

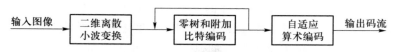

输入图像 → 二维离散小波变换 → 零树和附加比特编码 → 自适应算术编码 → 输出码流

图 10.13　嵌入式零叉树小波编码流程

小波变换不损失数据,是 EZW 算法具有渐进特性的基础;量化模块对数据会产生损失,数据损失的程度取决于量化阈值的大小,EZW 算法指的就是这个模块的算法。它的输出是一系列符号;算术编码模块对每个输入数据值精确地确定它的概率,并根据这些概率生成一个合适的代码,使输出的码流(code stream)小于输入的码流。下面主要分析 EZW 算法部分,主要包括:零叉树预测、用零叉树结构编码重要图和逐次逼近量化三个部分。

(1)零叉树预测

图像经过小波变换后可以以树的结构表示不同尺度的小波系数。低频段的系数可以认为有四个子系数在一个更高的子带当中(如图 10.14 所示),这四个系数每一个又有四个子系数在下一个更高的子带中,呈现一种四叉树的结构,每一个根结点有四个叶子结点,如图 10.15 所示。树根是最低频子带的结点,它有三个孩子分别位于三个次低频子带的相应位置,见图 10.14 左上角,其余子带(最高频子带除外)的结点都有四个孩子位于高一级子带的相应位置(由于高频子带分辨率增加,所以一个低频子带结点对应有四个高频子带结点,即相邻的 2×2 矩阵,见图 10.14)。这样图 10.14 所示的三级小波分解就形成了深度为 4 的树。

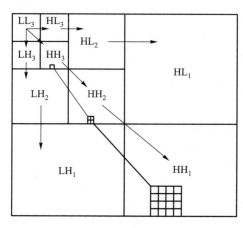

图 10.14　小波系数在不同子带上的继承关系

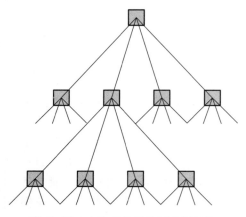

图 10.15　小波变换后的四叉树结构

定义一个零叉树的数据结构:一个小波系数 X,对于一个给定的门限 T,如果 $|X|<T$,则称小波系数 X 是不重要的。如果一个小波系数在一个粗的尺度上关于给定的门限 T 是不重要的,之后在较细的尺度上在同样的空间位置中的所有小波系数也关于门限 T 是不重要的,则称这些小波系数形成了一个零叉树。这时,在粗的尺度上的那个小波系数称为母体,它是树根,在较细尺度上相应位置上的小波系数称为孩子。正是通过这种零叉树结构,使描述重要系数($|X|\geqslant T$)的位置信息大为减少。

(2)用零叉树结构编码重要图

EZW 编码指的是,按照用户对图像分辨率的要求,编码器可以进行多次编码,每进行一次编码,阈值降低 1/2,水平和垂直方向上的图像分辨率各提高 1 倍。编码从最低分辨率图像开始扫描,每当遇到幅度大于阈值的正系数就用符号 P 表示,幅度小于阈值的系数用符号 N 表示,树根结点上的系数幅度小于阈值而树枝中有大于阈值的非零叉树用符号 Z 表示,零叉树用符号 T 表示。

重要图包括三种要素:重要系数、孤立零和零叉树根。其中,对于一个给定的阈值 T,如果系数 X 本身和它的所有的子孙都小于 T,则该点就称为零叉树根;如果系数本身小于 T,但其子孙至少有一个大于或等于 T,则该点就称为孤立零点。在编码时分别用三种符号与之对应。为了有利于内嵌编码,将重要系数的符号与重要图一起编码,这样就要使用四种符号:零叉树根、孤立零、正重要系数、负重要系数。

按一定的扫描顺序对小波变换后图像数据的各系数进行判断编码,然后保存系数类型及正负系数的幅值,当扫描到零叉树根的子系数时便跳过去,不予处理。同样在解码的时候,当遇到代码为零叉树根的标志的时候,便将此系数及各级子系数置为"0"。根据大量的统计规律显示,当父母结点为不重要系数的时候,则子孙是不重要系数的可能性非常大,故是零叉树根的概率很大。因此,如果记录下父母及上一个零叉树根,则其后跟随的各级子孙上的大片系数在编码的时候可以不予考虑。由于希望出现尽可能多的零叉树根来压缩编码,故扫描一般是从父母级开始逐渐向子孙过渡(如图 10.16 所示)。此外,为了提高速度,对每个子带内的系数并不是严格地按照行列的顺序来扫描,而是按照

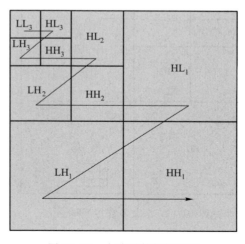

图 10.16 小波系数扫描顺序

2×2、4×4…的区域来扫描的,其搜索规则为任何一个子孙都不能超越其父母而被先扫描到。解码是对编码过程的逆过程,首先也是恢复值大的重要系数,然后逐级恢复,直到图像质量满足要求。

EZW 编码采用零叉树结构是基于小波系数通常是随尺度增加而增加的这一情况。如果四叉树的根结点小于某一个阈值,则所有的叶子结点也小于此阈值的概率很大。当这种情况成立的时候,就可以用一个零叉树符号来编码此四叉树。判断零叉树的步骤如图 10.17 所示。

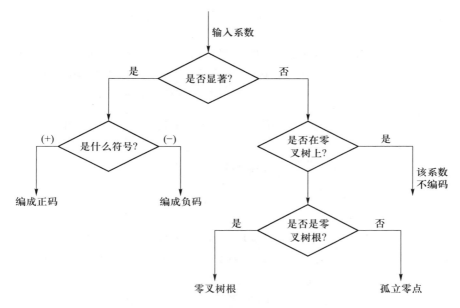

图 10.17 零叉树判断步骤

（3）逐次逼近量化(successive-approximation quantization,SAQ)[6]

为了完成嵌入式编码,使用逐次逼近量化。逐次逼近量化是逐次使用序列 $T_0,T_1,\cdots,T_{N-1}$ 以决定重要系数,其中阈值序列的选取满足 $T_i = T_{i-1}/2$,而初始阈值 T_0 的选择应使得对于所有系数 x_j,都有 $|x_j| < 2T_0$,为了计算方便,一般取

$$T_0 = M2^E \tag{10.47}$$

式中,E 是整数,M 是固定常数。

在第 0 步,由于满足 $|x_j| < T_0$ 的系数 x_j 是不重要的,则出现在编码中,它是孤立的零或某一零叉树的母体或后代,它的值就化为数零,而在原数据图中的剩余值 r_j 是 x_j 本身。对于满足 $|x_j| \geq T_0$ 的重要系数 x_j,当 $x_j > 0$ 时,它的编码是 POS,这时 x_j 相当于用 $T_0 + T_0/2 = 3M2^{E-1}$ 代替,在编码后,原数据图上的剩余值为 $r_j = x_j - 3M2^{E-1}$,它满足关系

193

$$|x_j - 3M2^{E-1}| \leqslant \frac{T_0}{2} \qquad (10.48)$$

对于 $x_j < 0$ 的重要系数,类似地用 NEG 编码,这时 x_j 相当于用 $-3M2^{E-1}$ 代替,同样,编码后在原数据图上的剩余值为 $r_j = x_j + 3M2^{E-1}$,它也满足式(10.48)。经过这样的编码后,图像分解后得到的数据图,就等于第 0 步编码恢复后的数据图与第 0 步剩余数据图之和。对于用 POS 与 NEG 编码后的重要系数,经过第 0 步编码,在剩余图中原 x_j 位置上的 r_j 满足关系

$$|r_j| \leqslant \frac{T_0}{2} = T_1 \qquad (10.49)$$

所以,在第 1 步对剩余图编码时,虽然大多数系数不是重要的,但还是有一些是重要系数,还要用 POS 或 NEG 编码。为了解决上述问题,在第 0 步,对正的重要系数用码 POS0 及 POS1,当 $x_j < 3M2^{E-1}$ 时,用 POS0 代替 x_j,这时 x_j 相当于用 $T_0 + \frac{T_0}{2} - \frac{T_0}{4} = 5M2^{E-2}$ 代替,在 $x_j \geqslant 3M2^{E-1}$ 时,用 POS1 代替 x_j,这时 x_j 相当于用 $T_0 + \frac{T_0}{2} + \frac{T_0}{4} = 7M2^{E-2}$ 代替,编码后的剩余 r_j 满足

$$|r_j| \leqslant \frac{T_0}{2^2} = T_2 \qquad (10.50)$$

对于负的重要系数,可类似地用 NEG0 与 NEG1 进行编码,编码后的剩余 r_j 仍满足式(10.49)。这样,在第 0 步的重要系数,经过编码后,剩余数据图上的对应系数,在第 1 步编码时,对应的系数一定是不重要的。

所谓第 k 步编码,就是在 $(k-1)$ 步剩余图上进行上述编码,这时剩余图上的 x_j 满足

$$|x_j| < 2T_k \qquad (10.51)$$

与第 0 步类似可进行第 k 步编码。到第 $(N-1)$ 步时,若剩余图中所有元素都可看作零就结束,这就是逐次逼近量化,在恢复时,从第 0 步开始逐次进行解码,当然,对于这样的编码表,根据实际需要可在任何一处结束。

Shapiro 提出的小波零叉树算法(EZW)是一个简单但有效的图像编码算法。该算法所得到的比特流是按其重要性排序的。在该算法中,可以在任意一点结束编码。它允许精度达到一个目标压缩率和目标比特率,而仍能确切地产生同样的图像,即小波零叉树算法可以支持多码率编码解码。这种算法的特点是不要求训练,不要求预先存储或传输码书,也不要求图像源的任何预先知识。

（4）EZW 算法编码例子

考虑一个简单的 8×8 图像的 3 级小波变换,分解后的数据图在图 10.18 中给出。

由于最大系数是 63,可选 $T_0=32$,表 10.1 给出了第 0 步编码处理过程。

① 系数 63 大于阈值 32,使用符号 POS 代替,它表示 $[32,64]$ 的中间值 48。

② 系数 -34 幅值大于阈值 32,使用符号 NEG 代替,它表示 $[-32,-64]$ 的中间值 -48。

63	−34	49	10	7	13	−12	7
−31	23	14	−13	3	4	6	−1
15	14	3	−12	5	−7	3	9
−9	−7	−14	8	4	−2	3	2
−5	9	−1	47	4	6	−2	2
3	0	−3	2	3	−2	0	4
2	−3	6	−4	3	6	3	6
5	11	5	6	0	3	−4	4

图 10.18 8×8 小波变换系数图

③ 系数 -31 关于阈值 32 是不重要系数,而子频带 LH1 中有它的子女 47,所以这是一个孤立的零,使用符号 IZ 代替。

④ 系数 23 小于阈值 32,并且在 HH2 子频带中的对应系数 3、-12、-14、8 是不重要的,且在 HL1 中相应系数也全是不重要的,所以用零叉树符号 ZTR 记这个系数。

⑤ 系数 49 大于阈值 32,使用符号 POS 代替,它表示 $[32,64]$ 的中间值 48。

⑥ 系数 10 小于 32,它的子女都小于 32,所以是零叉树,所以 10 是零叉树根,用零叉树符号 ZTR 表示。

⑦ 系数 14 关于 32 是不重要的,它的后代是 -1、47、-3、2。由于 47 大于 32,所以用符号 IZ 标记。

⑧ 系数 47 关于 32 是重要的,用 POS 标记,代表的值是 48。

上述例子只是对小波系数零叉树压缩方法过程的解释,真正编码时,还要使用熵编码以达到提高压缩比的目的。

表 10.1 阈值 $T=32$ 时编码过程

注释	子频带	系数值	符号	重构值
（1）	LL3	63	POS	48
（2）	HL3	−34	NEG	−48
（3）	LH3	−31	IZ	0
（4）	HH3	23	ZTR	0

注释	子频带	系数值	符号	重构值
(5)	HL2	49	POS	48
(6)	HL2	10	ZTR	0
	HL2	14	ZTR	0
	HL2	−13	ZTR	0
	HL2	15	ZTR	0
(7)	LH2	14	IZ	0
	LH2	−9	ZTR	0
	LH2	−7	ZTR	0
	HL1	7	IZ	0
	HL1	13	IZ	0
	HL1	3	IZ	0
	HL1	4	IZ	0
	HL1	−1	IZ	0
(8)	LH1	47	POS	48
	LH1	−3	IZ	0
	LH1	2	IZ	0

10.5　常用的医学图像压缩格式

随着现代医疗技术的迅速发展以及影像存档和通信系统（picture archiving communications system，PACS）在医疗上的广泛应用，海量的医学图像与有限的存储空间、有限的网络带宽之间的矛盾更加突出。因此，进一步减少医学图像所占的存储空间，提高其在网络上的传输速度，就显得十分必要，而解决这些问题的关键在于如何实现医学图像的有效压缩。PACS 系统是医院信息管理系统（hospital infomation system，HIS）的组成部分，其目的是把从不同地点各种成像装置，包括 X 射线图像、核医学图像、CT、MRI、B 超等图像转换为标准的数字图像后，通过计算机网络传送到中央数据管理系统，再经计算机网络送至不同要求的显示工作站供医生以及其他医务人员调用。然而由于医疗设备生产厂商的不同，与各种设备有关的医学图像存储格式、传输方式也千差万别，进而使得医学影像及其相关信息在不同系统、不同应用之间的交换受到严重阻碍。DICOM（digital imaging and cummunications in medicine）标准就是为解决该问题而产生的用于数字化医学影像传送、显示与存储的标准。在标准中详细定义了影像及其相关信息的组成格式和交换方法,利用这个标准,人们可以在影像设备上建立一个接口来完成影像数据的输入输出工作。

在 DICOM 标准中目前大量采用无损压缩的标准算法,压缩比通常只能达到 2~3 倍。为了得到更高的压缩效率,人们开始尝试采用有损压缩算法。JPEG 是一种常见的有损压缩算法,它将霍夫曼变换和离散余弦变换(DCT)相结合,可得到几十倍的压缩比,但图像呈现明显的块状失真。JPEG2000 作为 JPEG 的升级版,在同样的图像质量下,JPEG2000 可使压缩效率提高 30%~50%。JPEG 只支持有损压缩,而 JPEG2000 同时支持无损和有损压缩。因此,JPEG2000 更加适合医学图像的压缩。JPEG2000 实现了渐进数据传输,先传输图像的轮廓,然后逐步传输数据,不断提高图像质量,让图像由朦胧到清晰显示。JPEG2000 支持"感兴趣区域"压缩,用户可以任意指定图像上的感兴趣区域和压缩质量,并可以选择指定的部分解压,从而使重点突出,实现交互式压缩。目前 DICOM3.0 标准已经开始支持 JPEG2000 压缩标准[7]。前面已经介绍了常用的无损压缩方法如霍夫曼编码,本节将重点介绍 JPEG 和 JPEG2000 两种图像压缩方法。

一、JPEG 图像压缩

JPEG(joint photographic experts group)是在国际标准化组织(ISO)领导之下制定静态影像压缩标准的委员会,第一套国际静态影像压缩标准——ISO 10918-1(JPEG)就是该委员会制定的。JPEG 优良的品质使它在短短几年内获得了极大的成功,并被广泛应用于互联网和数码相机领域,网站上 80% 的影像都采用了 JPEG 压缩标准。JPEG 标准有许多规定的版本,传统的有:

① 基本系统(baseline system)。DCT 为主的算法,根据视觉特性设计自适应量化器,用霍夫曼编码,输出压缩码流。

② 扩展系统(extended system)是基本系统的扩展,可选用算术编码作熵编码,还可以选用"渐现重建"(progressive build-up)的工作方式,即图像由粗而细地显示。

③ 独立的 lossless 压缩,采用预测编码及霍夫曼编码或算术编码,可保证失真率为 0。

其中,JPEG(baseline)压缩标准(这里简称 JPEG 压缩)包括一组最基本的要求。JPEG 属于有损压缩算法,所以原图像不能精确地重构。JPEG 利用人的视觉系统特性,去掉或减少那些对眼睛不敏感的数据,适合用于灰度级和彩色图像,特别是照片。JPEG 的压缩过程如图 10.19 所示。[8]

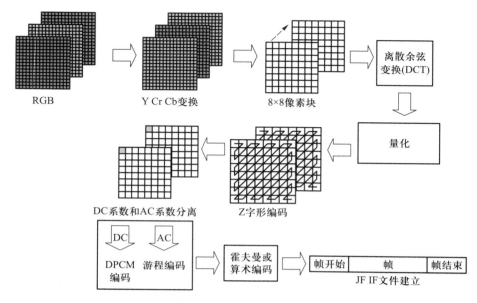

图 10.19　JPEG 压缩过程

（1）预处理过程

预处理过程主要包括颜色空间转换、空间滤波和图像 8×8 像素块分割。

RGB 色彩系统是我们最常用的表示颜色的方式。JPEG 采用的是 YCbCr 色彩系统。想要用 JPEG 基本压缩法处理全彩色图像，得先把 RGB 颜色模式图像数据，转换为 YCbCr 颜色模式的数据。Y 代表亮度，Cb 和 Cr 则代表色度、饱和度。通过下列计算公式可完成数据转换。

$$Y = 0.2990R + 0.5870G + 0.1140B$$
$$Cb = -0.1687R - 0.3313G + 0.5000B + 128 \qquad (10.52)$$
$$Cr = 0.5000R - 0.4187G - 0.0813B + 128$$

因为人眼对亮度信号比对色差信号更敏感，所以通过对色差（Cb，Cr）分量滤波（下采样）能够降低图像带宽。

另外，离散余弦变换的变换核函数支集是无限长的，图像中局部的细节部分经变换后可能被淹没，因为其能量在核函数覆盖的整个范围内并不占优。解决的办法就是分块余弦变换，因此在预处理阶段把图像分成了 8×8 的像素块。

（2）离散余弦变换

DCT 变换利用这样一个事实：人眼对低频分量的图像比对高频分量的图像更敏感。离散余弦变换将一组光强数据转换成频率数据，以便得知强度变化的情形。若对高频的数据做些修饰，再转回原来形式的数据时，显然与原始数据有些差异，但是人类的眼睛却不容易辨认出来。如图 10.20 所示。

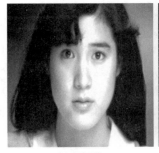 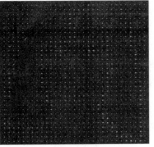

(a) 原图像　　　　　　　　(b) DCT变换后的结果

图 10.20　图像分块 DCT 变换结果

为了统一地处理不同的图像分量,DCT 编码器通常要求所有像素的期望平均值为 0。因此,在完成 DCT 变换之前,需要从每个像素(一般从 1~255 范围内)减去 128 将其范围变换为 -127~127。这种偏移对于像素块的交流(AC)系数特性没有影响。

（3）量化编码

DCT 本身并不能进行码率压缩,因为 64 个样值仍然得到 64 个系数。在变换系数量化处理时,若按人眼的生理特征对低频分量和高频分量设置不同的量化,会使大多数高频分量的系数变为零。一般说来,人眼对低频分量比较敏感,而对高频分量不太敏感。因此,对低频分量采用较细的量化参数,而对高频分量采用较粗的量化参数,在同样的视觉保持下可以达到更大的压缩比。

对 8×8 DCT 变换输出数据块的每个元素通常具有一个单独的量化系数,可以用实验方法测定每个 DCT 频率对人眼的重要性,并且由此做相应的量化处理。量化的实际过程是在对于给定的行和列,DCT 输出系数与量化系数的简单元素相除。量化后的二维系数要重新编排,并转换为一维系数,为了增加连续的"0"系数的个数,就是"0"的游程长度,JPEG 编码中采用了 Z 字形编排方法。设量化矩阵为

$$
\begin{bmatrix}
4 & 4 & 4 & 4 & 6 & 10 & 13 & 15 \\
4 & 4 & 4 & 5 & 6 & 14 & 15 & 14 \\
4 & 4 & 4 & 6 & 10 & 14 & 17 & 14 \\
4 & 4 & 6 & 7 & 13 & 22 & 20 & 16 \\
5 & 6 & 9 & 14 & 17 & 27 & 26 & 19 \\
6 & 9 & 14 & 16 & 20 & 26 & 28 & 23 \\
12 & 16 & 19 & 22 & 26 & 30 & 30 & 25 \\
18 & 23 & 24 & 24 & 28 & 25 & 26 & 25
\end{bmatrix}
$$

（4）Z字形编码

接下来按照一种有效的编码方式对量化后的二维系数重新编排。正如我们从 DCT 输出中看到的，随着水平方向和垂直方向频率值的增加，其量化系数变为零的机会越来越大。为了利用这一特性，可将这些二维系数按照从 DC 系数开始到最高阶空间频率系数的顺序重新编排为一维系数，如图 10.21 所示。通过使用 Z 字形编码方法实现这种编排，即在 8×8 像素块中沿着空间频率增加的方向呈"Z"字形来回移动的过程。在图 10.21 的左边可看到对 DCT 量化后输出的矩阵系数。

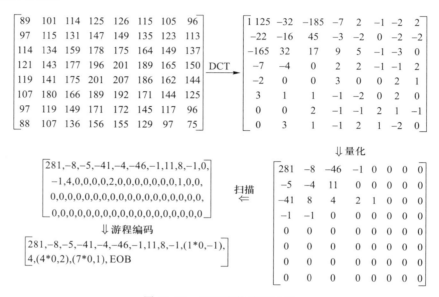

图 10.21　DCT 变换编码示例

（5）变换直流系数 DPCM 编码

DC 系数代表每个 8×8 像素块的亮度（数值比较大）。因此，在相邻像素块之间存在很大相关性（DC 系数值变化不大）。虽然仅靠其自身不能公正地预测任何给定输入数组的 DC 系数，实际的图像通常在局部区域变化不大。因此，我们可以用以前的 DC 系数预测当前的 DC 系数。通过使用差分预测技术［差分脉冲编码调制（DPCM）］对相邻图像块之间的 DC 系数的差值进行编码，能增加对数值很小的系数进行编码的可能性，从而降低压缩图像中的位数。

为了获得编码值，可以简单地从当前的像素块中的 DC 系数减去以前处理过的 8×8 像素块的 DC 系数，这个差值被称为"DPCM 差值"。该差值一旦计算出来，与一个表比较以确定它属于的符号组（根据其幅度），然后使用熵编码方法（例如霍夫曼编码）进行适当的编码。

200

（6）交流系数游程长度编码

读出数据和表示数据的方式也是减少码率的一个重要因素。读出的方式可以有多种选择，如水平逐行读出、垂直逐列读出、之字形读出和交替读出等，其中之字形读出（Zig-Zag）是最常用的一种。由于经 DCT 变换以后，系数大多数集中在左上角，即低频分量区，因此之字形读出实际上是按二维频率的高低顺序读出系数的，这样一来就为游程长度编码（run length encoding）创造了条件。游程编码的做法就是把一系列的重复值（例如图像像素的灰度值）用一个单独的值再加上一个计数值来取代。

（7）变换系数霍夫曼编码方法

对上面的编码结果可以进一步地编码，常用的如霍夫曼编码算法。

二、JPEG 2000 图像压缩[9]

JPEG 2000 正式名称为"ISO 15444"，同样是由 JPEG 组织负责制定的。JPEG 2000 与传统 JPEG 最大的不同在于它放弃了 JPEG 所采用的以离散余弦转换（discrete cosine transform）为主的区块编码方式，而采用以小波转换（wavelet transform）为主的多解析编码方式。小波转换的主要目的是要将图像的频率成分抽取出来。

JPEG 2000 的优点如下。

① JPEG 2000 作为 JPEG 升级版，高压缩（低码率）是其目标，其压缩率比 JPEG 高约 30%。② JPEG 2000 同时支持有损和无损压缩，而 JPEG 只能支持有损压缩。因此它适合保存重要图片。③ JPEG 2000 能实现渐进传输，这是 JPEG 2000 的一个极其重要的特征。这也就是我们对 GIF 格式图像常说的"渐现"特性。它先传输图像的轮廓，然后逐步传输数据，不断提高图像质量，让图像由朦胧到清晰显示，而不必是像现在的 JPEG 一样，由上到下慢慢显示。④ JPEG 2000 支持所谓的"感兴趣区域"特性，你可以任意指定图像上你感兴趣区域的压缩质量，还可以选择指定的部分先解压缩。这样我们就可以很方便地突出重点了。

与 JPEG 相比，JPEG 2000 算法的显著特点是用 DWT 取代了 DCT，用 EBCOT 取代了霍夫曼编码。

JPEG 2000 可以分为三个关键步骤：先是小波变换，把图像分解为空间频域子带；然后把每个子带分为较小的块，独立编码成为嵌入式比特流；最后，嵌入式比特流被包装成分层码流。这三部分，简单来说就可以分为 DWT、EBCOT 第一层编码（Tier-1）和第二层编码（Tier-2）三个模块。再加上预处理阶段，以及量化阶段，组成完整的编码器。

在编码器中，首先对源图像进行前期预处理，对处理的结果进行离散小波变换,得到小波系数。然后对小波系数进行量化和熵编码,最后组成标准的输出码流。具体过程如下(如图 10.22 所示)。

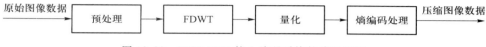

原始图像数据 → 预处理 → FDWT → 量化 → 熵编码处理 → 压缩图像数据

图 10.22　JPEG 2000 核心编码系统的编码过程

① 将有多个颜色分量组成的图像分解成单一颜色分量的图像。分量之间存在一定的相关性,通过分解相关的分量变换,可减少数据之间的冗余度,提高压缩效率。

② 分量图像被分解成大小统一的矩形片——图像片(tile)。图像片是进行变换和编解码的基本单元。

③ 对每个图像片进行小波变换,产生多级系数图像。这些不同级数的系数图像可以重构出不同分辨率的图像。

④ 多级分解的结果是由小波系数组成的多个子带。它们表示图像片中局部区域的频率特性。

⑤ 对系数子带进行量化,并且组成矩形数组的"码块"(code block)。

⑥ 对一个码块中的系数位平面(也就是一个码块中整个系数中具有相同权值的那些位)进行熵编码。

⑦ 将所有码块的压缩位流适当的截取,组织成具有不同质量级的压缩位流层。

⑧ 将压缩码流以包为单元进行组织,产生 JPEG 2000 文件格式的码流。

（1）预处理过程

JPEG 2000 的核心编码系统的预处理主要包括可选的图像分块、无符号数据的中心偏移(直流电平平移)、有损压缩时数据的归一化和可选的两种颜色分量变换等步骤。与 JPEG 不同,JPEG 2000 算法并不需要将图像强制分成 8×8 的小块。但为了降低对内存的需求和方便压缩域中可能的分块处理,可以将图像分割成若干互不重叠的矩形块(tile)。分块的大小任意,可以整个图像是一个块,也可以一个像素是一个块。一般分成大小为 $2^{6\sim12} \times 2^{6\sim12}$(即 64～1024 像素宽)的大方块,不过边缘部分的块可能小一些,而且不一定是方的。与 JPEG 中的 DCT 一样,JPEG 2000 中的 DWT 也需要图像的样本数据关于 0 对称分布,对 B 位无符号整数的分量样本值 $I(x,y)$ $(0 \le I(x,y) < 2^B)$ 应该先进行中心偏移(又称为直流电平平移 DC level shifting)。对图像数据的前三个颜色分量,可以进行可选的颜色变换。在 JPEG 2000 的核心编码系统中,定义了两种颜色变换:不可逆分量变换公式(10.52)和可逆分量变换公式(10.53),它们分别对应于有损压缩和无损压缩的情形。

202

$$Y = \frac{R+2G+B}{4}$$

$$U = R - G$$

$$V = B - G$$

（10.53）

（2）小波变换

图像变换使用离散小波变换。JPEG 2000 标准使用子带分解,把样本信号分解成低通样本和高通样本。低通样本表示降低了分辨率的图像数据样本,高通样本表示去除了低分辨率成分的图像数据样本,用于需要从低通样本重构出分辨率比较高的图像。离散小波变换可以是不可逆的小波变换,也可以是可逆的小波变换。JPEG 2000 标准默认的是用 Daubechies 9/7 滤波器实现的不可逆小波变换,其分解和合成滤波器(analysis and synthesisfilter)的系数如表 10.2 所示,用于有损编码。

表 10.2　Daubechies 9/7 分解与合成滤波器系数

i	分解滤波器系数		合成滤波器系数	
	低通滤波器 $h_L(i)$	高通滤波器 $h_H(i)$	低通滤波器 $g_L(i)$	高通滤波器 $g_H(i)$
0	0.6029490182363579	1.115087052456994	1.115087052456994	0.6029490182363579
±1	0.2668641184428723	−0.5912717631142470	0.5912717631142470	−0.2668641184428723
±2	−0.07822326652898785	−0.05754352622849957	−0.05754352622849957	−0.07822326652898785
±3	−0.01686411844287495	0.09127176311424948	−0.09127176311424948	0.01686411844287495
±4	0.02674875741080976	0	0	0.02674875741080976
其他值	0	0	0	0

JPEG 2000 标准的核心编码系统所默认的可逆小波变换采用的是 Le Gall 5/3 滤波器之提升实现的整数小波变换。Le Gall 5/3 是 D. Le Gall 与 A. Tabatabai 于 1988 年基于样条 5/3 变换而提出的一种可逆滤波器,它的系数如表 10.3 所示。

（3）量化

步长大于 1 的量化必然会造成有损和失真,所以对可逆的无损压缩编码不能进行量化,只有对不可逆的有损压缩编码才可能有量化过程。

表 10.3　5/3 分解与合成滤波器系数

i	分解滤波器系数		合成滤波器系数	
	低通滤波器 $h_L(i)$	高通滤波器 $h_H(i)$	低通滤波器 $g_L(i)$	高通滤波器 $g_H(i)$
0	6/8	1	1	6/8
±1	2/8	−1/2	1/2	−2/8
±2	−1/8	0	0	−1/8
其他值	0	0	0	0

（4）最佳截断嵌入码块编码

最佳截断嵌入码块编码（embedded block coding with optimized truncation, EBCOT）是 David Taubman 在 1999 年发表的一种编码算法, 现在已经纳入 JPEG 2000 标准之中。该方法与早期的 EZW、SPIHT 以及 LZC（layered zero coding）等算法有着不同程度的联系。

EBCOT 算法是一种对小波变换产生的子带系数进行量化和编码的方法。它的基本思想是把每一个子带的小波变换系数分成独立编码的码块（code-block）, 并且对所有的码块使用完全相同的编码算法。对每一个码块进行编码时, 编码器不用其他码块的任何信息, 只是用码块自身的信息产生单独的嵌入位流（bits-stream）。每一码块的嵌入位流可以被截断成长度不等的位流, 生成不同的位速率, 这就是 EBCOT 编码算法中"截断"的含义。每一码块的嵌入位流应该截断到什么程度才符合特定的目标位速率、失真限度或者其他衡量图像质量的指标, 也就是在给定一个目标位速率的情况下, 使重构图像的失真程度最小, David Taubman 提出了一种认为是"最佳"的方法来截断每一个独立码块的位流, 这就是 EBCOT 编码算法中"最佳"的含义。

本章小结

本章介绍图像编码方法。首先, 介绍图像编码, 图像编码的三个步骤以及编码方法的分类。其次, 引入信息量、信息熵等概念, 介绍霍夫曼编码方法。然后, 分别介绍小波变换、变换编码、量化编码、嵌入式零叉树小波编码等有损编码方法。最后, 介绍几种常用的医学图像压缩格式, 包括 JPEG、JPEG 2000 等。

本章教学的主要目的是让学生了解图像压缩的常用方法, 以及常用的医学图像格式, 从而为学生编写可适应不同医学图像格式的图像读入方法奠定基础, 从而扩大学生的知识面和适应性, 为今后从事医学图像处理相关工作创造条件。

本章需掌握的关键术语、概念主要包括：图像编码与图像解码, 图像压缩；映射变换、离散余弦变换、K-L 变换；量化器, 编码器；无损压缩与有损压缩；事件的信息量,信源的信息熵;霍夫曼编码,量化编码,Z 字形编码,变换直流系数 DPCM 编码,游程长度编码,EBCOT。

本章学习的难点是要让学生了解什么是小波变换,它与传统的傅里叶变换有什么不同,为什么小波变换可以用于图像的压缩。希望通过本章的学习,使学生对于小波变换这一数学工具有一个基本的直观的认识与了解,从而为在后续的图像处理中的应用奠定基础。

参考文献

[1] Kemao Q. Two-dimensional windowed Fourier transform for fringe pattern analysis: Principles, applications and implementations[J]. Optics & Lasers in Engineering, 2007, 45(2): 304-317.

[2] 崔锦泰, 程正兴. 小波分析导论[M]. 西安: 西安交通大学出版社, 1995.

[3] Buccigrossi R W, Simoncelli E P. Image compression via joint statistical characterization in the wavelet domain[J]. IEEE Transactions on Image Processing, 1999, 8(12): 1688-1701.

[4] Lewis A S, Knowles G. Image compression using the 2-D wavelet transform[J]. IEEE Transactions on Image Processing, 1992, 1(2): 244-250.

[5] Shapiro J M, Center D S R, Princeton N J. Embedded image coding using zero-trees of wavelet coefficients[J]. IEEE transactions on signal processing, 1993, 41(12): 3445-3462.

[6] 孙延奎. 小波分析及其应用[M]. 北京: 机械工业出版, 2005.

[7] 李绿洲, 张巍, 唐昌建, 等. 基于存储服务的 JPEG2000 医学 DICOM 图像压缩的研究[J]. 生物医学工程学杂志, 2009, 2: 7-11.

[8] Katz D, Gentile R. JPEG(baseline)压缩综述[J]. 电子与电脑, 2007, 1.

[9] Santa-Cruz D, Ebrahimi T. An analytical study of JPEG 2000 functionalities[R]. Vancouver: IEEE, 2000.

习 题

10.1 JPEG 编码有哪几个计算步骤?

10.2 在你所列出的计算步骤中,哪些计算是有损的? 哪些计算是无损的?

10.3 JPEG 2000 的基本编码方法是什么?

10.4 编写霍夫曼编码程序,并以一幅 CT 图像进行实验,计算图像压缩比。

第十一章

基于非局部均值的医学图像降噪

医学影像含有丰富的人体信息,可直观展示人体内部组织结构、形态或脏器的功能等,因此在临床中具有重要应用价值。目前,临床上广泛使用的医学成像技术主要包括超声成像、电子计算机断层扫描成像(computed tomography,CT)、磁共振成像(magnetic resonance imaging,MRI)和正电子发射计算机断层显像(positron emission tomography,PET)等。在医学成像过程中,因成像设备的不完善性以及人体组织的复杂性,医学图像往往会受到多种噪声的污染。噪声会降低图像质量,如降低人体组织中正常组织和病变组织的对比度,掩盖图像中的重要结构信息,从而容易导致医生对图像的误读,同时也给医学图像边缘检测、图像分割、图像配准与融合及图像识别等后续图像处理和分析工作带来困难。医学图像降噪对提升图像质量,从而提高图像分析准确性和疾病诊断精度具有重要价值,因此成为医学图像处理领域中的重要核心技术之一。

目前,医学图像降噪技术得到了十分深入的研究,国内外学者针对不同医学图像,提出了多类图像降噪算法,这些算法整体上包括两类:基于空域的降噪算法和基于转换域的降噪算法。其中,基于空域的降噪算法包括自适应局部滤波、基于偏微分方程的滤波、整体变分降噪及非局部均值(nonlocal means,NLM)算法等,而基于转换域的降噪算法的典型代表是小波降噪及基于稀疏分解的降噪算法。其中,NLM 方法可在有效降噪的同时较好地保护图像细节信息,特别是在图像中噪声污染较严重时,表现出较其他算法更优的滤波性能,其近年来在超声、MR、CT 和 PET 成像领域得到广泛应用。本章将介绍非局部均值算法原理及该算法在上述四类医学图像降噪中的应用。

11.1 非局部均值算法原理

传统 NLM 算法于 2005 年由 Baudes 等人[1,2]提出,该算法针对图像中的高斯噪声而设计。与自适应局部滤波、基于偏微分方程的滤波和整体变分降噪等算法不同,NLM 算法摒弃了这类算法以单个像素为分析对象的局部滤波思想,充分利用图像的非局部自相似性,在图像全局或一个自定义的搜索窗口内对像素进行加权平均降噪。

对一幅噪声图像 I,传统 NLM 算法的降噪结果 μ 可计算为

$$\mu(i,j) = NL(I)(i,j) = \frac{1}{Z(i,j)} \sum_{(p,q) \in \Omega} \omega(i,j,p,q) I(p,q) \tag{11.1}$$

式中,NL 代表非局部均值运算,Ω 为以像素(i,j)为中心的搜索窗口,$\omega(i,j,p,q)$ 代表像素(i,j)和(p,q)相似度,$Z(i,j)$代表归一化系数,定义为

$$Z(i,j) = \sum_{(p,q) \in \Omega} \omega(i,j,p,q) \tag{11.2}$$

从式(11.1)可以看出,NLM 通过计算以两个像素为中心的图像块的差异,评价像素间的相似性,这种处理方法有利于抑制噪声的不利影响,实现图像非局部自相似性的有效评价。相似度 $\omega(i,j,p,q)$ 定义为

$$\omega(i,j,p,q) = \exp\left(-\frac{\|I(N_{i,j}) - I(N_{p,q})\|_{2,a}^2}{h^2}\right) \tag{11.3}$$

式中,$I(N_{i,j})$ 和 $I(N_{p,q})$ 分别代表以(i,j)和(p,q)为中心点的图像块(即相似窗口);$\|I(N_{i,j}) - I(N_{p,q})\|_{2,a}^2$ 表示这两个图像块的高斯加权欧式距离,其中高斯加权利用标准差为 a 的高斯核实现;h 表示衰减参数,控制指数函数衰减的速度从而控制图像滤波时的平滑程度。

从式(11.2)和式(11.3)可看出,非局部均值算法的性能主要由三个关键参数决定,即搜索窗口、相似窗口和衰减系数。在原始的 NLM 算法中,搜索窗口为整个图像,这会导致巨大的计算量,影响算法的执行效率,因此实际执行中搜索窗口多为人工指定的较小窗口,如 21×21。相似窗对滤波性能的影响较小,通常取大小为 7×7 和 9×9 等值的方形窗口。衰减系数 h 对滤波性能影响较大,较小的 h 有利于保护图像细节,而较大的 h 有利于抑制噪声,为平衡噪声抑制和细节保护,传统 NLM 通常将 h 选为与噪声标准差 σ 成正比,即 $h = c \cdot \sigma$,其中 c 为常数。

尽管传统 NLM 方法在高斯噪声抑制方面具有较优异的性能,但其存在以下缺陷。

(1) 相似窗的形状固定

NLM 算法采用方形的图像块来评价像素间的相似性,而实际图像特别是医学图像中的边缘、纹理等特征极其复杂,采用固定的方形窗口很难适应不同的结构信息,这在一定程度上影响了 NLM 在医学图像降噪时对细节的保护效果。

(2) 相似度计算方式存在局限性

NLM 算法利用图像块的灰度信息来评价图像块的相似度,这种方式难以准确衡量结构相似性。其一,式(11.3)比较适合受加性高斯噪声污染的图像块间的相似性,但医学图像中的噪声比较复杂,如超声图像中存在乘性斑点噪声,MR 图像中存在 Rician 噪声,这类噪声特性与高斯噪声存在差异,这导致直接利用式(11.3)无法有效表征超声、MR 等图像中图像块的相似性。其二,

式(11.3)所采用的基于图像块灰度信息的评价方式难以准确衡量其结构相似性,如对两个结构信息高度相似但灰度信息存在较大差异的图像块,直接利用式(11.3)得到的相似度会偏低,但从结构相似性角度而言,相似度理应较大,这无疑与式(11.3)的计算结果相驳。其三,式(11.3)的计算方式仅考虑了图像块的平移不变性,而医学图像中图像块间可能还存在旋转和尺度变化等关系,利用式(11.3)难以准确找到存在这类关系的相似图像块,因此会影响算法性能。

(3) 衰减参数全局固定

NLM算法虽然采用了与噪声标准差相适应的衰减参数,可以根据噪声污染程度调整滤波效果,但该参数在全局图像范围内固定不变。而在图像降噪过程中,图像不同区域往往有不同的降噪目的,如平滑区通常着眼于降噪效果,对这些区域应该选择较大的衰减参数 h,以确保噪声得到有效抑制,相反,边缘等区域则更注重细节特征的保护,这类区域衰减参数 h 应选取相对较小的值,以确保在降噪的同时减小对细节信息的破坏[3,4]。

针对非局部均值的上述缺点,结合超声、MR、CT 和 PET 等成像技术的特点,国内外学者提出了针对四种成像模式的改进 NLM 算法,下面我们分别介绍四类医学影像中提出的具有代表性的新型 NLM 方法。

11.2 基于非局部均值的超声图像降噪

一、超声图像斑点噪声模型

在医学成像过程中,由超声探头发射的超声波进入人体后,在人体组织内多个不同的声阻抗界面发生反射,同时与人体内多个散射体发生随机散射,因此超声探头会接收到相位不同、幅度随机的回波信号,这些回波互相干涉形成图像中的斑点噪声。

斑点噪声强度与组织信号高度相关,通常用下述乘性模型进行描述

$$I(i) = V(i) \cdot \eta'(i) \tag{11.4}$$

式中,$V(i)$ 为未受噪声污染的图像信号,$\eta'(i)$ 为乘性噪声。

然而,在超声图像成像过程中,回波信号通常会经过对数压缩和插值等操作,以增强弱回波信号包含的细节信息、提高显示图像的动态范围及改善图像分辨率等,由此造成图像信号的特性随之变化。针对超声成像中的上述处理手段,不同学者开展了广泛的研究工作,提出了 Rayleigh 分布模型[5]、Gamma 分布模型[6]和 Fisher-Tippett 分布模型[7]等。在各种斑点噪声模型中,由 Loupas 等[8]提

出的乘性噪声模型可较好描述实际超声图像中的斑点噪声分布,因此该模型被广泛采用,其定义为

$$I(i) = V(i) + V^{\gamma}(i) \cdot \eta(i) \qquad (11.5)$$

式中,$\eta(i):N(0,\sigma^2)$ 为零均值、标准差为 σ 的高斯噪声分量,γ 为模型参数,主要与超声成像设备及其回波信号处理过程相关,一般取 $\gamma = 0.5^{[8,9]}$,因此式(11.5)演变为

$$I(i) = V(i) + \sqrt{V(i)} \cdot \eta(i) \qquad (11.6)$$

式(11.6)中的斑点噪声与高斯噪声存在较大差异,NLM 适合于高斯噪声降噪,若直接将其用于斑点噪声降噪,很难取得良好的降噪效果。近年来,国内外学者针对斑点噪声的特点,从衰减参数和搜索窗口自适应[10,11]及权值计算[12-15]等方面,提出了多类改进的 NLM 方法,提升了超声图像降噪效果。

二、非局部均值降斑算法

1. 基于优化的贝叶斯非局部均值算法

基于优化的贝叶斯非局部均值算法[16](optimized Bayesian nonlocal means,OBNLM)利用贝叶斯似然度来改进传统 NLM 中图像块相似度的计算方法,同时采用基于区块而非单个像素的降噪方式,其速度较传统 NLM 方法快。其中,基于区块的处理方法是一种加速算法,其主要实施步骤如下。

(1) 窗口划分

将窗口 Ω^2 分成相互重叠的块 B_{i_k},每个块包含 P 个元素,即 $\Omega^2 = \cup_k B_{i_k}$。这些区块以 x_{i_k} 为中心且为 Ω^2 的子集,x_{i_k} 均匀分布于位置 $i_k = (k_1 n, k_2 n, k_3 n)$,其中 $(k_1, k_2, k_3) \in N^2$,n 代表区块 B_{i_k} 中心点之间的距离。

(2) 图像块降噪

OBNLM 采用贝叶斯框架来推导计算 B_{i_k} 的恢复值,其计算公式为[16]

$$\mu(B_{i_k}) = \sum_{B_j \in \Delta_{i_k}} \omega(B_{i_k}, B_j) I(B_j) = \frac{\frac{1}{|\Delta_{i_k}|} \sum_{j=1}^{|\Delta_{i_k}|} I(B_j) p[I(B_{i_k}) | V(B_j)]}{\frac{1}{|\Delta_{i_k}|} \sum_{j=1}^{|\Delta_{i_k}|} p[I(B_{i_k}) | V(B_j)]} \qquad (11.7)$$

式中,$|\Delta_{i_k}|$ 表示以 x_{i_k} 为中心的搜索窗口 Δ_{i_k} 的大小,$I(B_j) = (I^{(1)}(B_j), \cdots, I^{(P)}(B_j))^{\mathrm{T}}$ 为包含区块 B_j 中各像素点的图像块,$p(I(B_{i_k}) | V(B_j))$ 代表概率密度函数(probability density function,PDF)。由于 $V(B_j)$ 未知,OBNLM 算法通过用 $I(B_j)$ 替换 $V(B_j)$ 来计算 $\mu(B_{i_k})$[16]

$$\mu(B_{i_k}) = \frac{\sum_{j=1}^{|\Delta_{i_k}|} I(B_j) p(I(B_{i_k}) | I(B_j))}{\sum_{j=1}^{|\Delta_{i_k}|} p(I(B_{i_k}) | I(B_j))} \qquad (11.8)$$

给定一个区块 B_i,基于条件独立假设,似然度可被分解为[16]

$$p(I(B_i) \mid I(B_j)) = \prod_{q=1}^{P} p(I^{(q)}(x_i) \mid I^{(q)}(x_j))$$

$$\propto \exp\left\{ -\sum_{q=1}^{P} \frac{[I^{(q)}(x_i) - I^{(q)}(x_j)]^2}{2[I^{(q)}(x_j)]^{2\gamma} \sigma^2} \right\} \tag{11.9}$$

式中,$I^{(q)}(x_i)$表示图像块 B_i 中第 q 个像素的灰度值。用皮尔逊距离(Pearson distance)来替换 NLM 中的 L_2 范数,得到如下的距离[16]

$$d_P[I(B_i), I(B_j)] = \sum_{q=1}^{P} \frac{[I^{(q)}(B_i) - I^{(q)}(B_j)]^2}{[I^{(q)}(B_j)]^{2\gamma}} \tag{11.10}$$

由于像素点 x_i 会包含在多个区块 B_{i_k} 中,而相同像素点 x_i 对应的不同 $NL(I)(B_{i_k})$ 会被计算,并存储在一个矩阵 A_i 中,因此 x_i 的降噪结果即为 A_i 中所有估计值的平均值。

图 11.1 给出了腮腺腺瘤超声图像、NLM 及 OBNLM 降噪后的结果。从图 11.1 可看出,NLM 方法在降噪图像的平滑区中保留了较多的残余噪声,特别是破坏了图像中的细小目标点(如图中方框所示)。相比之下,OBNLM 方法不仅取得了较 NLM 更好的噪声抑制效果,而且对细小目标点的保护效果更优。

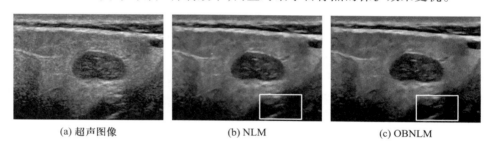

(a) 超声图像　　　　　　(b) NLM　　　　　　(c) OBNLM

图 11.1　腮腺腺瘤超声图像、NLM 及 OBNLM 降噪后的结果

2. 基于权值更新的 NLM 算法

上面提到的 OBNLM 方法虽然性能优于 NLM,但在噪声污染程度较高时,仍存在噪声滤除不充分及可能在图像中引入伪影等不足。针对该问题,我们提出了基于权值更新(weight refining,WR)的 NLM 算法:WR-NLM[17]。该方法的核心思想是通过对图像进行主成分分析(principal component analysis,PCA),利用 PCA 子空间中的特征向量而非原始图像灰度信息,对图像块的相似性进行评价,由此计算斑点噪声污染情况下的权值,同时采用迭代策略对权值进行更新,以确保滤波效果。

（1）基于子空间的权值计算

对图像 I 中某一像素 (x,y)，基于式（11.6）所示的斑点噪声模型，在公式两边同时除以 $\sqrt{V(x,y)}$，可得到[17]

$$\frac{I(x,y)}{\sqrt{V(x,y)}} = \sqrt{V(x,y)} + \eta(x,y) \tag{11.11}$$

对点 (x,y) 和其搜索窗内任意点 (p,q) 对应的图像块 $N(x,y)$ 和 $N(p,q)$，根据上述贝叶斯条件概率公式，可得到[17]

$$
p\left\{ I[N(x,y)] / \sqrt{V[N(x,y)]} \mid I[N(p,q)] / \sqrt{V[N(p,q)]} \right\}
$$
$$
= \prod_{n=1}^{M} p\left[I^{(n)}(x,y) / \sqrt{V^{(n)}(x,y)} \mid I^{(n)}(p,q) / \sqrt{V^{(n)}(p,q)} \right]
$$
$$
\propto \exp\left\{ -\sum_{n=1}^{M} \frac{\left[I^{(n)}(x,y) / \sqrt{V^{(n)}(x,y)} - I^{(n)}(p,q) / \sqrt{V^{(n)}(p,q)} \right]^2}{2\sigma^2} \right\}
$$
$$\tag{11.12}$$

式中，$I^{(n)}(x,y)$ 表示图像块 $N(x,y)$ 中第 n 个像素的灰度值；M 代表图像块中像素个数。

在斑点噪声污染条件下，图像块间的距离 $D(x,y,p,q)$ 计算为[17]

$$D(x,y,p,q) = \sum_{n=1}^{M} \left[I^{(n)}(x,y) / \sqrt{V^{(n)}(x,y)} - I^{(n)}(p,q) / \sqrt{V^{(n)}(p,q)} \right]^2 \tag{11.13}$$

由此可得到适合于信号相关噪声模型的权值计算公式[17]

$$\omega(x,y,p,q) = \exp\left(-\frac{D(x,y,p,q)}{2h^2} \right) \tag{11.14}$$

式（11.13）中 V 未知，借鉴 OBNLM 方法将其用噪声图像 I 来替代的思路，可得到如下权值[17]

$$
\omega(x,y,p,q) = \exp\left[-\frac{D(x,y,p,q)}{2h^2} \right]
$$
$$
= \exp\left\{ -\frac{\sum_{n=1}^{M} \left[\sqrt{I^{(n)}(x,y)} - \sqrt{I^{(n)}(p,q)} \right]^2}{2h^2} \right\} \tag{11.15}
$$

式（11.15）中权值的计算采用的是噪声图像的灰度信息，前面分析过这种计算方法的缺陷。为克服这一不足，对 $I'(I'=\sqrt{I})$ 中的图像块进行 PCA 处理，利用得到的 PCA 子空间的投影特征向量，计算 $D(x,y,p,q)$。

基于 PCA 的权值计算方法首先确定 I' 中图像块 $N(x,y)$ 的协方差矩阵 C[17]

$$C = \frac{1}{L} \sum_{n=1}^{L} \left\{ \boldsymbol{I}'^{(n)}(x,y) - \overline{\boldsymbol{I}'[N(x,y)]} \right\} \left\{ \boldsymbol{I}'^{(n)}(x,y) - \overline{\boldsymbol{I}'[N(x,y)]} \right\}^{\mathrm{T}}$$

$$(11.16)$$

式中, $\overline{\boldsymbol{I}'(N(x,y))}$ 代表 $\boldsymbol{I}'[N(x,y)]$ 的均值。

对 C 进行特征值分解,得到 L 个特征值并将其按降序排列,从排序后特征值所对应的特征向量中,选取前 L 维的特征向量 $\{\boldsymbol{v}_1 \cdots \boldsymbol{v}_d \cdots \boldsymbol{v}_L\}$,将其投影至 PCA 子空间,得到图像块 $N(x,y)$ 对应的投影向量 $\boldsymbol{f}(x,y)$ [17]

$$\boldsymbol{f}(x,y) = \{ <\boldsymbol{I}'[N(x,y)], \boldsymbol{v}_1 > \cdots <\boldsymbol{I}'[N(x,y)], \boldsymbol{v}_d > \cdots <\boldsymbol{I}'[N(x,y)], \boldsymbol{v}_L > \}^{\mathrm{T}}$$

$$(11.17)$$

式中, $<\cdot>$ 表示向量内积。

基于投影向量 $\boldsymbol{f}$,可计算 PCA 子空间投影距离 $D_{\mathrm{PCA}}(x,y,p,q)$ [17] 为

$$D_{\mathrm{PCA}}(x,y,p,q) = \sum_{d=1}^{L} [f_d(x,y) - f_d(p,q)]^2 \qquad (11.18)$$

式中, $f_d(x,y)$ 表示特征向量 $\boldsymbol{f}(x,y)$ 中的第 d 个元素。

从式(11.18)可看出,图像块间的距离利用 PCA 得到的特征向量来计算,由于 PCA 提取的主成分具有一定的抗噪性,同时特征向量的维数比图像块中像素个数少,因此这种方法可更高效准确地得到权值。

(2)权值迭代更新

式(11.15)中直接用 I 取代 V 易造成权值计算误差,为此采用基于迭代思想的权值更新方法来减小上述误差,其核心思想是在当前第 i 次迭代中,权值计算中的 V 利用前一次的降噪结果 μ^{i-1} 来替代,由此在 $I/\sqrt{\mu^{i-1}}$ 上进行上述类似的 PCA 处理过程,得到第 i 次迭代的距离 $D_{\mathrm{PCA}}^{i}(x,y,p,q)$ 和权值 $\omega_{\mathrm{PCA}}^{i}(x,y,p,q)$。基于上述方法,得到第 i 次迭代时图像恢复值 $\mu^{i}(x,y)$ [17] 为

$$\mu^{i}(x,y) = \sum_{(p,q) \in \Omega} I(p,q) \omega_{\mathrm{PCA}}^{i}(x,y,p,q) \qquad (11.19)$$

结合式(11.18)和式(11.19)可发现,图像块距离从图像 $\sqrt{I}$ 而非原始图像 I 上进行计算,由于 $\sqrt{I}$ 中的开方运算,类似是将斑点噪声转化为式(11.11)中的加性噪声,因此从 $\sqrt{I}$ 计算权值优于在斑点噪声污染图像上直接计算该值。同时,在进行 NLM 降噪时,待降噪像素仍选自 I 而非 $\sqrt{I}$,若选择在 $\sqrt{I}$ 上进行降噪,后续还需附加平方等非线性转换操作,因此直接利用原图降噪可避免这类非线性转换可能引入的误差。

权值迭代更新中迭代次数的选择至关重要,PCA-NLM 方法利用基于 PCA 特征值的方法自适应确定迭代次数。其基本思想是对图像中的每个像素点 i,选定以其为中心的区域 R_i,对该区域内任意像素,选择以其为中心的图像块进行

PCA 处理,得到主要和次要方向的特征值,若 R_i 中所有像素对应的两特征值差值皆小于预设的阈值,则认为 R_i 是斑点完全发育的区域 SR,并计算其方差。按类似方法得到所有 SR,将其方差进行排序,选择最大方差对应的区域为最终 SR。计算第 i 次和第 $i-1$ 次迭代中 SR 对应灰度的平均绝对差值,若该值小于预设的阈值,则认为图像降噪达到最佳效果,选取 μ^{i-1} 作为最终降噪结果。

图 11.2 给出了由 Siemens Sonoline G50 采集的胎儿脊柱超声图像、传统 NLM 和 WR-NLM 图像降噪结果及图 11.2(a)中白色框中的感兴趣区(region of interest,ROI)的降噪结果对比。从图 11.2 可以看出,与 NLM 方法相比,WR-NLM 方法能更好地保持图像细节,如脊柱中的精细结构在经过 WR-NLM 方法降噪处理后,保留较完整且边界对比度更高,而 NLM 方法则破坏了脊柱中的部分结构,边缘清晰度无法得到有效保持。

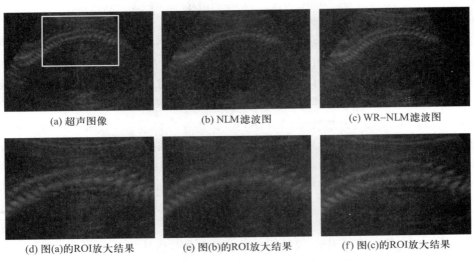

(a) 超声图像　　　　　　(b) NLM滤波图　　　　　　(c) WR-NLM滤波图

(d) 图(a)的ROI放大结果　　(e) 图(b)的ROI放大结果　　(f) 图(c)的ROI放大结果

图 11.2　胎儿脊柱超声图像及降噪结果[17]

3. 衰减参数自适应 NLM 算法

针对传统 NLM 方法其衰减参数全局固定这一不足,我们提出了衰减参数自适应 NLM 算法[18]。其核心思想是先利用全局均方误差测度(mean square error,MSE)确定全局最优衰减参数,并由此获得噪声图像的近似估计值,将该值引入局部 MSE 以建立相应的优化目标函数,通过梯度下降法对目标函数进行优化求解,得到图像中每一像素的最优衰减参数,从而实现图像自适应降噪。

第一步:基于全局 MSE 的全局自适应衰减参数估计

对噪声图像 I 经过 NLM 降噪后,假定与降噪图像 μ 对应的残余分量为 v,则有 $I=V+\eta=\mu+v$。降噪结果 μ 与原始无污染图像间对应的 MSE 为[18]

$$\text{MSE}[\mu] = \text{E}\{(\mu - V)^2\}$$
$$= \text{var}[\mu - V] + (\text{E}\{\mu - V\})^2 \qquad (11.20)$$
$$= \text{var}[\eta] + \text{var}[v] - 2\text{cov}[\eta, v] + (\text{E}\{v\})^2$$

式中,E、var 和 cov 分别代表期望、方差和协方差。

MSE$[\mu]$ 对衰减参数 h 的偏导可表达为[18]

$$\frac{\partial \text{MSE}[\mu]}{\partial h} = \frac{\partial \text{MSE}[\mu]}{\partial \text{var}[v]} \cdot \frac{\partial \text{var}[v]}{\partial h} \qquad (11.21)$$

式中,$\dfrac{\partial \text{var}[v]}{\partial h} \neq 0$,当 $\dfrac{\partial \text{MSE}[\mu]}{\partial \text{var}[v]} = 0$ 时,MSE$[\mu]$ 取得最小值,此时 h 取得最优值 h_{opt}。利用式(11.20)两边对 var$[v]$ 求导,并考虑实际降噪处理过程,可得到求解 h_{opt} 的关系式[18]为

$$\frac{\partial \text{cov}[\eta, v]}{\partial \text{var}[v]} - \frac{\text{E}\{v\} \cdot \partial \text{E}\{v\}}{\partial \text{var}[v]} \leqslant \frac{1}{2} \qquad (11.22)$$

式中,$\partial \text{cov}[\eta, v]$ 的求解非常关键,我们采用同步噪声策略来求解该值。所谓同步噪声,就是先从受污染图像 I 中选择一个平滑区,估计其噪声标准差,根据该标准差生成纯噪声图。结合图像 I 和纯噪声图,采用迭代搜索法找到最优衰减参数 h_{opt},即在第 n 次迭代时,根据第 $n-1$ 次时的衰减参数 h^{n-1} 及 h 的变化步长 δh(h^0 为人工设定初值),通过 $(h^n)^2 = (h^{n-1})^2 + \delta h$ 来计算 h^n,利用该参数对图像 I 进行非局部均值降噪,得到第 n 次迭代时的降噪图像 μ^n 和残差 v^n($v^n = I - \mu^n$)。从图像 I 中计算 $\partial \text{cov}[v]$ 与 $\partial \text{E}\{v\}$,同时结合同步噪声图和残差计算 $\partial \text{cov}[\eta, v] = \text{cov}[\eta, v^n] - \text{cov}[\eta, v^{n-1}]$。判断式(11.22)中的条件是否满足,若满足则终止迭代,得到最优衰减参数 $h_{\text{opt}} = h^n$、对应降噪结果 $\mu_{h_{\text{opt}}}$ 和残差 $v_{h_{\text{opt}}}$,否则重复上述过程,直到找到 h_{opt}。

第二步:基于局部 MSE 的局部自适应衰减参数估计

对降噪结果 μ,其对应的局部 MSE 为

$$\text{MSE}(\mu(i,j)) = \text{E}[\|\mu(i,j) - V(i,j)\|^2]$$
$$= \text{E}\{\|\mu(i,j) - NL(V)(i,j)\|^2\} + \text{E}\{\|NL(V)(i,j) - V(i,j)\|^2\}$$
$$(11.23)$$

式中,右边第一项为方差 var$[\mu(i,j)]$,第二项为偏差 bias$^2[\mu(i,j)]$,这两项皆与像素 (i,j) 所对应的局部衰减参数 $h(i,j)$ 相关,可通过式(11.23)对 $h(i,j)$ 求导来获得最优的局部衰减参数 $h_{\text{opt}}(i,j)$。然而,式(11.23)中 V 是未知的,因此上述求导方法无法直接求解 $h_{\text{opt}}(i,j)$。为此,我们利用第一步基于最优全局 h_{opt} 对应的降噪结果 μ^n,结合方法噪声来获得 V 的近似估计值,具体实现方法为:计算 $\mu_{h_{\text{opt}}}$ 对应的方法噪声 $v_{h_{\text{opt}}}$($v_{h_{\text{opt}}} = I - \mu_{h_{\text{opt}}}$),对 $v_{h_{\text{opt}}}$ 进行 NLM 降噪,得到残余细节图像 r。由于 $v_{h_{\text{opt}}}$ 的信噪比很低,故降噪时的权值直接采用 $\mu_{h_{\text{opt}}}$ 上基于 h_{opt} 计算得到

的值。考虑到 r 可能还存在噪声,因此采用较小的滤波窗口对其进行均值滤波,得到第一步采用 h_{opt} 进行 NLM 降噪时损失的细节 $\hat{r}$,利用 $\hat{r}$ 得到图像 V 的估计值 $\hat{V}$ 和噪声分量 $V'\eta$ 的估计值 $\hat{\eta}$,即 $\hat{V} = \mu_{h_{opt}} + \hat{r}$ 和 $\hat{\eta} = v_{h_{opt}} - \hat{r}$。基于这两项,计算 $\text{var}[\mu(i,j)]$ 和 $\text{bias}^2[\mu(i,j)]$[18] 为

$$\text{bias}^2[\mu(i,j)] = \left(\frac{\sum_{(p,q)\in\Omega}(\hat{V}(p,q) - \hat{V}(i,j))\hat{\omega}(i,j,p,q)}{\sum_{(p,q)\in\Omega}\hat{\omega}(i,j,p,q)} \right)^2 \quad (11.24)$$

$$\text{var}[\mu(i,j)] = \left[\frac{\sum_{(p,q)\in\Omega}\hat{\eta}(p,q)\hat{\omega}(i,j,p,q)}{\sum_{(p,q)\in\Omega}\hat{\omega}(i,j,p,q)} \right]^2 \quad (11.25)$$

式中,$\hat{\omega}(i,j,p,q)$ 为从图像 $\hat{V}$ 上计算得到的权值。

基于 $\text{var}[\mu(i,j)]$ 和 $\text{bias}^2[\mu(i,j)]$,建立与 $h(i,j)$ 相关的代价函数 $\text{J}[h(i,j)]$[18] 为

$$\text{J}[h(i,j)] = \text{MSE}[\mu(i,j)] = \text{var}[\mu(i,j)] + \text{bias}^2[\mu(i,j)] \quad (11.26)$$

计算 $\text{J}[h(i,j)]$ 对 $h(i,j)$ 的偏导 $\dfrac{\partial \text{J}[h(i,j)]}{\partial h(i,j)}$[18] 为

$$\frac{\partial \text{J}[h(i,j)]}{\partial h(i,j)} = \frac{\partial \text{bias}^2[\mu(i,j)]}{\partial h(i,j)} + \frac{\partial \text{var}[\mu(i,j)]}{\partial h(i,j)} \quad (11.27)$$

基于式(11.27),采用如下的梯度下降法进行优化求解,得到像素 (i,j) 对应的最优衰减参数 $h_{opt}(i,j)$[18]。

$$h^{n+1}(i,j) = h^n(i,j) - \alpha \frac{\partial \text{J}[h^n(i,j)]}{\partial h(i,j)} \quad (11.28)$$

式中,α 是一个常数,代表步长。

利用优化得到的 $h_{opt}(i,j)$ 对图像 I 进行 NLM 降噪,获得降噪结果 μ',为弥补这一步中可能存在的细节损失,采用以下的提升(boosting)方法进行处理,得到最终降噪结果 $\hat{\mu}'$

$$\mu'_{boosting}(i,j) = I(i,j) + \beta\mu'(i,j) \quad (11.29)$$

$$\hat{\mu}'(i,j) = NL(\mu'_{boosting})(i,j) - \beta\mu'(i,j) \quad (11.30)$$

式中,β 为常数。

为说明上述算法的有效性,采用图 11.3(a)所示的肝脏超声图像作为测试对象。为客观评价降噪效果,采用信噪比(signal-to-noise ratio,SNR)[19] 和对比噪声度(contrast-to-noise ratio,CNR)[19] 作为评价指标,其定义为

$$SNR = \frac{\overline{\mu}_b}{\sigma_b} \quad (11.31)$$

$$CNR = \frac{|\overline{\mu}_o - \overline{\mu}_b|}{\sigma_b} \quad (11.32)$$

式中,$\bar{\mu}_b$ 和 $\bar{\mu}_o$ 分别表示背景区和目标区的平均灰度值,σ_b 表示背景区的标准差。从图 11.3(a)中挑选出三组 ROI,每一组包括背景区和目标区,计算三组 ROI 的平均 SNR 和平均 CNR,表 11.1 给出了 NLM 和衰减参数自适应 NLM 方法对应的平均 SNR 和 CNR。从表 11.1 可看出,自适应 NLM 对应的 SNR 和 CNR 两项指标皆高于 NLM 方法,这说明前者对三个 ROI 进行降噪时,在噪声抑制及提升目标与背景区对比度方面,具有更优的综合恢复效果。

表 11.1　NLM 和衰减参数自适应 NLM 方法对应的平均 SNR 和 CNR

滤波方法	评价指标	
	平均 SNR	平均 CNR
NLM	14.52	3.10
自适应 NLM	15.73	3.50

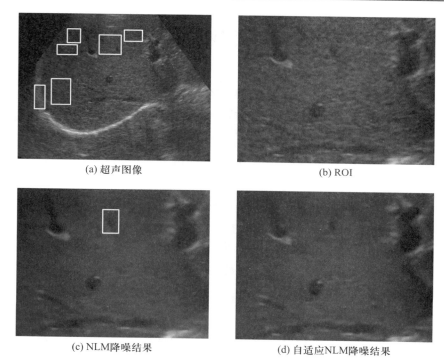

(a) 超声图像　　　　　　　　　　　　　(b) ROI

(c) NLM降噪结果　　　　　　　　　　(d) 自适应NLM降噪结果

图 11.3　肝脏超声图像及 ROI 区域降噪结果[18]

　　图 11.3 给出了 NLM 和自适应 NLM 对图 11.3(a)中另外选择的 ROI 进行降噪的结果。从图 11.3 可以看出,NLM 方法未能有效抑制部分平滑区的噪声,同时引起了细节信息的模糊或损失,如图 11.3(c)中方框所示的小目标经过

NLM 滤波后其形态受到一定程度破坏。相比之下,自适应 NLM 方法不仅有效平滑了图像中的噪声,而且对细节的保护效果优于 NLM 方法。

4. 多参数自适应 NLM 滤波

前面介绍的方法仅实现衰减参数自适应,但影响超声图像降噪效果的因素除了该参数外,还有搜索窗大小。若同时实现衰减参数和搜索窗大小的自适应,则会有效提升超声图像降噪效果。这里,仍可利用式(11.26)所示代价函数来实现衰减参数和搜索窗的优化,但因该代价函数无法对搜索窗进行求导运算,故梯度下降法不适合这一多参数优化问题,而粒子群优化(particle swarm optimization,PSO)算法则不要求代价函数具有可导等特性,非常适合解决该问题。

粒子群优化算法[20]作为一种进化计算技术,源于对鸟群捕食行为的研究。它用无质量的粒子来模拟鸟群中的鸟,每个粒子即为需要求解问题的可能解,它具有速度(代表移动快慢)和位置(代表移动方向)两个属性,还有由代价函数决定的适应度,每一粒子在搜索空间中单独搜寻最优解(即当前个体极值),并将这个最优解与粒子群中的其他粒子共享,找到的最优个体极值将作为整个粒子群的当前全局最优解。所有粒子根据自己找到的最优解和当前全局最优解的关系,调整自己的速度和位置。上述过程不断循环,直至找到真正的全局最优解。

基于 PSO 的 NLM 方法(PSO-NLM)实现多参数优化的思路如下。首先,采用传统 NLM 方法对超声图像进行降噪,用降噪结果 μ 近似原始未污染的超声图像[即用 μ 替代式(11.24)中的 $\hat{V}$],利用噪声图像与降噪结果 μ 的差 $I-\mu$(即方法噪声)近似超声图像中噪声分量 $V^r\eta$[即用方法噪声替代式(11.25)中的 $\hat{\eta}$],将适应度函数设计为 $1/\{1+\mathrm{var}[\mu(i,j)+\mathrm{bias}^2[\mu(i,j)]]\}$,其中方差和偏差由式(11.24)和式(11.25)来计算,采用 PSO 对衰减参数 h 和搜索窗口 Ω 的大小 S 进行寻优。由于图像中边缘区和平滑区像素对应的最优衰减参数和搜索窗口可能存在较大差异,为加快 PSO 寻优过程,采用 Sobel 或 Canny 等算子对降噪图像 μ 进行边缘检测,为检测出的边缘点和非边缘点分别设置不同的参数范围,以实现寻优提速的目的。其中,基于 PSO 的多参数寻优算法实现过程如下。

(1)初始化粒子群,包括群体规模 N、每个粒子的位置 x_i 和速度 v_i。

$$x_i=(S_{i1},h_{i2}) \quad (i=1,2,\cdots,N) \qquad (11.33)$$
$$v_i=(v_{i1},v_{i2}) \quad (i=1,2,\cdots,N) \qquad (11.34)$$

(2)将每个粒子的位置代入式(11.24)—式(11.26)计算其适应度 $F[i]$。

(3)对每个粒子,将其适应度值 $F[i]$ 和个体极值 $pbest_i$ 比较。若 $F[i]>pbest_i$,则用 $F[i]$ 替换 $pbest_i$。其中,$pbest_i$ 为第 i 个粒子迄今为止搜索到的局部最优位置,表示如下

$$pbest_i=(p_{i1},p_{i2}) \quad (i=1,2,\cdots,N) \qquad (11.35)$$

（4）对每个粒子，用其适应度值 $F[i]$ 和全局极值 $gbest$ 比较。若 $F[i] > gbest$，则用 $F[i]$ 替换 $gbest$。其中，$gbest$ 为整个粒子群迄今为止搜索到的全局最优位置，表示如下

$$gbest = (p_{g1}, p_{g2}) \tag{11.36}$$

（5）根据式（11.37）和式（11.38）更新粒子的速度 v_i 和位置 x_i，如果满足结束条件（误差足够小或到达最大循环次数），则寻优过程结束，否则返回（2）。

$$v_i = w \cdot v_i + c_1 r_1 (pbest_i - x_i) + c_2 r_2 (gbest - x_i) \tag{11.37}$$

$$x_i = x_i + v_i \tag{11.38}$$

式中，粒子速度 $v_i \in [-v_{max}, v_{max}]$，$v_{max}$ 是人为设定的常数，c_1 和 c_2 为加速常数（即学习因子），r_1 和 r_2 是介于 $[0,1]$ 之间的随机数。式（11.37）右边第一项为惯性部分，反映粒子上次速度大小和方向的影响，代表粒子有维持自己先前速度的趋势；第二项为个体认知量，是从当前位置指向粒子自身历史最优位置的矢量，代表粒子有向自身最佳位置逼近的趋势；第三项为群体认知项，是从当前位置指向种群最优位置的矢量，代表粒子有向群体或邻域历史最佳位置逼近的趋势。

图 11.4 给出了淋巴结超声图像、OBNLM 及 PSO-NLM 方法降噪效果。从图 11.4 可以看出，两种算法都能有效抑制超声图像中的斑点噪声，但在细节保护方面，PSO-NLM 算法表现更佳，如图 11.4 中两方框所示，PSO-NLM 算法能更好地提升图像边缘等信息的对比度。

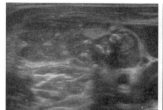 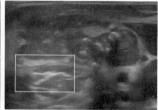 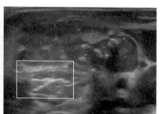

(a) 超声图像　　　　　　(b) OBNLM降噪结果　　　　(c) PSO-NLM降噪结果

图 11.4　淋巴结超声图像、OBNLM 及 PSO-NLM 方法降噪结果

11.3　基于非局部均值的 MR 图像降噪

一、MR 图像中噪声模型

在 MRI 中，原始 K 空间（傅里叶空间）数据可能被复数高斯噪声干扰，经傅里叶逆变换后，图像实部和虚部的噪声仍呈高斯分布。MR 幅值图像为两个独立高斯随机变量的平方根，即

$$\tilde{A} = \sqrt{(R + n_R)^2 + (I + n_I)^2} \qquad (11.39)$$

式中，R 和 I 为 MR 图像的实部和虚部，n_R、n_I 是服从高斯分布、均值为零且不相关的随机变量。

噪声图像 $\tilde{A}$ 的概率密度函数服从如下的 Rician 分布[21]

$$p(\tilde{A} \mid A) = \frac{\tilde{A}}{\sigma^2} \exp\left(\frac{-(\tilde{A}^2 + A^2)}{2\sigma^2}\right) I_0\left(\frac{A\tilde{A}}{\sigma^2}\right) \qquad (11.40)$$

式中，A 为未受噪声污染时的 MR 幅度，σ 为实图像和虚图像中高斯噪声的标准偏差，I_0 是第一类零阶修正的 Bessel 方程。

从式(11.40)可看出，若 $\dfrac{A}{\sigma} \to \infty$，此时 MR 幅度图像信噪比非常高，Rician 分布将演变为如下的近似高斯分布，可将噪声近似看成高斯噪声进行处理[22]。

$$p(\tilde{A} \mid A) = \frac{1}{\sigma\sqrt{2\pi}} \exp\left(-\frac{(\tilde{A} - A)^2}{2\sigma^2}\right) \qquad (11.41)$$

另一方面，若 $\dfrac{A}{\sigma} \to 0$ 时，则 Rician 分布将演变为如下的瑞利分布

$$p(\tilde{A} \mid A) = \frac{\tilde{A}}{\sigma^2} \exp\left(-\frac{\tilde{A}^2}{2\sigma^2}\right) \qquad (11.42)$$

从式(11.39)和式(11.40)可看出，Rician 噪声是信号相关的，既非加性也非乘性噪声，针对加性高斯白噪声的 NLM 去噪方法不适合直接用于 MR 图像去噪。

针对 Rician 噪声特点，国内外学者提出了多种改进 NLM 方法，其中的典型代表包括基于空域的自适应 NLM 方法和基于特征信息的 NLM 方法。

二、基于空域的自适应 NLM 方法

基于空域的自适应 NLM 方法主要通过自适应改变相似窗、搜索窗、衰减参数及改进相似度函数等手段，确保在有效抑制 MR 图像噪声的同时有效保护图像细节。其中，寻找新的相似度函数是研究热点。

1. 基于分类的非局部均值降噪算法

Thaipanich 等[23]人提出了基于分类的非局部均值降噪算法，该算法作用于平方幅度图像上，主要包括以下三步。

第一步：采用奇异值分解方法(singular value decomposition，SVD)对图像块进行分类。先计算图像中每个图像块的梯度场，然后使用 SVD 对梯度场进行分解，根据奇异值的大小，采用 K-means 方法对图像块进行分类，分类依据为：对平滑区而言，因没有主方向，因此所有特征值皆比较小，而边缘/纹理区因存在主

方向,对应奇异值较其他方向大。

第二步:为了充分利用图像的局部特性来消除不同区域的噪声,基于分类结果自适应选择匹配窗口的大小。对于边缘/纹理区域,使用较小的相似窗口,如7×7;对于平滑区则使用更大的搜索窗,如19×19,目的是减少将噪声误判为局部结构或纹理的可能性;对于其他类型窗口,可采用一个中等尺寸的搜索窗,如13×13。

第三步:使用旋转的块匹配过程来产生更相似的图像块。传统 NLM 算法的匹配核是高斯加权欧氏距离函数,它不能充分利用物体轮廓等区域的强自相似性,只能够识别简单的相似变换,因此在图像块方向稍有变化的情况下,基于其匹配核无法有效找到相似图像块。为解决该问题,采用旋转块匹配策略来寻找相似块,即对每一个图像块,根据其梯度场的主方向角度 θ,采用双三次插值得到主方向为 θ、$-\theta$、$\theta+180°$、$-\theta+180°$ 四个旋转块,利用旋转块来确定候选相似图像块,用于相似度计算。

图 11.5 给出了传统 NLM 方法和上述自适应 NLM 算法的去噪结果。图中,Rician 噪声是通过在图像数据的实部和虚部分别添加两个独立的高斯噪声来产生的,其中高斯噪声为零均值,标准差为 50。从图 11.5 可以看出,与 NLM 方法相比,自适应 NLM 算法能很好地抑制平滑区的 Rician 噪声,而且能更好地保持图像中边缘的对比度。

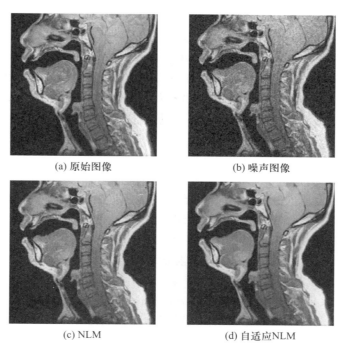

(a) 原始图像　　　　　　　　　(b) 噪声图像

(c) NLM　　　　　　　　　(d) 自适应NLM

图 11.5　脑部 MR 图像降噪结果对比[23]

2. 空间可变噪声自适应 NLM

在一些 MR 图像中,如通过并行成像或表面线圈获得的图像、强度不均匀校正图像等,噪声在图像中具有空间可变特性,传统 NLM 方法针对的是图像具有相同噪声分布的情况。为提升该情况下 NLM 方法的降噪效果,Manjón 等[24]人提出了空间可变噪声自适应 NLM,该方法结合局部噪声方差估计及降噪结果估计,实现 MR 图像降噪。

就局部噪声方差估计而言,自适应 NLM 方法首先对三维噪声图像 u 采用 $3×3×3$ 大小的窗口进行均值滤波 ψ,然后计算噪声图像和 ψ 的差分,找到局部区域 R 中各像素对应上述差分间距离的最小值,将其作为噪声方差估计值[24]

$$\sigma^2 = \min[d(R_i, R_j)] \quad \forall j \neq i, R = u - \psi(u) \tag{11.43}$$

上述估计方法通过使用最小值求取算子及低频信息去除操作,能确定图像局部噪声方差,但在信号较弱的区域仍存在估计误差。为解决此问题,自适应 NLM 方法引入基于局部信噪比 SNR 的修正因子,将噪声方差估计值修正为[24]

$$\hat{\sigma}^2 = \sigma^2 / \xi(SNR) \tag{11.44}$$

式中[24],

$$\xi(SNR) = 2 + SNR^2 - \frac{\pi}{8}\exp\left(-\frac{SNR^2}{2}\right) \cdot \left[(2 + SNR^2)I_0\left(\frac{SNR^2}{4}\right) + SNR^2 I_1\left(\frac{SNR^2}{4}\right)\right]^2 \tag{11.45}$$

式中,I_0 和 I_1 是第一类 0 阶和 1 阶改进的 Bessel 函数。

基于估计的局部噪声方差,自适应 NLM 采用基于块的执行策略,得到最终的降噪结果[24]为

$$NL(u)(B_i) = \sqrt{\max\left\{\left[\sum_{x_j \in V_i} w(B_i, B_j) u^2(B_j)\right] - 2\sigma^2, 0\right\}} \tag{11.46}$$

式中,B_i 和 B_j 是分别以 i 和 j 为中心的图像块,V_i 为以 i 为中心的三维邻域,$w(B_i, B_j)$ 代表权值。

图 11.6 给出了仿真脑部 MR 图像的降噪结果对比。图 11.6(b) 中的噪声为在图 11.6(a) 中人工加入的 9% 的 Rician 噪声。从图 11.6 可看出,传统 NLM 方法无法有效去除图像中间部位的噪声,而自适应 NLM 方法能很好处理噪声空间可变的情况,有效抑制了图像中不同部位的噪声。

3. 旋转不变 NLM 方法

在传统 NLM 中,图像块间的相似性度量没有考虑图像块间存在旋转的情况,这导致该方法难以有效找到相似块,解决此问题的有效途径是采用具有旋转不变性的相似度表征方法。Manjón 等[25]人提出了基于预滤波的旋转不变 NLM 方法(PRI-NLM),该方法首先利用基于离散余弦变换的三维滤波方法对 MR 图

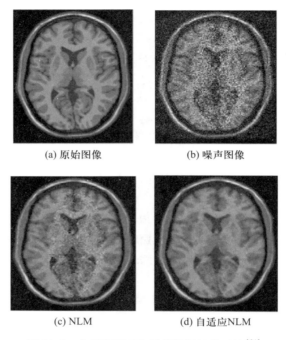

(a) 原始图像　　　　　　　(b) 噪声图像

(c) NLM　　　　　　　　(d) 自适应NLM

图 11.6　仿真脑部 MR 图像降噪结果对比[24]

像 I 进行预降噪,在预降噪图像 I' 上,采用旋转不变测度来计算权值[25]

$$\omega(i,j,p,q) = \exp\left\{ -\frac{1}{2} \frac{\left[I'(i,j) - I'(p,q) \right]^2 + 3\left\{ \bar{\mu}\left[N(i,j) \right] - \bar{\mu}\left[N(p,q) \right] \right\}^2}{2h^2} \right\}$$

（11.47）

从式（11.47）可以看到,权值的计算既利用了像素本身灰度值 I',又利用了以像素为中心的图像块 N 的平均灰度 $\bar{\mu}$,因具有旋转关系的图像块的平均灰度相同,故上述测度具有旋转不变性。

为说明 PRI-NLM 算法较传统 NLM 方法的优越性,使用来自 Brainweb 数据库的脑部仿真 MR 图像作为测试对象,分别在 T1 加权 MR 图中加入 5%、10%、20% 和 30% 的 Rician 噪声,采用峰值信噪比(peak signal-to-noise ratio,PSNR)及结构相似性[26](structural similarity,SSIM)作为客观评价指标,其定义为

$$PSNR = 10\lg\left\{ \frac{255^2}{\frac{1}{W \times H}\sum_{x=1}^{W}\sum_{y=1}^{H}\left[\mu(x,y) - V(x,y) \right]^2} \right\}$$

（11.48）

$$SSIM = \frac{(2\bar{\mu}\bar{V} + C_1)(2\delta_{\mu V} + C_2)}{(\bar{\mu}^2 + \bar{V}^2 + C_1)(\delta_{\mu}^2 + \delta_{V}^2 + C_2)}$$

（11.49）

式中，H 和 W 表示图像的高度和宽度；$\bar{\mu}$ 和 $\bar{V}$ 分别是 μ 和 V 的平均值；δ_μ 和 δ_V 分别是 μ 和 V 的标准差；$\delta_{\mu V}$ 是 μ 和 V 的协方差；C_1 和 C_2 是很小的常量，用来保证 $SSIM$ 计算的稳定性。

表 11.2 给出了在不同比例 Rician 噪声污染情况下，PRI-NLM 算法和 NLM 方法对 T1 加权 MR 图像进行降噪所对应的 $PSNR$ 和 $SSIM$。从表 11.2 可看出，PRI-NLM 方法在四种噪声情况下，其 $PSNR$ 和 $SSIM$ 都明显高于 NLM 方法，特别是当 Rician 噪声比例增加时，PRI-NLM 算法与 NLM 方法对应上述两项指标间的差距也相应增大。

表 11.2　PRI-NLM 算法和 NLM 方法对 T1 加权 MR 图像进行降噪所对应的 $PSNR$ 和 $SSIM$

算法	5%		10%		20%		30%	
	$PSNR$	$SSIM$	$PSNR$	$SSIM$	$PSNR$	$SSIM$	$PSNR$	$SSIM$
NLM	33.69	0.918 2	28.42	0.782 4	22.81	0.603 2	19.22	0.421 3
PRI-NLM	37.30	0.942 4	32.75	0.885 4	27.70	0.784 6	24.22	0.677 7

图 11.7 给出了对受 20% 的 Rician 噪声污染的 T1 加权 MR 图像，采用 PRI-NLM 和 NLM 两种比较算法进行降噪的结果对比。从图 11.7 可以看出，NLM 方法难以抑制 MR 图像中的 Rician 噪声，降噪后的图像细节出现模糊和丢失，如图 11.7(c) 中方框所示部分，细节信息被严重破坏。PRI-NLM 在脑部轮廓外的图像背景区会残留部分噪声，但脑内部区域的噪声则得到了充分抑制，同时脑部组织的细节特征清晰度更高，部分重要细节其形态得到了更好的保护。

三、基于特征信息的 NLM 方法

1. 基于矩的 NLM 方法

传统的 NLM 方法在噪声污染信息上计算像素相似度，容易受到噪声影响，同时该方法直接利用灰度间差异来评价图像块相似度，对 MR 图像等具有复杂特性的图像而言，单一的灰度信息很难反映边缘等部位的图像块的差异。针对上述问题，Kumar 提出了基于 Krawtchouk 矩的 NLM 方法[27]。该方法引入 Krawtchouk 矩特征取代传统的灰度信息，利用矩特征来评价图像块间的相似性，该方法的优势在于：Krawtchouk 矩本身对噪声的敏感性低于 Zernike 等矩，具有一定的抗噪性，因此采用 Krawtchouk 矩特征可在一定程度上克服噪声的不利影响；另一方面，Krawtchouk 矩具有良好的边缘特征表征能力，可有效区分图像中的相似及不相似图像块。

在基于矩的方法中，图像块间的相似性定义为[27]

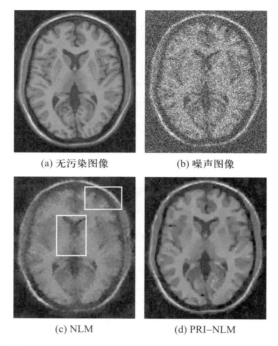

(a) 无污染图像   (b) 噪声图像

(c) NLM   (d) PRI–NLM

图 11.7　PRI–NLM 算法和 NLM 方法对受 20% 的 Rician 噪声的 T1 加权 MR 图像降噪结果

$$w(i,j) = \exp\left(-\frac{\|\boldsymbol{F}(p_i) - \boldsymbol{F}(p_j)\|_2^2}{h^2}\right) \tag{11.50}$$

式中，特征向量 $\boldsymbol{F}$ 定义为 $\boldsymbol{F} = [\boldsymbol{Q}_{0,1}, \boldsymbol{Q}_{0,2}, \boldsymbol{Q}_{0,3}, \boldsymbol{Q}_{1,0}, \boldsymbol{Q}_{2,0}, \boldsymbol{Q}_{3,0}, \boldsymbol{Q}_{1,1}, \boldsymbol{Q}_{1,2}, \boldsymbol{Q}_{2,1}, \boldsymbol{Q}_{2,2}]$。其中，$\boldsymbol{Q}_{n,m}$ 是图像在局部邻域的 $(n+m)$ 阶 Krawtchouk 矩[27]

$$\begin{aligned} \boldsymbol{Q}_{n,m}(p(x,y)) = \alpha \sum_{x=0}^{N-1} \sum_{y=0}^{N-1} &K_n(x;\beta_1, N-1) \\ &\times K_m(y;\beta_2, N-1) p(x,y) \end{aligned} \tag{11.51}$$

式中，$\alpha = \dfrac{1}{\sqrt{\rho(n;\beta_1, N-1)\rho(m;\beta_2, N-1)}}$，$\rho(n;\beta, N) = (-1)^n \left(\dfrac{1-\beta}{\beta}\right)^n \dfrac{n!}{(-N)_n}$，而 $K_n(\cdot)$ 是 Krawtchouk 多项式[27]

$$K_n(x;\beta, N) = {}_2F_1\left(-n, -x; -N; \frac{1}{\beta}\right) \tag{11.52}$$

${}_2F_1$ 是超几何函数，定义为[27]

$${}_2F_1 = \sum_{k=0}^{\infty} \frac{(a)_k (b)_k}{(c)_k} \frac{z^k}{k!} \tag{11.53}$$

$(a)_k$ 是 Pochhammer 符号，定义为 Gamma 函数 $\dfrac{\Gamma(a+k)}{\Gamma(k)}$。

图 11.8 给出了基于 Zernike 矩和 Krawtchouk 矩的 NLM 方法(分别简称 ZNLM 和 KNLM)的降噪结果。很明显后者不仅更好地抑制了图像背景区的噪声,而且边缘等特征的清晰度和对比度更高,这证明利用 Krawtchouk 矩来表征 MR 图像局部特征,比 Zernike 矩方法能更好地评价图像块的相似性,确保了最终可取得更优的滤波性能。

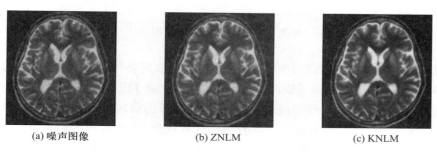

(a) 噪声图像　　　　　　　(b) ZNLM　　　　　　　(c) KNLM

图 11.8　基于 Zernike 矩和 Krawtchouk 矩的 NLM 方法降噪结果[27]

2. 基于特征学习的 NLM 方法

前面介绍的 NLM 方法在评价图像块相似性时,仅利用图像灰度信息或人工提取的图像低级特征,对复杂的 MR 图像而言,图像块间的灰度信息差异无法准确表征图像块的结构相似性,而人工提取的低级特征,不仅缺乏对图像不同结构信息的自适应,且因特征表征能力的局限性,难以准确确定复杂图像块的相似性。自动提取 MR 图像中的高级特征,利用这类特征计算 NLM 降噪的权值,可有效提升 NLM 方法的降噪效果。深度学习作为一种机器学习方法,近年来在医学图像处理任务中得到广泛应用。深度学习模型可通过多层非线性变换从大量数据中集中学习其本质特征,因此具有强大的自动特征提取能力。基于此,我们引入无监督学习模型 PCANet,提出了基于 PCANet 的 NLM 方法[28],利用该模型从 MR 图像中提取其高级特征,利用特征间的相似性来获得权值,由此实现 MR 图像降噪。

PCANet 网络是 Chan 等人[29] 提出的一种简单而有效的深度学习模型,相比于目前流行的卷积神经网络(convolutional neural networks,CNN),该模型具有结构简单、涉及参数少且调参方便等优点。PCANet 模型的结构如图 11.9 所示。PCANet 只包含少量数据处理层,用于提取图像高级特征。其中第一层为级联 PCA 层,第二层为二值化哈希编码层,第三层为分块直方图层,后两层通过下采样和编码等操作产生图像的输出特征。PCANet 模型需要学习的核心参数为卷积核,为获取该参数,该模型利用 PCA 方法对学习样本进行处理,采用这种无监督学习方法得到卷积核。

基于 PCANet 的 NLM 方法包括以下三步:第一步先利用 PRI-NLM 算法对

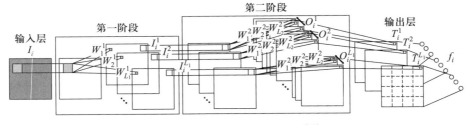

图 11.9　PCANet 模型的结构[29]

受噪声污染的 MR 图像进行预降噪,后续特征提取将在预降噪图像而非原始噪声图像上进行,目的是降低噪声对特征精确提取的不利影响;第二步在预降噪图上利用 PCANet 提取图像高级特征,对每个待降噪的像素,将不同卷积核所对应的特征进行组合,利用组合特征间的距离计算权值,由此实现原始图像的 NLM滤波;第三步的主要目的是获取第二步 NLM 降噪过程中可能丢失的细节信息,以便获得更精确的降噪结果,其中丢失的细节信息可通过对第二步中降噪图像对应的方法噪声进行 NLM 滤波来获得。在上述三步中,如何利用 PCANet 提取特征并由此实现 NLM 降噪是最关键的步骤,其实现过程如下。

(1) PCANet 训练

利用来自 BrainWeb 的无噪声 MR 图像,加入不同比例的 Rician 噪声,采用 PRI-NLM 对图像进行降噪处理,将 N 幅降噪图像作为数据集输入 PCANet,以实现其训练。对训练集中每幅图像内的各像素,对以其为中心、大小为 $k_1 \times k_2$ 的图像块进行采样,对各图像块进行去均值化处理后重排为一个一维的列向量,对训练集中所有图像采用类似方法进行处理,将得到的所有列向量进行组合,形成训练样本矩阵 $\boldsymbol{A}$。对矩阵 $\boldsymbol{A}$ 进行 PCA 运算,获得矩阵 $\boldsymbol{A}$ 的特征值,将其按从大到小进行排序,选取前 L_1 特征值对应的特征向量进行矩阵化,得到第一层 PCANet 的卷积核 $\boldsymbol{W}_l^{1\,[29]}$ 为

$$\boldsymbol{W}_l^1 = \mathrm{map}_{k_1,k_2}\big[\boldsymbol{q}_l(\boldsymbol{A}\boldsymbol{A}^\mathrm{T})\big] \in R^{k_1 \times k_2} \quad l = 1,2,\cdots,L_1 \tag{11.54}$$

式中,map 代表把包含 $k_1 \times k_2$ 元素的向量转换为矩阵,$\boldsymbol{q}_l(\boldsymbol{A}\boldsymbol{A}^\mathrm{T})$ 代表 $\boldsymbol{A}\boldsymbol{A}^\mathrm{T}$ 的第 l 个特征值所对应的特征向量。

获得第一层卷积核后,将训练样本与其进行卷积,得到第一层输出结果,将其作为第二层的训练样本,采用与第一层类似的方法可获得第二层的 L_2 个卷积核,由此实现整个 PCANet 的训练。

(2) 基于 PCANet 的特征提取

对一幅待降噪图像 I 进行 PRI-NLM 滤波,得到的滤波图像 I' 输入训练好的 PCANet,将其与第一层多个卷积核进行卷积运算,得到的输出再与第二层各卷积核进行卷积,由此产生多幅特征图。对这些特征图,传统 PCANet 会经过二值

化处理、哈希编码及基于分块的直方图统计等处理手段,得到网络最终输出,但二值化和哈希编码处理会造成特征信息的损失,故引入参数化修正线性单元(parametric rectified linear unit,PReLU)激活函数对第二层的输出进行处理,得到网络最终输出的 $L_1 \times L_2$ 个特征图 F_l。其中,PReLU 定义为

$$\text{PReLU}(x) = \begin{cases} x & \text{if} \quad x > 0 \\ ax & \text{if} \quad x \leqslant 0 \end{cases} \tag{11.55}$$

式中,a 是可学习参数。

（3）基于特征图的非局部均值降噪

预滤波图像 I' 经过 PCANet 处理后,可得到多个特征图。对原始噪声图 I 中待降噪的像素点 (i,j),将其对应特征图 F 上相同位置处的像素灰度值进行级联,作为该像素点的特征向量 $O(i,j)$

$$O(i,j) = \{F_1(i,j), \cdots, F_{L_1 \times L_2}(i,j)\} \tag{11.56}$$

利用特征向量 O 可计算原始噪声图 I 中以 (i,j) 和 (p,q) 为中心的两图像块的相似度 $\omega(i,j,p,q)$

$$\omega(i,j,p,q) = \exp\left(-\frac{\|O(i,j) - O(p,q)\|_{2,a}^2}{h^2}\right) \tag{11.57}$$

为说明 PCANet-NLM 算法的优越性,将其与该方法中采用的预滤波算法 PRI-NLM 进行对比。在来自 BrainWeb 数据库的 T2 加权 MR 图中加入 5%、10%、20% 和 30% 的 Rician 噪声,利用 PCANet-NLM 和 PRI-NLM 对其进行降噪处理。表 11.3 给出了两类方法对应的 $PSNR$ 和 $SSIM$,图 11.10 给出了两者对受 30%Rician 噪声污染的 T2 加权 MR 图像进行降噪的结果。

表 11.3 PCANet-NLM 和 PRI-NLM 对 T2 加权 MR 图像降噪对应的 $PSNR$ 和 $SSIM$

算法	5%		10%		20%		30%	
	$PSNR$	$SSIM$	$PSNR$	$SSIM$	$PSNR$	$SSIM$	$PSNR$	$SSIM$
PRI-NLM	37.14	0.952 2	31.24	0.903 7	26.54	0.820 0	23.00	0.729 7
PCANet-NLM	37.75	0.958 5	32.11	0.918 5	27.05	0.844 5	24.01	0.767 3

从表 11.3 可看出,在 Rician 噪声比例分别为 5%、10%、20% 和 30% 情况下,PCANet-NLM 方法对应的 PSNR 和 SSIM 均优于 PRI-NLM 方法,这表明,PCANet-NLM 方法在抑制 Rician 噪声和保护图像细节方面,较对比算法具有更优的综合滤波性能。从图 11.10 中的降噪结果可看到,PRI-NLM 方法在一些区域造成了图像细节的过度平滑,相比而言,PCA-NLM 对噪声的去除非常有效,同时也避免了伪影的产生,且很好地保护了图像细节信息。

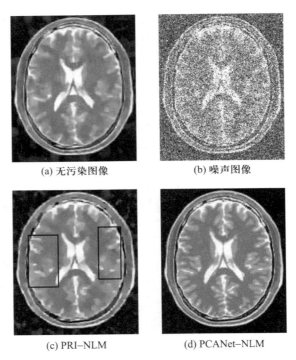

(a) 无污染图像　　　　　　　　(b) 噪声图像

(c) PRI–NLM　　　　　　　　(d) PCANet–NLM

图 11. 10　PCANet–NLM 和 PRI–NLM 方法对受 30%
Rician 噪声污染的 T2 加权 MR 图像进行降噪的结果

11.4　CT 图像非局部均值降噪

　　CT 根据人体内部各类组织对 X 射线吸收程度的差异性,将不同角度扫描的投影数据进行重建,得到人体内部密度分布。CT 成像中的噪声主要包括两类:一类为量子噪声,该噪声服从泊松分布,是因 X 射线光子数的随机变化而引起,主要由 X 射线流以及探测器上探测到的 X 射线光子数决定;另一类为 CT 硬件系统引入的噪声,这类噪声是系统固有的,主要包含探测器光电二极管中的电子噪声、数据采集系统中引入的电子噪声、X 射线散射等引入的噪声等。针对 CT 成像中的噪声,现有 NLM 降噪手段主要包括三类:第一类针对原始投影数据;第二类针对对数转换投影数据,如投影正弦图;第三类则直接针对重建后的 CT 图像,这里介绍几种典型的基于 NLM 的降噪方法。

一、基于变换的 BM3D 方法

　　针对原始投影数据中的噪声,Huang 等人提出了基于变换的 BM3D 方法[30]。该方法将原始数据建立为近似 Possion 模型,对其采用滤波反投影算法(filtered back-projection,FBP)进行重建,得到重建图像 A。同时,利用 Anscombe 变换将数据从 Possion 分布变为高斯分布,采用对高斯噪声具有良好降噪效果的 BM3D(block-matching and 3D filtering)方法[31]去除噪声,对降噪后的数据采用 FBP 进行重建,得到重建图像 B。对重建图像 A 进行 NLM 滤波,其中权值从图像 B 中进行计算获得。由于 B 中噪声得到了一定程度抑制,因此从 B 中计算权值比直接从 A 中计算可更好地消除噪声不利影响。

在基于变换的 BM3D 整个算法框架中,BM3D 算法对图像最终降噪效果有决定影响。该算法主要包括初始估计和最终估计两步,这两步过程类似,皆包括相似块分组、协同滤波和聚合这三个核心环节。图 11.11 给出了 BM3D 算法初始估计流程图,初始估计的第一步为对图像进行分块和分组聚集,即对噪声图像中的每个目标图块,借鉴 NLM 中寻找相似块的方法,在一定搜索窗内寻找与其相似的图像块,将这些图像块聚集为一个三维矩阵。第二步进行协同滤波,即对每个三维矩阵中与图像块对应的二维矩阵进行小波变换或离散余弦变换,在矩阵的第三个维度进行一维变换(如 Hadamard 变换),所有三维变换完成后对变换域系数进行硬阈值处理(如小于阈值的系数均设为 0)以削弱噪声,然后通过一维反变换和二维反变换得到所有图像块的估计,并将其放回原位。第三步实现聚合,即对存在重叠的图像块,每个像素的灰度值通过对应图像块的平均来估计,由此得到真实图像的初步估计。

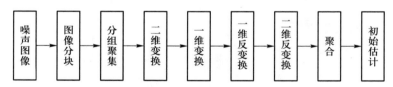

图 11.11 BM3D 算法初始估计流程图

最终估计与初始估计过程类似,两个差别主要体现在:(1)在图像分块和分组聚集中,最终估计环节会得到两个三维矩阵,除了噪声图像形成的三维矩阵外,还有初始估计得到的三维矩阵;(2)在对三维矩阵进行三维变换后,最终估计环节采用维纳滤波而非硬阈值处理方式,以提升降噪效果。

图 11.12 给出了 NLM 和基于变换的 BM3D 方法的降噪结果。从图 11.12(b)可看出,直接对 CT 投影数据进行 FBP 重建,重建图像中包含较多噪声。NLM 在降噪后图像中仍保留了部分噪声,同时引入了条状伪影。基于变换的 BM3D 方法可较好地抑制噪声,图像边缘和细节与仿真图像具有较好的相似性。

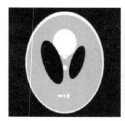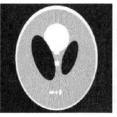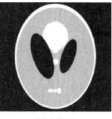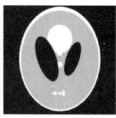

(a) 仿真Shepp–Logan体模图像　　(b) FBP重建图像　　　　　(c) NLM　　　　　　　　(d) BM3D

图 11.12　仿真和噪声图像、NLM 及基于变换的 BM3D 方法降噪结果[30]

二、基于混合权值的 NLM 方法

针对投影正弦图中的噪声，Wang 等人提出了基于混合权值的 NLM（HNLM）降噪算法[32]，该方法首先对投影正弦图采用两类方法进行处理：一类为直接对投影正弦图采用 FBP 算法进行重建，得到图像 I^{FBP}；另一类为对投影正弦图采用传统中值滤波和 NLM 相结合的方法进行降噪，其中 NLM 方法所采用的衰减系数与投影正弦图中噪声标准差成正比，对降噪结果进行基于 FBP 算法的重建，得到 $\tilde{I}^{\text{FBP}}$。然后，对 I^{FBP} 用 NLM 方法进行降噪，其中权值计算则充分利用 I^{FBP} 和 $\tilde{I}^{\text{FBP}}$ 两者的信息，采用以下的加权形式[32]

$$
\omega(i,j) = \exp\left\{ -\frac{\left\| I^{\text{FBP}}(\bar{N}_i) - I^{\text{FBP}}(\bar{N}_j) \right\|_{2,a}^2}{\hat{h}^2} \right\} +
$$
$$
\lambda \exp\left\{ -\frac{\left\| \tilde{I}^{\text{FBP}}(\bar{N}_i) - \tilde{I}^{\text{FBP}}(\bar{N}_j) \right\|_{2,a}^2}{\hat{h}^2} \right\}
\tag{11.58}
$$

式中，$\bar{N}_i$ 为以像素 i 为中心的图像块，λ 为平衡参数。从式（11.58）可以看出，与传统 NLM 不同，这里权值的贡献来自噪声图和预降噪图像两部分，其中预降噪图像的引入可更好地评价图像中像素间的相似性，为最终取得更优的噪声抑制和细节保护效果提供了基础。

图 11.13(a)给出了模拟的无噪声 CT 图像，在该图像对应的投影正弦图 C 中加入非稳态高斯噪声，对其进行 FBP 重建，得到图像 D。图 11.13(b)给出了对 C 采用传统 NLM 方法降噪后进行 FBP 重建结果，图 11.13(c)给出了 HNLM 方法对图像 D 的降噪结果。从图 11.13 可看到，传统 NLM 方法得到的降噪结果中存在条状伪影，同时边缘清晰度比采用 HNLM 方法的低。

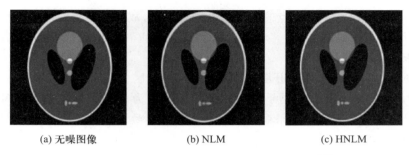

| (a) 无噪图像 | (b) NLM | (c) HNLM |

图 11.13　NLM 和 HNLM 对 CT 图像降噪结果[32]

三、基于主成分的 NLM 方法

针对重建 CT 图像中的噪声,Zhang 等人提出了基于主成分(principle components,PC)的 NLM 方法(简称 PC-NLM[33])。该方法针对 NLM 方法使用固定衰减参数及直接采用图像所有邻域像素进行加权平均的不足,利用主成分分析 PCA 方法将图像块分解为不相关的主成分,对这些主成分采用 NLM 方法进行处理,最后将处理后的主成分进行重建,得到降噪结果。上述过程迭代进行,迭代输出结果为最终降噪结果。

在 PC-NLM 方法中,对图像中的每一个待降噪像素,以其对应的图像块 x 为考虑对象,若其前两次迭代时的差距小于预设值,则该图像块未受噪声污染,不参与当前滤波,否则被视作噪声块。对噪声块,计算该图像块与搜索窗内其他像素对应图像块的距离,根据距离选择 N 个相似图像块作为训练样本 X_v,对其进行 PCA 分解,得到对应的主成分[33]

$$Y_v = \boldsymbol{\Phi}_{X_v^{\mathrm{T}}}(X_v - \overline{X}_v) \qquad (11.59)$$

式中,$\overline{X}_v$ 代表 X_v 的均值,$Y_v = [\boldsymbol{y}_0, \boldsymbol{y}_1, \cdots, \boldsymbol{y}_{N-1}]$,而 $\boldsymbol{y}_i = [y_1^i, y_2^i, \cdots, y_M^i]^{\mathrm{T}}$,$\boldsymbol{\Phi}_{X_v^{\mathrm{T}}}$ 是特征向量矩阵。

对每一个主成分,采用 NLM 进行降噪,得到 x 所对应的所有主成分的降噪结果 $\hat{\boldsymbol{y}} = [\hat{y}_1, \hat{y}_2, \cdots, \hat{y}_M]^{\mathrm{T}}$,其中 $\hat{y}_l = \sum_{i=1}^{N-1} w_{l,i} y_l^i$,权值 $w_{l,i}$ 定义为[33]

$$w_{l,i} = \frac{1}{Z_l}\exp\left(-\frac{\|\boldsymbol{y}_0 - \boldsymbol{y}_i\|_2^2}{h_l^2}\right) \qquad (11.60)$$

式中,$h_l^2 = \alpha \dfrac{\lambda_M^2}{\lambda_l}$,其中 α 为常数,λ_M 代表 PCA 分解时的最小特征值。对降噪结果采用如下转换,得到 x 的降噪结果[33]

$$\hat{x} = \boldsymbol{\Phi}_{X_v} \hat{\boldsymbol{y}} + \overline{X}_v \qquad (11.61)$$

由于覆盖 x 中心像素点的图像块可能有多个,故对所有相关图像块的估计值进行平均,得到最终结果。上述算法迭代进行,直到图像中所有图像块都被判定为未受噪声污染为止。

图 11.14 给出了临床肝脏 CT 图像中感兴趣区的降噪结果,其中图 11.14 (a)为由 FBP 得到的重建结果,图 11.14(b)和(c)为传统 NLM 和 PC-NLM 的去噪结果。从得到的降噪结果看,使用 NLM 方法导致图像中一些细节信息的损失,引起边界模糊,而使用 PC-NLM 方法则在抑制噪声的同时较好地保护了图像细节信息。

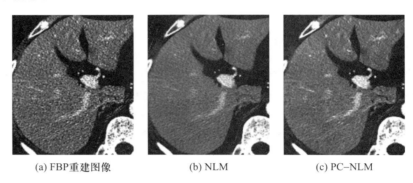

(a) FBP重建图像　　　　(b) NLM　　　　(c) PC-NLM

图 11.14　临床肝脏 CT 图像中感兴趣区的降噪结果[33]

11.5　PET 图像非局部均值降噪

正电子发射断层扫描(positron emission momography,PET)是核医学的一项技术,它将放射性药物(示踪剂)注入人体,从体外观察示踪剂进入人体后的生理和生化变化,可无创、定量、动态地显示全身各脏器功能和代谢等病理生理特征。PET 成像会受到噪声干扰,如正电子的随机衰减过程中会产生量子噪声,该噪声对 PET 图像重建有不利影响。

目前,针对 PET 成像中的噪声,主要处理方法是基于重建过程中 PET 扫描仪采集的信号、重建后的 PET 影像或综合 PET 和其他影像(如 CT 和 MR)获取的互补信息,采用滤波手段来消除噪声影响,从而达到提高 PET 图像质量的目的。滤波算法的典型代表包括在频域中进行的小波变换法、在空域中进行的双边滤波法和非局部均值方法。其中,NLM 方法因具有较传统方法更好的边缘保护效果,在 PET 降噪中得到广泛关注。这里,我们介绍两种代表性的 PET 图像非局部降噪算法。

一、空间导引 NLM 滤波[34]

与传统 NLM 方法相比,空间导引非局部均值(spatially guided nonlocal means,SG-NLM)滤波采用了不同的图像相似块搜索方法。传统 NLM 方法为了降低计算复杂度,通常以待降噪的当前点为中心,选择一定大小的搜索窗为分析对象,将相似块的搜索约束在选定的窗口内。由于当前点所对应图像块的相似块可能相距较远(三维 PET 图像中这种情况经常出现),因此这种约束处理手段会影响 NLM 的降噪效果。针对该问题,SG-NLM 采用智能策略自适应确定相似图像块。

SG-NLM 方法首先根据 PET 图像的灰度分布,选择六个强度级别对图像进行基于 K-means 的聚类分析,由此获得图像不同区域的聚类标签,利用该聚类结果估计 PET 图像中的噪声。然后,利用聚类结果实现相似图像块搜索,由此实现 NLM 降噪。具体方法为:对属于同一聚类标签的体素,根据它们在原始图像中的位置进行排列,得到对应的聚类图像块;分析待降噪的某一体素 i,找到该体素对应图像块 $N(i)$ 的标签类别,从该标签对应的各聚类图像块中,找到与 $N(i)$ 最接近的若干块,并计算 $N(i)$ 与找到的这些图像块的相似度,采用传统的 NLM 方法进行降噪处理。在上述步骤中,利用 K-means 方法得到的聚类结果中,同一聚类标签所对应的图像块具有较高的相似性,因此这种基于聚类结果的相似图像块搜索方法不仅可以减少搜索时间,而且更容易找到与其相似的图像块,从而有利于在降噪的同时更好地保护图像细节。

图 11.15 给出了患者 PET/CT 图像、NLM 及 SG-NLM 方法的降噪结果,可以看出,尽管 NLM 方法能更好地平滑噪声,但在保护 PET 图像细节方面,SG-NLM 方法较 NLM 方法具有一定优势。

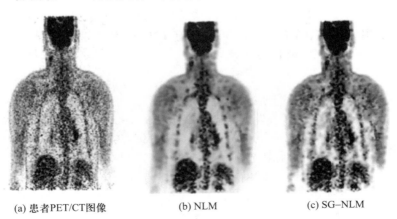

(a) 患者PET/CT图像　　　　(b) NLM　　　　(c) SG-NLM

图 11.15　患者 PET/CT 图像及降噪结果[34]

二、中值 NLM 降噪算法

针对 PET/CT 图像中的噪声,强彦等人提出了中值 NLM[35]。该方法先选择一定大小的窗口对 PET/CT 图像进行中值滤波,然后利用中值滤波后的图像 I' 作为辅助图像,采用基于预选图像块的方法计算图像块间的相似性,计算方法为[35]

$$w_{i,j} = \begin{cases} \dfrac{1}{Z_{i,j}} \exp\left(-\dfrac{\|Y_i - Y_j\|_2^2}{h^2} \right) & u \leqslant \dfrac{I_i'}{I_j'} \leqslant \dfrac{1}{l} \\ 0 & \text{其他} \end{cases} \tag{11.62}$$

式中,u 为小于 1 的常数,满足 $u \leqslant 1/l$,通常选择 $u = l$,Y_i 和 Y_j 分别为中值滤波后图像 I' 中以像素 i 和 j 为中心的图像块。从式(11.62)可以看出,对图像 I' 中待降噪像素 i 而言,只有当它和 j 的灰度值之比满足一定条件,j 所对应的图像块 Y_j 才被视为 Y_i 的相似块,这里其相似性可利用两者的欧式距离进行评价。若条件不满足,则 Y_j 被剔除,i 和 j 之间的相似度为 0。式(11.62)的处理方式相当于在对像素 i 进行 NLM 降噪时,排除了一些与之相似度较低的像素,这可避免较小权值对滤波的不利影响,有利于保护图像细节信息。

基于中值 NLM 的 PET/CT 图像降噪效果与两个因素紧密相关,即中值滤波及式(11.62)中的常数 u。由于中值滤波容易破坏图像中的细线、边角等特征信息[36-40],因此,PET/CT 图像中的一些尺寸较小的病灶可能在中值滤波过程中被破坏,在噪声得到一定抑制但细节被破坏的滤波图像上计算非局部均值的权值,计算精度会受到影响。另一方面,u 直接影响 NLM 的滤波效果,当该值取得极其小时(如 $u = l = \dfrac{1}{255}$),则式(11.62)所定义的权值计算方法等同于传统 NLM 方法,图像块预选过程失去意义。相反 u 取较大的值时,可能出现大量图像块 Y_j 无法参与 NLM 滤波,极端情况下,可能所有 Y_j 皆被剔除,此时像素 i 将不进行 NLM 滤波,无法达到降噪目的。

本 章 小 结

本章介绍非局部均值的医学图像去噪方法。首先,介绍非局部均值算法,以及它与传统均值滤波的区别。其次,针对超声图像去噪,在建立斑点噪声模型基础上,分别给出基于优化的贝叶斯非局部均值算法、基于权值更新的非局部均值算法、衰减系数自适应非局部均值算法、多参数自适应非均值滤波算法以及基于特征信息的非局部均值方法。然后,针对 MR 图像降噪,在建立 MR 图像噪声模型基础上,分别介绍基于空域的自适应非局部均值方法、空间可变噪声自适应非局部均值方法,以及旋转不变的非局部均值算法。同时,针对 CT 图像去噪,介绍基于变换的 BM3D 方法、基于混合加权的非局部均值方法及基于主成分的非局部均值方法。最后,针对 PET 图像去噪,提出空间导引非局部均值方法和中值非局部均值方法。

本章教学的主要目的是让学生了解非局部均值滤波的基本思想,从而为学生结合不同的医学图像,开发各种不同的非局部均值滤波方法奠定基础条件。

本章需掌握的关键术语、概念主要包括:局部均值,非局部均值;相似窗,搜索窗,衰减系数;Rayleigh 分布模型,Gamma 分布模型,Fisher-Tippett 分布模型,乘性噪声模型,Rician 分布;全局均方误差测度;主成分分析;Krawtchouk 矩,Zernike 矩;PCANet,CNN;Anscombe 变换,Possion 模型,滤波反投影算法;空间导引非局部均值等。

本章学习的难点是要让学生了解局部均值与非局部均值的区别,从而对于非局部均值滤波思想有一个深刻的认识,并为将非局部均值思想用于图像处理奠定基础。

参 考 文 献

[1] Buades A, Coll B, Morel J M. A nonlocal algorithm for image denoising[R].San Diego: IEEE Computer Society, 2005.

[2] Buades A, Coll B, Morel J M. A review of image denoising algorithms, with a new one[J].SIAM Journal on Multiscale Modeling & Simulation, 2005, 4(2): 490–530.

[3] Zhan Y, Ding M, Wu L, et al. Pixel-wise decay parameter adaption for nonlocal means image denoising [J]. Journal of Electronic Imaging, 2013, 22 (4): 043034.

[4] Zhan Y, Ding M, Wu L, et al. SUSAN controlled decay parameter adaption for nonlocal means image denoising[J].Electronic Letters, 2013, 49(13): 807–808.

[5] Goodman J W. Some fundamental properties of speckle[J].Journal of the Optical Society of America, 1976, 66(66): 1145–1150.

[6] Tao Z, Tagare H D, Beaty J D. Evaluation of four probability distribution models for speckle in clinical cardiac ultrasound images[J].IEEE Transactions on Medical Imaging, 2006, 25(11): 1483–1491.

[7] Slabaugh G, Unal G, Fang T, et al. Ultrasound-specific segmentation via decorrelation and statistical region-based active contours[R].New York: IEEE Computer Society, 2006.

[8] Loupas T, Mcdicken W N, Allan P L. An adaptive weighted median filter for speckle suppression in medical ultrasonic images[J].IEEE Transactions on Cir-

cuits & Systems,1989,36(1):129-135.

[9] Argenti F,Torricelli G. Speckle suppression in ultrasonic images based on undecimated wavelets [J]. Eurasip Journal on Advances in Signal Processing, 2003,2003(5):1-9.

[10] Yuan Z,Ding M,Zhang X. Gradient controlled adaptive non-local means method for speckle reduction in ultrasound images[J].Journal of Medical Imaging and Health Informatics,2017,7(1):288-292.

[11] Yuan Z,Ding M,Zhang X. Adaptive nonlocal means de-speckling of ultrasound images[J].Journal of Medical Imaging and Health Informatics,2017,7(5): 1029-1033

[12] Ai L,Ding M,Zhang X. Adaptive non-local means method for speckle reduction in ultrasound images[R].San Diego:SPIE,2016.

[13] Dou Y,Zhang X,Ding M. et al. Geometric moment based nonlocal-means filter for ultrasound image denoising[R].Chengdu:SPIE,2011.

[14] Feng J,Ding M,Zhang X. Non-local total variation method for despeckling of ultrasound images[R].San Diego:SPIE,2014.

[15] Zhan Y,Zhang X,Ding M. A novel iterative non-local means algorithm for speckle reduction[J].Medical Imaging:Image Processing,2012:831442.

[16] Coupe P,Hellier P,Kervrann C,et al. Nonlocal means-based speckle filtering for ultrasound images [J]. IEEE Transaction on Image Processing, 2009, 18 (10):2221-2229.

[17] Zhan Y,Ding M,Wu L,et al. Nonlocal means method using weight refining for despeckling of ultrasound images[J].Signal Processing,2014,103:201-213.

[18] Zhan Y,Wu J,Ding M,et al. Nonlocal means image denoising with minimum MSE-based decay parameter adaptation [J]. IEEE Access, 2019, 7: 130246-130261.

[19] Behar V,Adam D,Friedman Z. A new method of spatial compounding Imaging [J].Ultrasonics,2003,41(5):377-384.

[20] Kennedy J,Eberhart R. Particle swarm optimization[R].Perth:IEEE,1995.

[21] Gudbjartsson H,Patz S. The Rician distribution of noisy MRI data[J].Magnetic Resonance In Medicine,1995,34:910-914.

[22] Nowak R D. Wavelet-based Rician noise removal for magnetic resonance imaging[J].IEEE Transaction on Image Processing,1999,8:1408-1419.

[23] Thaipanich T,Kuo C C J. An adaptive nonlocal means scheme for medical image denoising[R].San Diego:SPIE,2010.

[24] Manjón J V,Coupé P,Martí-Bonmatí L,et al. Adaptive non-local means denoising of MR images with spatially varying noise levels[J].Journal of Magnetic Resonance Imaging,2010,31(1) :192−203.

[25] Manjon J V,Coupe P,Buades A,et al. New methods for MRI denoising based on sparseness and self-similarity[J].Medical Image Analysis,2012,16(1) :18−27.

[26] Wang Z,Bovik A C,Sheikh H R,et al. Image quality assessment:From error visibility to structural similarity[J].IEEE Transactions on Image Processing, 2004,13(4) :600−612.

[27] Kumar A. Nonlocal means image denoising using orthogonal moments[J].Applied Optics,2015,54(27) :8156.

[28] Yu H,Ding M,Zhang X. Laplacian eigenmaps network-based nonlocal means method for MR image denoising[J].Sensors,2019,19(13) :2918.

[29] Chan T H,Jia K,Gao S,et al. PCANet:a simple deep learning baseline for image classification[J].IEEE Transactions on Image Processing,2015,24(12) : 5017−5032.

[30] Huang L,Ma L,Liu N,et al. Projection data restoration guided non-local means for low-dose computed tomography reconstruction[R].Chicago:IEEE,2011.

[31] Dabov K,Foi A,Katkovnik V,et al. Image denoising by sparse 3−D transform-domain collaborative filtering[J]. IEEE Transactions on Image Processing, 2007,16(8) :2080−2095.

[32] Wang Y,Li W,Fu S,et al. Adaptive filtering with self-similarity for low-dose CT imaging[J].Optik International Journal for Light & Electron Optics,2015, 126(24) :4949−4953.

[33] Zhang Y,Lu H,Rong J. Adaptive non-local means on local principle neighborhood for noise/artifacts reduction in low-dose CT images[J].Medical Physics, 2017,e23044(9) :e230.

[34] Arabi H,Zaid H. Spatially guided nonlocal mean approach for denoising of PET images[J].Medical Physics,2020,47(4) :1656.

[35] 强彦,卢军佐,赵涓涓.PET/CT 医学图像去噪方法的研究[J].清华大学学报(自然科学版),2012,052(008) :1056−1060.

[36] 张旭明,徐滨士,董世运.用于图像处理的自适应中值滤波[J].计算机辅助设计与图形学学报,2005,017(002) :295−299.

[37] Zhang X,Zhan Y,Ding M,et al. Decision-based non-local means filter for removing impulse noise from digital images[J].Signal Processing,2013,93(2) : 517−524.

[38] Zhang X, Xiao Y, Hou W, et al. Spiking cortical model based noise detector for switching-based filters [J]. Journal of Electronic Imaging, 2012, 21 (1): p. 013020. 1-013020. 7.

[39] Zhang X, Xiong Y. Impulse noise removal using directional weighted noise detector and adaptive weighted mean filter[J]. IEEE Signal Processing Letters, 2009,16(4):295-298.

[40] Zhang X, Yin Z, Xiong Y. Adaptive switching mean filter using conditional morphological noise detector[J]. Electronics Letters, 2008,44(6):406-407.

<h1 style="text-align:center">习　　题</h1>

11.1　非局部均值降噪算法的性能与衰减参数有很大关系,为什么衰减参数越大,非局部均值降噪后的图像越平滑?

11.2　对超声图像而言,能否通过对数变换等手段把斑点噪声变为加性噪声后再进行非局部均值降噪?若采用了上述处理手段,其结果是否优于直接对超声图像进行非局部均值降噪的结果?

11.3　OBNLM 算法在超声图像降噪中具有较好的滤波效果,但该算法利用噪声图像替换原始无污染图像,以实现相似度计算,如何对该处理方式进行改进以提升相似度的计算准确性?

11.4　MR 图像中的噪声为 Rician 噪声,若直接利用传统非局部均值及 BM3D 方法对其降噪,在噪声满足什么条件时可确保上述算法取得良好的降噪效果?

11.5　对 MR 图像非局部降噪算法而言,经常采用在仿真脑部 MR 图像中加入一定比例 Rician 噪声(如 5%、10%、15%等)的模拟手段来客观评价算法性能,这里的比例值代表什么含义?

11.6　在 CT 图像非局部均值降噪算法中,先对投影数据进行非局部降噪再对其进行重建,或先对投影数据进行重建再进行非局部均值降噪,这两类方法各有何优缺点?

11.7　本章介绍了几种基于主成分分析的非局部均值方法,主成分分析会受到噪声影响,这些算法各自采用了哪些不同途径来保证最终的降噪效果?

11.8　当医学图像数据维度比较高时(如 4D 超声影像),直接利用非局部均值方法对高维数据进行处理,计算量非常大,可采用哪些手段在保证降噪图像质量的同时提升算法的执行效率?

第十二章

深度学习方法

人工智能领域涵盖的范围十分广阔,并且已经存在了很长时间。深度学习是机器学习领域的一个子集,机器学习是人工智能的一个子领域。同时深度学习又是神经网络领域的一个子领域,神经网络泛指生物神经网络与人工神经网络,如图 12.1 所示。

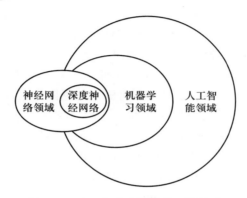

图 12.1　人工智能与深度学习的关系

2006 年,Geoffrey Hinton 等人发表了一篇有关神经网络的论文[1],展示了如何训练一个深度神经网络的方法,该方法获得了当时手写数字识别的最高精度(>98%),论文中称这种方法为深度学习(deep learning,DL)。在这之前,人们普遍认为训练一个深度神经网络是不可能的,自 20 世纪 90 年代以来,大多数研究人员已经放弃了这个想法。这篇论文重新点燃了科学界对人工神经网络的兴趣。紧接着,许多新的论文表明深度学习不仅是可能的,而且可以取得令人兴奋的成果,这种热情很快扩展到人工智能的许多其他领域。

12.1　机器学习方法

一、机器学习基本概念

在生病的时候,人们总是喜欢去大医院,找有经验的老医生,其中一个重要原因是大家觉得那里的医生接诊的病人多,经验丰富。换句话说,有名望的医生不仅仅是掌握了丰富的书本知识,还通过接诊病人积累了丰富的诊疗经验。医生通过多种渠道学习,掌握了大量的医学相关知识,在遇到新的病例的时候,应用这些知识,可以更好地进行分析、诊断和治疗。

我们希望通过给计算机输入各项医学检查数据,由计算机完成后续的诊疗过程。目前来看实现这一功能是有困难的,哪怕是由计算机完成对单一检查数据的分析和判断也很困难,比如对血液成像中的细胞按形状进行分析与计数,对于 CT 图像、磁共振图像(MRI)肿瘤位置的检测与判断等。如何能让计算机也具有医生的经验和能力呢?

有两种办法让计算机处理或分析这些数据:一种办法是由人设计好固定的数学模型及参数,计算机按照设定好的指令对数据进行处理,给出结果,比如医学图像处理中常用的 Canny 边缘检测、OSTU(大津算法)图像分割等。这种处理方法依赖于人对数据和所执行任务的理解,模型中的经验参数是由人指定的,其最大困难是人很难从海量的数据中抽象出相应的数学模型并设定参数,难以解决复杂的问题;另外一种办法则是由人对输入数据限定其基本属性或具有待定参数的数学模型(比如数据类别间线性可分性、数据的稀疏模型等),然后让计算机按照指令对这些数据进行计算、统计和推理,获得确定的模型参数,在此基础上进一步实现更加复杂、高级的分析、理解、判别任务(比如疾病的诊断、治疗方案等)。这种处理方法往往依赖于海量的数据输入,需要大量的计算资源,这就是所谓的机器学习(machine learning,ML)方法。

机器学习就是利用计算机模拟人类的学习活动。Mitchell[3] 提供了一个关于机器学习简洁的定义:对于某类任务 T 和性能度量 P,如果一个计算机程序在 T 上以 P 衡量的性能随着经验 E 而自我完善,那么我们称这个计算机程序在从经验 E 中学习。换句话说,机器学习就是依据样本数据,通过优化某种性能指标,明确模型或模型参数的过程,其结果是执行某特定任务的算法得以完善,相应的计算机程序具有更好的任务执行能力。

具体一点来讲,这里的任务 T 并不是指的学习过程,而是指系统应该如何处理样本(example)。样本是指我们从待处理对象或事件中采集到的量化的特征(feature)的集合,通常会将样本表示成一个向量 $x \in \mathbf{R}^n$,其中向量的每一个元素 x_i 是一个特征,例如一张图片被表示成一个 n 维向量,x_i 表示第 i 个像素的灰度值。而具体的学习任务 T 可能包括:数据分类、目标检测、滤除噪声等。性能度量 P 是为了衡量机器学习的好坏而设计的一种定量表示,比如分类任务中的分类准确率、噪声滤除中的信噪比。经验 E 通常是以数据(学习样本)的形式存在的,这里的经验指的是对这些学习样本的认知,比如已经知道数据的类别属性、稀疏特性、分布特性等,这些经验可以以数据标签、数学模型等方式进行表达。

按照训练过程中是否需要人的监督,机器学习可分为:监督学习(supervised learning)、无监督学习(unsupervised learning)和强化学习(reinforcement learning)。

二、监督学习算法

监督学习是最常见的一种机器学习方法,它的训练数据是有标签的,也就是说参与训练的每一个样本都被指定了类别属性,训练的目标通常是最小化损失函数(loss function)或者代价函数(cost function)。损失函数度量的是预测值与真实值之间的差异,而代价函数度量的是执行某种动作或决策所要付出的代价,它是一个更加宽泛的定义,比如在最短路径优化算法中,从 A 地到 B 地走不同的路径所付出的长度代价是不一样的。在监督学习算法中,损失函数和代价函数往往指的是同一个东西。

一个典型的监督学习任务是分类。在学习阶段,给定训练样本的特征及样本的类别标签,定义损失函数,通过最小化损失函数,获得分类模型。测试阶段,则由分类模型对输入的样本特征进行分析,输出该样本的类别属性。以非常经典的支持向量机(support vector machine,SVM)分类算法为例,如图 12.2 所示,训练样本$(x^{(i)},y^{(i)})$,x 是特征,y 是结果标签,y 的值通常以 +1 或者 -1 来表示不同的类别属性(图中的叉号代表 +1,圆圈代表 -1)。i 表示第 i 个样本。定义分类超平面

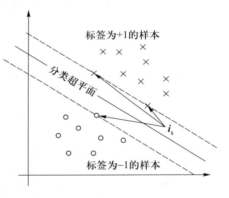

图 12.2　支持向量机样本分类示意图

$$y = \boldsymbol{w}^{\mathrm{T}}\boldsymbol{x} + b \qquad (12.1)$$

分类超平面到样本点 i 的间隔定义为

$$\boldsymbol{\gamma}^{(i)} = y^{(i)}(\boldsymbol{w}^{\mathrm{T}}x^{(i)} + b) \qquad (12.2)$$

则支持向量机分类方法的学习过程通过最大化间隔 $\boldsymbol{\gamma}^{(i_s)}$ 获得分类超平面。这里的 i_s 为所有学习样本中间隔 $\boldsymbol{\gamma}^{(i)}$ 最小的样本点,也就是所谓的支持向量。

对于测试阶段的输入样本 $\boldsymbol{x}$,则通过代入式(12.1)后的 y 值的正负判定该样本的类别属性。需要说明的是,在实际应用中,判定待测试向量的类别属性并不需要直接计算式(12.1),而是采用更加便捷的待测试向量和支持向量(图 12.2 中的 i_s 所指的向量)求内积的方法[4]。

另外一个典型的监督学习任务是回归。回归问题的目标是建立一个系统,将向量 $\boldsymbol{x}$ 作为输入,预测标量 y 作为输出,回归的输出是其输入的函数。回归问

题所建立的系统可以是简单的,也可以很复杂。以常见的多项式回归为例,如图12.3所示,根据输入样本的分布特点,设计一个三次多项式函数(多项式系数待定)和误差估计方法,这里用最小二乘法得到三次多项式的参数。通过这种学习方法得到系统的函数表达式,对于定义域内的任何输入样本向量,都可预测出系统对于该样本的输出。

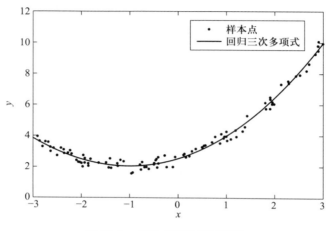

图 12.3   多项式回归模型预测

三、无监督学习算法

相应地,无监督学习算法的输入样本是不需要标签的,也就是说这一类学习算法对参与训练的样本没有类别属性要求。这种学习方式很重要,因为在人脑中它可能比监督学习普遍得多。但是这带来一个问题:既然是没有监督,那么学习的依据是什么呢? 其实在大多数的无监督学习算法中,仍然是由人对输入的学习样本的属性、分布规律的理解,通过定义样本间属性关系的度量方法对样本进行分类、维数约简等操作。无监督学习的两种主要方法是维数约简和聚类分析。

维数约简试图对输入样本进行简化表示,常见的方法有主成分分析(principal component analysis,PCA)、独立成分分析(independent component analysis,ICA)、流形学习(manifold learning)等方法。以主成分分析法为例,假定原来的高维样本向量间具有冗余性,它们之间是相关的。处理的思想是将原来变量重新组合成一组新的互相无关的综合变量,根据需要从中选取较少的综合变量,尽可能多地反映原来变量的信息。新的变量选取准则是将输入样本方差最大的方向作为第一个主要特征,然后选取与第一主要特征正交且样本方差最大的方向为第二主要特征,以此类推直到达到设定的维数。最后则把所有样本投影到新的低维空间。PCA 通过去除样本间的相关性找到一个从原 D 维输入空间到新的 $d(d<D)$ 维空间的具有最小信息损失的投影。如图 12.4 所示，N 个二维高斯分布样本点 p_i 的坐标为 $(x_i,y_i)^{\mathrm{T}}(i=1,2,\cdots,N)$。样本点的空间分布看起来像一个从原点到右上角延伸的细长扁平的椭圆。要降低整个数据集的维度，需要把点投影到一条线上。图中 z_1、z_2 两个方向都可以投影，但是投影到哪个方向样本信息损失最少？显然投影到 z_1 最合适，因为沿着这个向量的方向样本分布的方差最大。如果认为仅仅投影到 z_1 样本信息损失过大，那么可以再找一个与 z_1 垂直的方向 z_2 进行投影，以此类推，直到满足样本信息保留的要求。z_1、z_2 的求取是通过求输入样本协方差矩阵的特征向量得到的。记

$$X=\begin{pmatrix} x_1,x_2,\cdots,x_N \\ y_1,y_2,\cdots,y_N \end{pmatrix},\overline{X}=\frac{1}{N}\sum_{i=1}^{N}(x_i,y_i)^{\mathrm{T}} \tag{12.3}$$

样本协方差矩阵为

$$C=\frac{1}{N-1}(X-\overline{X})(X-\overline{X})^{\mathrm{T}} \tag{12.4}$$

图 12.4 中样本点以 $(3.0,4.0)$ 为中心，沿 $45°$ 方向标准差为 0.8，$135°$ 方向为 0.2。所示的向量是协方差矩阵的特征向量乘以相应特征值的平方根，并进行了移位，使它们的尾部位于均值处，* 号表示样本点在 z_1 上的投影位置，其坐标就是样本的第一主要成分，我们也可以认为把样本点降到了一维，降维后的样本分布情况则如图 12.4 中 * 号所示。以此类推可得到样本的后续的其他主要成分。可以看出主成分分析法是基于这样一个假定：即样本的分布是不均匀的，在分布更加散开的方向获得低维空间中的基向量。

在无监督学习中，聚类分析用于对具有共享属性的数据集进行分类，是机器学习领域中的一个重要研究方向，也是数据挖掘中进行数据处理的重要分析工具和方法。K 均值聚类是常用的聚类方法之一。给定一个数据集合和需要的聚类数目 K，K 由用户指定，K 均值算法根据某个距离函数反复把数据分入 K 个聚类中。其算法如下：

（1）先随机选取 K 个对象作为初始的聚类中心。

（2）计算每个对象与各个种子聚类中心之间的距离，把每个对象分配给距离它最近的聚类中心。聚类中心以及分配给它们的对象就代表一个聚类。

（3）一旦全部对象都被分配了，每个聚类的聚类中心会根据聚类中现有的对象被重新计算。

（4）是否满足终止条件，否则转（2）。

K 均值聚类算法是基于样本间距离的定义进行分类的，类别数量 K 作为输入，优化获得聚类中心和样本的类别属性。

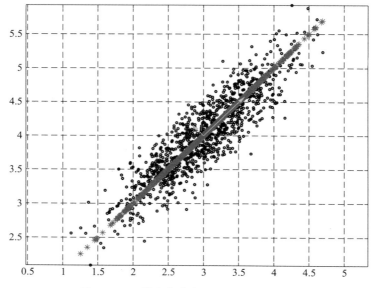

图 12.4　二维高斯分布样本点及其主向量

四、强化学习算法

不同于有监督学习和无监督学习,强化学习把学习看作试探评价过程,学习的目的是获得优化的策略(policy),策略实现从智能体的状态到动作的映射。如图 12.5 所示,智能体(agent)通过环境获得当前所处的状态(state),按照策略指导的动作(action)执行,通过累计回报(reward)最大化更新策略。之所以要计算累计回报是因为执行完一个动作之后要进入一个新的状态,在这个新的状态下又要执行动作。

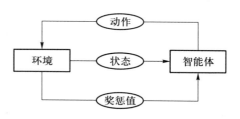

图 12.5　强化学习示意图

这里的累计回报用状态价值函数(state value function)或者动作价值函数(action value function)来定义。可以看出,强化学习相当于虚拟了一个指导老师,通过定义价值函数(不仅包含当前动作的回报值,还包含了未来若干步动作的回报值)来评判当前动作的优劣。目前关于强化学习的研究是高度跨学科的,包括专门研究遗传算法、神经网络、心理学和控制工程的研究人员。把强化学习和深度神经网络相结合是强化学习的一个重要研究方向。

12.2 人工神经网络

人工智能企图了解智能的实质,期望能够生产出一种能与人类智能相似的机器参与到人类的生产与生活中。人工智能的研究分别从人类智能的心理和生理两个角度展开:从心理学角度研究人工智能强调的是如何模拟人类的智能行为,比如形象思维、语言理解、记忆、推理等智能活动,传统的人工智能技术大多基于心理学的研究基础设计相应的算法,比如前面提到的强化学习方法的理论基础直接来源于心理学的研究成果;从生理学角度研究人工智能则从人脑的认知出发,然后进行仿生计算。现代心理学认为,心理是脑的机能,脑是从事心理活动的器官,心理现象是脑活动的结果。从更广义的角度来说,神经系统是心理现象产生的物质基础。所以,从生理学角度研究人工智能具有更好的物质基础作为保障,而人工智能通过仿生神经系统的活动实现机器智能,这其中人工神经网络是人工智能研究的一个重要分支。

神经网络泛指生物神经网络和人工神经网络。生物神经网络是由中枢神经系统(脑和脊髓)及周围神经系统(感觉、运动、交感等)所构成的错综复杂的神经网络,最重要的是脑神经系统。人工神经网络(artificial neural network,ANN),是 20 世纪 80 年代以来人工智能领域兴起的研究热点,它从信息处理角度对人脑神经元网络进行抽象,由大量简单的处理单元广泛地互相连接而形成复杂网络系统,以简化、抽象和模拟人脑神经网络。

人工神经网络方法的最初目标是用与人脑相同的方式解决问题,但是到目前为止,人们对于人脑的认知还非常有限。随着时间的推移,人工神经网络领域研究人员的注意力逐步转移到如何执行特定的任务上,而不是一味关注于人脑的生物学基础。ANN 已经被应用于执行各种各样的任务,包括计算机视觉、语音识别、机器翻译、社交网络过滤、棋类游戏、视频游戏、医疗诊断,甚至如绘画、作曲、写作等传统上被认为是人类专属的活动。

一、历史回顾

人工智能被认为诞生于 1956 年的达特茅斯会议,但是人工神经网络诞生的更早。自从人们对神经元的结构和工作机理有了一定认知之后,便萌发了建立人工神经网络计算模型的想法,但是人工神经网络的发展之路并不平坦,其从萌芽期一路发展到今天深度神经网络研究的热潮时期。

(1)萌芽期(20 世纪 40 年代)

1943 年,心理学家 Warren McCulloch 和数学家 Walter Pitts 在分析和研究了

人脑细胞神经元后认为：人脑细胞神经元的活动像一个断通的开关。为此他们引入了阶跃阈值函数，并用电路构成了简单的神经网络模型，这就是常称的 MP 模型。他们合作的论文"A logical calculus of the ideas immanent in nervous activity"发表于数学生物物理学会刊《The bulletin of mathematical biophysics》[5]。

1949 年，心理学家 D. O. Hebb 提出神经元之间突触联系是可变的假说——Hebb 学习规则[6]：当细胞 A 的一个轴突和细胞 B 接近到足以对它产生影响，并且持久地、不断地刺激细胞 B 使其产生兴奋，那么这两个细胞或其中之一会发生生长或代谢的变化，以至于作为能使 B 兴奋的细胞之一的 A 的作用加强了。换句话说，Hebb 认为神经网络的学习过程最终是发生在神经元之间的突触部位，突触的联结强度随着突触前后神经元的活动而变化，变化的量与两个神经元的活性之和成正比。

对于人工神经网络而言，这种学习归结为神经元连接权重的变化。神经元连接权重 w_{ij} 的调整原则为：若第 i 个和第 j 个神经元同时处于兴奋状态，则它们之间的连接应当加强，即

$$w_{ij}(t+1) = w_{ij}(t) + a(x_j - \bar{x}_j)(x_i - \bar{x}_i) \tag{12.5}$$

式中，w_{ij} 表示神经元 j 到神经元 i 的连接权，a 是表示学习速度的常数，$\bar{x}_i$ 和 $\bar{x}_j$ 分别表示神经元在一段时间内的平均值。如果神经元 x_i 和 x_j 同时满足 $x_j > \bar{x}_j$ 且 $x_i > \bar{x}_i$，则连接权重增加，否则连接权重减少。这一规则与"条件反射"学说一致，并已得到神经细胞学说的证实。

（2）第一次高潮期（1950 年—1968 年）

20 世纪 50 年代，人工神经网络得到了进一步发展，更完善的神经网络模型被提出。1957 年，以 Marvin Minsky、Frank Rosenblatt、Bernard Widrow 等为代表人物提出了单层感知器（perceptron）。这是个具有连续可调权值矢量的 MP 神经网络模型，经过训练可以达到对一定的输入矢量模式进行分类和识别的目的，该模型可用电子线路模拟。人们乐观地认为几乎已经找到了智能的关键。许多部门都开始大批地投入此项研究，希望尽快占领制高点。我们现在常用的"权向量""偏置因子""激活函数"都是这个时候提出的，而后，B. Widrow 和 Hoff 提出了最小均方误差（LMS）算法。

（3）第一次低谷（1969 年—1982 年）

1969 年，M. L. Minsky 和 S. Papert 出版了《Perceptron》一书，书中对以单层感知器为代表的简单人工神经网络的功能及其局限性从数学上进行了深入的分析。他们指出：单层感知器只能进行线性分类，对线性不可分的输入模式，哪怕是简单的"异或"逻辑运算都无能为力，其解决办法则是设计训练出具有隐含层的多层神经网络。

但是，在引入隐含层后，要找到一个有效的修正权矢量的学习算法并不容

易,这一结论使得当时许多神经网络的研究者感到前途渺茫,客观上对神经网络的发展起了一定的消极作用。加之当时串行计算机和人工智能所取得的成就,掩盖了发展新型计算机和人工智能新途径的必要性和迫切性,进而使人工神经网络的研究进入了低潮。

（4）第二次高潮（1982 年—1990 年）

1982 年,美国加州工学院物理学家 J. J. Hopfield 提出离散的 Hopfield 网络模型,引入了"能量函数"的概念,给出了网络稳定性的明确判据。1984 年,他又提出了连续的 Hopfield 神经网络模型,并用电子线路实现了该网络的仿真。1985 年,又有学者提出了波耳兹曼模型,在学习中采用统计热力学模拟退火技术,保证了整个系统趋于全局稳定点。

1986 年,Rumelhart 等人在多层神经网络模型的基础上,提出了多层神经网络模型的反向传播学习算法（BP 算法）,解决了多层前向神经网络的学习问题,证明了多层神经网络具有很强的学习能力,它可以完成许多学习任务,解决许多实际问题。

这时起,人工神经网络的研究受到了各个发达国家的重视,美国国会通过决议将 1990 年 1 月 5 日开始的十年定为"脑的十年",国际研究组织号召它的成员国将"脑的十年"变为全球行为。我国国内首届神经网络大会于 1990 年 12 月在北京举行。

（5）再次进入低谷（1991 年—2006 年）

尽管人工神经网络因为 BP 学习算法的突破在 1990 年前后受到了世人的极大关注,贝尔实验室甚至着手商业化一批基于卷积神经网络的银行支票识别系统,但是很快人们发现多层神经网络在实际应用中碰上了新的难题。

① 尽管使用了 BP 算法,一次神经网络的训练仍然耗时太久,因为当时没有如今可以用于大规模并行计算的 GPU。神经网络的训练时间过长,无法投入实际使用。

② 训练优化过程存在局部最优解问题,即过拟合,也许这是机器学习的核心难题。

③ 随着隐含层越来越多,反向传播传递给较低层的信息会越来越少,即梯度消失问题。

20 世纪 90 年代中期,由 Vapnik 等人发明的支持向量机（support vector machines,SVM）同样解决了线性不可分问题,但是比当时的神经网络有全方位的优势:首先是它高效,可以快速训练得到分类器;其次是它无须参数调整,不会出现梯度消失问题;然后是它具有很好的泛化能力,可以获得全局最优解,不存在过拟合问题;最后是 SVM 算法的理论基础比较完善。这些特点和优势几乎全方位碾压当时的人工神经网络。

上述原因使得神经网络再次受到冷落,后来发展到神经网络相关的论文都非常容易被会议或期刊主编直接拒收。

（6）希望再起（2006 年—至今）

2006 年,深度学习泰斗 Geoffrey E. Hinton 在《Science》上发表论文[7],首次提出了"深度置信网络"的概念。与传统的训练方式不同,深度置信网络有一个"预训练"(pre-training)的过程,它的作用是让神经网络权值找到一个接近最优解的值,之后再使用"微调"(fine-tuning)技术,即使用反向传播算法或者其他算法作为调优的手段,来对整个网络进行优化训练。这两个技术的运用大幅度提升了模型的性能,而且减少了训练多层神经网络的时间。他给多层神经网络相关的学习方法赋予了一个新名词——"深度学习"。

随着用于大规模并行计算的 GPU 的出现,深度神经网络得到了突飞猛进的发展,其在许多应用问题上的效果优于传统机器学习方法,从而掀起了人工智能发展的又一热潮。

二、生物神经网络

（1）生物神经元

神经生理学和神经解剖学的研究表明,人脑极其复杂,由一千多亿个神经元(neuron)交织在一起的网状结构构成,其中大脑皮层约 140 亿个神经元,小脑皮层约 1 000 亿个神经元。从组成结构看,神经元是一种不寻常的细胞,它们具有共性,由细胞体(soma)、轴突(axon)和树突(dendrite)三个主要部分组成,如图 12.6 所示。细胞体由细胞核、细胞质和细胞膜组成。膜内外有电位差,膜外为正,膜内为负。它是神经元新陈代谢的中心,用于接收并处理从其他神经元传递的信息。轴突是由细胞体向外伸出的一条最长分支,长度可达 1 m。它通过尾部的神经末梢向其他神经元输出神经冲动,相当于神经元的输出电缆。除轴突外的其他分支为树突,数目多,长度短,它用于接收从其他神经元传来的神经冲动,相当于神经元的输入端。突触是一个神经元的轴突末梢和另外一个神经元的树突相接触的地方,相当于神经元之间的接口部分。

（2）生物神经网络

单个生物神经元似乎以一种相当简单的方式运作,但是一旦由数十亿个神经元组成巨大生物神经网络,每个生物神经元与成千上万个其他神经元相连接,这时候生物神经网络就可以执行非常复杂的计算,实现人类智能。尽管生物神经网络的工作机理还处在探索过程,但是人们已经绘制出人脑部分功能区域的神经网络图(如图 12.7 所示)。

生物神经网具有以下六个基本特征:

① 每个神经元都是一个多输入单输出的信息处理单元;

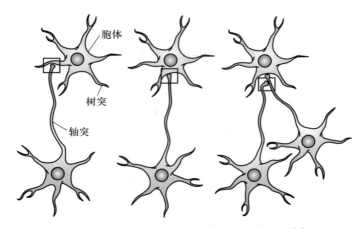

图 12.6　典型的神经元结构图及其连接方式[8]

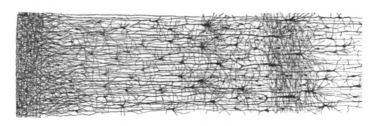

图 12.7　多层生物神经网络(一个半月大婴儿的皮层,
经 Golgi 染色后显示出神经元经由轴突和树突的连接情况)

② 神经元之间的连接强度决定信号传递的强弱;

③ 神经元之间的连接强度是可以随训练改变的;

④ 信号可以是起刺激作用的,也可以是起抑制作用的;

⑤ 一个神经元接收的信号的累积效果决定该神经元的状态;

⑥ 每个神经元可以有一个"阈值"。

三、感知器

图 12.8 中的人工神经元模型的拓扑结构和现代常用的神经元结构是一样的,只不过感知器模型的输入和输出都是二进制的,即输入 x_i 和输出 y 的值都是 **0** 或 **1**,而现代常用的人工神经元模型的输入和输出大多是连续值。人工神经元一般是一个多输入单输出的非线性元件,神经元输出除受输入信号的影响外,通常也受到神经元内部其他因素的影响,所以在人工神经元模型中常常加有一个额外的输入信号,称为偏置(bias)。神经元的输出往往受一个非线性函数 f(激活函数)的作用,于是一个人工神经元的数学模型如下式所示

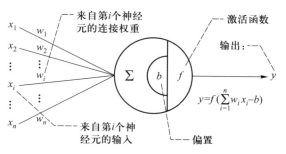

图 12.8　人工神经元模型

$$y = f \left(\sum_{i=1}^{n} w_i x_i - b \right) \qquad (12.6)$$

式中,每一个 w_i 是一个实数常量,或叫作权值(weight),用来决定输入 x_i 对感知器输出的贡献率。感知器的输入和输出都是二进制的,所以激活函数 f 是一个阶跃函数

$$y = f \left(\sum_{i=1}^{n} w_i x_i - b \right) = \begin{cases} 1 & if \sum_{i=1}^{n} w_i x_i - b > 0 \\ 0 & if \sum_{i=1}^{n} w_i x_i - b \leqslant 0 \end{cases} \qquad (12.7)$$

可以看到,偏置值 b 实际上起到了门限的作用:如果神经元的输入综合结果大于该门限值,则神经元处于激活状态,否则神经元不激活。

以 McCulloch 和 Pitts 命名的 M–P 模型是一个加权求和再激活的过程,能够完成线性可分的分类问题。需要注意的一点是,M–P 模型的权值 w_i 和偏置 b 都是人为给定的,所以对此模型不存在"学习"的说法。而 Marvin Minsky 等人提出的感知器模型的权值 w_i 和偏置 b 都是通过学习得来的,这也是 M–P 模型与单层感知器最大的区别。感知器中神经元的输入和输出都是二值型的,现代常见的神经网络中的神经元的输入和输出值都可以是连续型的。

为了表示方便,记

$$\boldsymbol{x} = (x_1, x_2, \cdots, x_n, -1)^{\mathrm{T}} \qquad (12.8)$$
$$\boldsymbol{w} = (w_1, w_2, \cdots w_n, b)^{\mathrm{T}} \qquad (12.9)$$

则感知器模型可以表示为

$$y = f(\boldsymbol{w}^{\mathrm{T}} \boldsymbol{x})$$
$$= \mathrm{u}(\boldsymbol{w}^{\mathrm{T}} \boldsymbol{x}) = \begin{cases} 1 & if \ \boldsymbol{w}^{\mathrm{T}} \boldsymbol{x} > 0 \\ 0 & if \ \boldsymbol{w}^{\mathrm{T}} \boldsymbol{x} \leqslant 0 \end{cases} \qquad (12.10)$$

这里的 $\mathrm{u}(\cdot)$ 为单位阶跃函数。

本章有关神经网络的描述将采用式(12.10)的表达方法,神经元的输入向

250

量补充常数-1 到样本向量的最后一个元素,把偏置量 b 和权重 w_i 不加区别使用,它们一起参与神经网络的学习过程。

（1）单层感知器

从结构上说,单层感知器（single layer perceptron, SLP）就是多个 M-P 模型的累叠,模型结构如图 12.9 所示。前面提到,与 M-P 模型最主要的差别在于感知器引入了学习概念,这也是为什么把感知器称为最初的神经网络模型而非 M-P 模型。

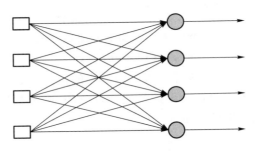

图 12.9　单层感知器模型结构

单层感知器的学习通过导入基于误分类的损失函数,利用梯度下降法对损失函数进行极小化（注意,1957 年感知器模型提出来的时候,BP 反向传播算法还未提出,所以只能训练一层网络）。在结构上单层感知器和 M-P 模型没有太大区别,所以也只能划分线性可分问题,并不能解决**异或**之类的线性不可分问题。

（2）多层感知器

为了解决线性不可分问题,提出了多层感知器（multiple layer perceptron, MLP）模型,如图 12.10 所示。这是一类前馈人工神经网络（artificial neural network, ANN）。术语 MLP 的含义比较模糊,有时宽泛地指任何前馈神经网络,有时严格地指由多层感知器组成的网络。

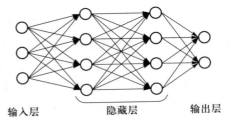

输入层　　　　隐藏层　　　　输出层

图 12.10　多层感知器

MLP 至少由三层节点组成:输入层、隐藏层和输出层。除了输入节点外,每个节点都是一个神经元,使用非线性激活函数。

（3）感知器的训练方法

感知器的训练是一种有监督的学习方式,其学习规则称之为 Delta（δ）学习规则。感知器的学习规则只能训练单层网络,多层网络的训练则在后面的反向传播(BP)算法中介绍。

假定训练过程共有 s 个 n 维样本 $\boldsymbol{x} = (\boldsymbol{x}_1, \boldsymbol{x}_2, \cdots, \boldsymbol{x}_s)$,其中 $\boldsymbol{x}_i = (x_{1i}, x_{2i}, \cdots, x_{ni})^{\mathrm{T}}$, $i = 1, 2, \cdots, s$,假定样本的期望输出为 $\boldsymbol{d} = (d_1, d_2, \cdots, d_s)^{\mathrm{T}}$,当前输出为 $\boldsymbol{y} = (y_1, y_2, \cdots, y_s)^{\mathrm{T}}$ 时,感知器学习的内容是确定权值 $\boldsymbol{w}$。

Delta(δ)学习规则如下。

设误差准则函数为

$$E = \frac{1}{2} \sum_{i=1}^{s} (d_i - y_i)^2 = \frac{1}{2} \sum_{i=1}^{s} e_i^2 \tag{12.11}$$

采用梯度下降(gradient descent)法得到如下的迭代格式

$$\boldsymbol{w}(t+1) = \boldsymbol{w}(t) + \boldsymbol{xe} \tag{12.12}$$

这里 $\boldsymbol{e} = (e_1, e_2, \cdots, e_s)^{\mathrm{T}}$。感知器的激活函数为阈值型函数,网络的输出只可能为 0 或 1,所以只要网络表达的函数是线性可分的,则函数经过有限次迭代后,将收敛到正确的权值和阈值,使 $\boldsymbol{e} = \boldsymbol{0}$。

梯度下降法如下。

记二元函数 $\boldsymbol{g}(x, y)$ 的梯度为

$$\boldsymbol{grad}\, g(x, y) = \nabla \boldsymbol{g}(x, y) = \left(\frac{\partial g}{\partial x}, \frac{\partial g}{\partial y} \right)^{\mathrm{T}} \tag{12.13}$$

梯度下降法是基于这样的观察:梯度向量方向就是函数变化增加最快的。对于函数 $\boldsymbol{g}(x, y)$,在点 $\boldsymbol{x}_0 = (x_0, y_0)$,沿着梯度向量的方向即 $(\partial g/\partial x, \partial g/\partial y)^{\mathrm{T}} \mid_{x=x_0, y=y_0}$ 的方向是 $\boldsymbol{g}(x, y)$ 增加最快的地方,最容易找到最大值。相反,沿着梯度向量的反方向 $-(\partial g/\partial x, \partial g/\partial y)^{\mathrm{T}} \mid_{x=x_0, y=y_0}$ 更加容易找到函数的最小值。因此,采用梯度下降法求取 $\boldsymbol{g}(x, y)$ 最小值的迭代格式为

$$\begin{pmatrix} x_{k+1} \\ y_{k+1} \end{pmatrix} = \begin{pmatrix} x_k \\ y_k \end{pmatrix} - \mu \begin{pmatrix} \partial g/\partial x_k \\ \partial g/\partial y_k \end{pmatrix} \tag{12.14}$$

μ 是一个正的常数,称为学习速率(learning rate)。学习速率的作用是缓和每一步调整权的程度。它通常被设为一个小的数值,而且有时会使其随着权调整次数的增加而衰减。图 12.11 为梯度下降法示意图。

我们再来看误差准则函数,输出 y_i 是权向量 $\boldsymbol{w}$ 的函数,所以

$$\frac{\partial E}{\partial w_i} = \frac{1}{2} \sum_{j=1}^{s} \frac{\partial e_j^2}{\partial w_i} = \sum_{j=1}^{s} e_j \frac{\partial e_j}{\partial w_i} \tag{12.15}$$

为了推导方便,我们假定激活函数 $f(\cdot)$ 是线性函数 $f(z) = z$(在感知器的训练过程中,神经元的输出仍然可以采用 $y_i = u(\cdot)$)

$$\frac{\partial e_j}{\partial w_i} = \frac{\partial}{\partial w_i} [d_j - f(\boldsymbol{w}^{\mathrm{T}} \boldsymbol{x})] = \frac{\partial}{\partial w_i} \left[d_j - \sum_{k=1}^{n} w_k x_{kj} \right] = -x_{ij} \tag{12.16}$$

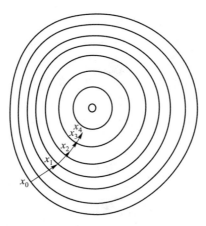

图 12.11 梯度下降法示意图

所以

$$\frac{\partial E}{\partial w_i} = \sum_{j=1}^{s} e_j \frac{\partial e_j}{\partial w_i} = -\sum_{j=1}^{s} e_j x_{ij} \qquad (12.17)$$

于是,结合公式(12.14),学习速率 $\mu = 1$ 得出 Delta(δ)学习规则中的权值更新迭代公式(12.12)。

四、深度神经网络(DNN)结构

将两个或多个简单的神经元并联起来,使每个神经元具有相同的输入矢量 x,即可组成一个神经元层,其中每一个神经元产生一个输出。进一步,把上一层的神经元的输出作为下一层神经元的输入,就像前面介绍的多层感知器一样,就可以构造多层神经网络。神经网络是基于感知机的扩展,而深度神经网络(deep neural networks,DNN)可以理解为有很多层的神经网络,多层神经网络和深度神经网络 DNN 其实是指同一个东西,DNN 有时也叫作多层感知机(multi-layer perceptron,MLP)。

以上一层的输出作为下一层的输入的神经网络被称为前馈神经网络。如图 12.12 所示为典型的多层前馈神经网络(multi-layer feedforward neural networks)模型,这意味着网络中是没有回路的——信息总是向前传播,同一层神经元之间互不连接,而且跨层之间的神经元之间也互不相连。图 12.12(a)只有一个神经元输出,如果用来数据分类则只能实现数据的二分类,图 12.12(b)则有多个输出,可以解决数据的多分类问题。

前馈神经网络对输入 x 的作用可以用许多不同函数的复合来表示。图 12.12 所示的有向无环图描述了函数是如何复合在一起的。例如图 12.12(b)由三个函数 f_1、f_2 和 f_3 连接在一个链上形成 $f_3(f_2(f_1(x)))$,这些链式结构是神经网络中最常用的结构。输入层又称为第 0 层,它只起到神经网络输入接口的作用。在这种情况下,f_1 被称为网络的第一层(first layer),f_2 被称为第二层(second layer),以此类推。链的全长称为模型的深度(depth)。正是因为这个术语才出现了"深度学习"这个名字。前馈网络的最后一层被称为输出层(output layer)。在神经网络训练的过程中,除了输入层和输出层之外,其他层的输出都是不可见的,所以这些层被称为隐藏层(hidden layer)。

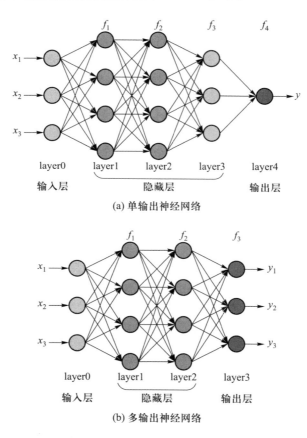

(a) 单输出神经网络

(b) 多输出神经网络

图 12.12 典型的前馈神经网络模型

如果网络中有回路,那么这样的神经网络系统将不再是一个因果系统,也就是说系统的输入依赖于它的输出。实际上大脑的活动确实是有大量的反馈信号参与的,这种反馈可能与人的知识、经验等有关,也可能是信息处理不同的通路相互协作的结果。这种具有反馈连接的神经网络称为递归神经网络,图 12.13 为具有 4 个神经元的 Hopfield 网络。相对来说,递归神经网络远没有前馈神经网络具有影响力,其中一个重要原因可能是递归神经网络学习相对困难一些,篇幅所限,本章将专注于使用更为广泛的前馈网络。

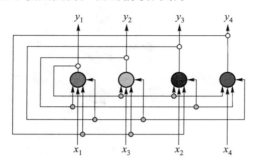

图 12.13　具有 4 个神经元的 Hopfield 网络

五、反向传播算法(BP 算法)

　　在感知器内容中,我们给出了单层感知器神经网络的训练方法,在那里采用了梯度下降法通过最小化输出误差计算神经元之间的连接权重,但是我们也曾提到,该方法只能训练单层神经网络。对于前向型的多层神经网络的训练,最为流行的方法是 Rumelhart 等人于 1986 年提出的误差反向传播 BP (back propagation)学习算法[2]。BP 算法基本原理是:利用输出后的误差来估计输出层的直接前导层的误差,再用这个误差估计更前一层的误差,如此一层一层的反传下去,就获得了所有其他各层的误差估计。进一步对每一层利用梯度下降法获得该层神经元之间的连接权重。学习过程是:首先在当前设定的网络连接权重下,对输入的带标签的学习样本(样本的类别属性已知)通过网络的前馈计算获得信号的前向传播结果;然后计算网络的输出结果和样本标签对应的理想结果之间的误差(在神经网络领域经常被称为损失函数),把误差反向分配到神经网络的各层,利用各层分配的误差值修正该层网络的连接权重。

　　为了更加详细介绍 BP 算法,先对图 12.14 的多层前馈神经网络做进一步的标记。

　　第 l 层神经元 j 的输出:O_j^l。

　　第 l 层神经元 j 的输入:net_j^l。

　　第 l 层神经元的个数:n^l。

　　从第 $l-1$ 层神经元 i 到第 l 层神经元 j 的连接权值:w_{ij}^l。

　　O_j^l 与 net_j^l 之间的关系为:$O_j^l = f(net_j^l)$,f 为激活函数。

　　net_j^l 与 O_j^{l-1} 之间的关系为:$net_j^l = \sum_{i=1}^{n^l} w_{ij}^{l-1} O_i^{l-1}$。

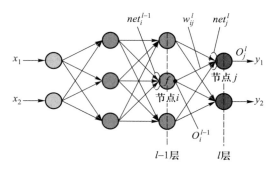

图 12.14 多层前馈神经网络模型结构图

定义神经网络输出误差函数为

$$e = \frac{1}{2} \sum_{k=1}^{n} (\hat{y}_k - y_k)^2 \tag{12.18}$$

式中，n 为输出层神经元的个数，y_k 为输出层第 k 个神经元的实际输出，$\hat{y}_k$ 为该神经元的期望输出。

误差反向传播算法逐层对网络中的连接权值进行修正，第 l 层权重修正公式为

$$w_{ij}^l(t+1) = w_{ij}^l(t) + \Delta w_{ij}^l \tag{12.19}$$

$w_{ij}^l(t+1)$ 和 $w_{ij}^l(t)$ 分别表示 $t+1$ 和 t 时刻从节点 i 到节点 j 的连接权值，Δw_{ij}^l 为修正量。为了获得输出误差的最小化，采用梯度下降法更新连接权重

$$\Delta w_{ij}^l = -\eta \frac{\partial e}{\partial w_{ij}^l} \tag{12.20}$$

式中，η 为增益因子。则

$$\frac{\partial e}{\partial w_{ij}^l} = \frac{\partial e}{\partial net_j^l} \frac{\partial net_j^l}{\partial w_{ij}^l} \tag{12.21}$$

又因为

$$net_j^l = \sum_k w_{kj}^l O_k^{l-1} \tag{12.22}$$

所以

$$\frac{\partial net_j^l}{\partial w_{ij}^l} = \frac{\partial}{\partial w_{ij}^l} \sum_k w_{kj}^l O_k^{l-1} = O_i^{l-1} \tag{12.23}$$

我们定义 l 层的第 j 个神经元上的误差 δ_j^l 为

$$\delta_j^l = \frac{\partial e}{\partial net_j^l} \tag{12.24}$$

于是，得到

256

$$\Delta w_{ij}^{l} = -\eta \frac{\partial e}{\partial w_{ij}^{l}} = -\eta \delta_{j}^{l} O_{i}^{l-1} \qquad (12.25)$$

下面分两种情况讨论权重修正量的计算公式(12.25)。

第一种情况：l 为网络的最后一层，即网络的输出层，此时 $O_{j}^{l} = y_{j}$，并且

$$\delta_{j}^{l} = \frac{\partial e}{\partial net_{j}^{l}} = \frac{\partial e}{\partial y_{j}} \frac{\partial y_{j}}{\partial net_{j}^{l}} = \frac{\partial e}{\partial y_{j}} \frac{\partial O_{j}^{l}}{\partial net_{j}^{l}} \qquad (12.26)$$

由误差公式(12.18)得到

$$\frac{\partial e}{\partial y_{j}} = -(\hat{y}_{j} - y_{j}) \qquad (12.27)$$

又因为

$$\frac{\partial O_{j}^{l}}{\partial net_{j}^{l}} = f'(net_{j}^{l}) \qquad (12.28)$$

所以

$$\delta_{j}^{l} = -(\hat{y}_{j} - y_{j})f'(net_{j}^{l}) \qquad (12.29)$$

所以输出层神经元网络权值的修正公式为

$$w_{ij}^{l}(t+1) = w_{ij}^{l}(t) + \Delta w_{ij}^{l} = w_{ij}^{l}(t) + \eta(\hat{y}_{j} - y_{j})f'(net_{j}^{l})O_{i}^{l-1} \qquad (12.30)$$

第二种情况：l 不是输出层，即为网络的隐藏层。l 层的第 j 个神经元的误差 δ_{j}^{e} 来源于 $l+1$ 层的多个神经元，于是

$$\delta_{j}^{l} = \frac{\partial e}{\partial net_{j}^{l}} = \sum_{k} \frac{\partial e}{\partial net_{k}^{l+1}} \frac{\partial net_{k}^{l+1}}{\partial O_{j}^{l}} \frac{\partial O_{j}^{l}}{\partial net_{j}^{l}} \qquad (12.31)$$

我们对照网络图 12.15 进行分析。

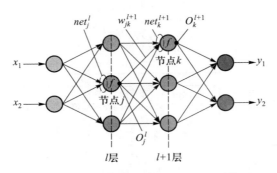

图 12.15　多层前馈神经网络隐藏层结构图

这时

$$\frac{\partial e}{\partial net_{k}^{l+1}} = \delta_{k}^{l+1} \qquad (12.32)$$

257

$$\frac{\partial net_k^{l+1}}{\partial O_j^l} = \frac{\partial}{\partial O_j^l} \sum_m w_{mk}^{l+1} O_m^l = w_{jk}^{l+1} \tag{12.33}$$

$$\frac{\partial O_j^l}{\partial net_j^l} = f'(net_j^l) \tag{12.34}$$

所以

$$\delta_j^l = f'(net_j^l) \sum_k \delta_k^{l+1} w_{jk}^{l+1} \tag{12.35}$$

由式(12.19)和式(12.25),得

$$\begin{aligned} w_{ij}^l(t+1) &= w_{ij}^l(t) + \Delta w_{ij}^l = w_{ij}^l(t) - \eta \delta_j^l O_i^{l-1} \\ &= w_{ij}^l(t) - \eta f'(net_j^l) O_j^{l-1} \sum_k \delta_k^{l+1} w_{jk}^{l+1} \end{aligned} \tag{12.36}$$

假设使用 sigmoid 激活函数,即 $f(x) = \dfrac{1}{1+e^{-x}}$,$f'(x) = f(x)[1-f(x)]$ 则:

对于输出层节点

$$f'(net_j^l) = f(net_j^l)[1 - f(net_j^l)] = y_k(1 - y_k) \tag{12.37}$$

对于非输出层节点

$$f'(net_j^l) = O_j^l(1 - O_j^l) \tag{12.38}$$

反向传播算法流程图如图 12.16 所示。

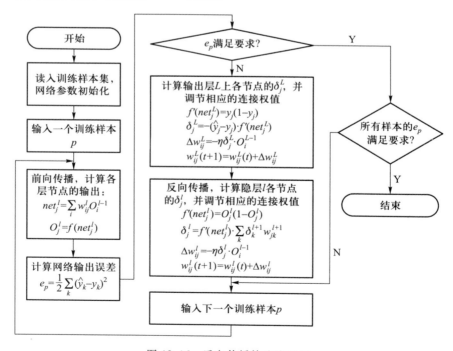

图 12.16 反向传播算法流程图

六、BP 改进方法

梯度下降法是机器学习中常用的优化算法,有几种不同的优化形式:批量梯度下降(batch gradient descent)、小批量梯度下降(mini-batch gradient descent)、随机梯度下降(stochastic gradient descent)和动量梯度下降法(gradient descent with momentum)。其中小批量梯度下降法常用在深度学习中进行模型的训练。下面介绍这几种不同的梯度下降法。

(1)批量梯度下降

给定一个训练集,修整权值有两种方式:串行方式和批量方式。上面介绍的 BP 网络训练过程是信号正向传播,根据得到的输出误差反向修正各层权值,这实际上是一种串行训练的方式,把每个样本依次输入网络进行训练。批量方式则是网络获得所有的训练样本,计算所有样本输出均方误差之和,得到总误差

$$E = \sum_{n=1}^{N} e_n^2 \tag{12.39}$$

然后把总误差反向传播修正网络权值,式(12.20)变为

$$\Delta w_{ij}^l = -\eta \frac{\partial E}{\partial w_{ij}^l} \tag{12.40}$$

批量梯度下降在每次迭代中使用所有的样本,更容易实现网络训练过程的并行化处理。由于所有样本同时参加运算,它的训练速度往往远快于串行训练方法。

(2)小批量梯度下降

尽管批量训练方法比串行训练方法速度要快,但是对于大训练样本和深度神经网络的训练仍然会出现收敛速度慢的缺点。为了克服这些问题,人们提出了小批量梯度下降训练方法。在更新每一参数时,不用遍历所有的样本,而只使用一部分样本来进行更新。因此,每次只用小批量的 b 个样本进行更新学习,相应地得到小批量样本的总误差 E_b,这时式(12.40)成为如下形式

$$\Delta w_{ij}^l = -\eta \frac{\partial E_b}{\partial w_{ij}^l} \tag{12.41}$$

批量的大小可以调整,通常被选为 2 的幂次方。

(3)随机梯度下降

同样是考虑到批量梯度下降法训练速度慢的缺点,出现了随机梯度下降法。批量梯度下降法和小批量梯度下降法每次迭代把所有或一定批量的样本输入网络,每训练一组样本就把梯度更新一次。而随机梯度下降算法是从样本中随机抽出一组输入网络,根据这一组的网络输出误差采用梯度下降法更新一次网络

权值,然后再抽取一组,再更新一次。在样本量极其大的情况下,可能不用训练完所有的样本就可以获得一个损失值在可接受范围之内的模型。

（4）动量梯度下降

动量梯度下降法是在梯度下降法的基础上,在网络权值更新阶段引入动量因子 $\alpha(0<\alpha<1)$,使权值修正具有一定的惯性

$$\Delta w_{ij}^{l}(t) = -\eta(1-\alpha)\nabla E(t) + \alpha\Delta w_{ij}^{l}(t-1) \tag{12.42}$$

与标准的梯度下降法相比,更新网络权值的时候,该式多了一个因式 $\alpha\Delta w_{ij}^{l}(t-1)$。它表示本次权值的更新方向和幅度不但与本次计算所得的梯度有关,还与上一次更新的方向和幅度有关。该因式的加入,使权值的更新具有一定的惯性,且具有了一定的抗震荡能力和加快收敛的能力。

七、神经网络中常用的激活函数

前面提到感知器神经元输出有一个单位阶跃函数作为激活函数的二值化过程,模拟了神经元是否激活的状态。在利用梯度下降法获得感知器的训练方法时,为了解决激活函数的可导问题,使用了线性激活函数。事实上,激活函数也不一定要求在整个定义域上可导,因为求导数的目的是为了获得误差函数值下降最快的梯度方向,如果激活函数在某些位置不可导,我们只要在这些位置单独定义函数的导数值就可以了。换句话说,作为激活函数的函数只要满足几乎处处可导就可以了。那么到底应该选什么样的函数作为激活函数呢?首先,单位阶跃函数作为激活函数较好地模拟了神经元的激活状态,这个函数特别适用于样本分类神经网络的输出层神经元,但是该函数用在隐藏层神经元就不太合适:一是因为该函数不可导,使用起来不方便;二是因为该函数的输出是二值的,除了零点外,定义域内的其他位置的导数值全部为零,这对于网络权重系数的训练极为不利。其次,线性激活函数虽然便于求导和网络训练,但是按照线性函数复合仍然是线性函数的特点,无论神经网络设计多少层,其输入与输出之间的映射仍然是一个线性函数,我们更希望选择能够表征非线性函数的网络。我们需要这样的神经网络单元:它的输出是输入的非线性函数,并且输出是输入的可微函数。具体到激活函数,我们当然希望激活函数也是非线性的,并且激活函数是可导的,或者至少几乎处处可导。常用的激活函数有以下几种。

（1）sigmoid 激活函数

sigmoid 函数,也称为 logistic 函数（logistic function）,在历史上很受欢迎,因为它很符合神经元的特征,它是一个平滑的可导阈值函数,如图 12.17 所示。

$$f(x) = \frac{1}{1 + e^{-x}} \tag{12.43}$$

它能够把输入的连续实值变换为 0 和 1 之间的输出,特别的,如果是非常大

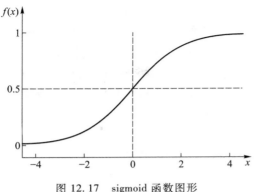

图 12.17 sigmoid 函数图形

的负数,那么输出就是 0;如果是非常大的正数,输出就是 1。近年来对 sigmoid 函数的使用越来越少了,主要是因为它固有的一些缺点,我们来看 sigmoid 函数的导数,如图 12.18 所示。

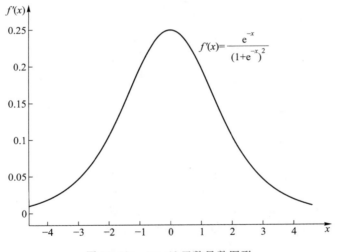

$$f'(x) = \frac{e^{-x}}{(1+e^{-x})^2}$$

图 12.18 sigmoid 函数导数图形

可以看到,sigmoid 函数的导数最大值在 $x = 0$ 处,取值为 0.25,随着 $|x|$ 的增大,$f'(x)$ 变小并趋向于 0,这种现象被称为激活函数的软饱和。与软饱和相对应的是硬饱和,即:当 $|x| > c$ 时,$f'(x) = 0$,其中 c 为常数。函数的饱和现象使得深度神经网络在二三十年里一直难以有效地训练,它是阻碍神经网络发展的重要原因。具体来说,由于在误差反向传递过程中,sigmoid 向下传导的梯度包含了一个 $f'(x)$ 因子,因此一旦输入落入饱和区,$f'(x)$ 就会变得接近于 0,进而导致了向底层传递的梯度也变得非常小。此时,网络参数很难得到有效训练。

这种现象被称为梯度消失。一般来说，sigmoid 激活函数网络在 5 层之内就会产生梯度消失现象。另外，可以看到 sigmoid 函数的输出不是 0 均值的，即输出具有偏移现象。这会带来一个问题，当输入均为正值的时候，由于 $f(net) =$ sigmoid$(\boldsymbol{w}^{\mathrm{T}}\boldsymbol{x} + b)$，那么对 $\boldsymbol{w}$ 求局部梯度则都为正，这样在反向传播的过程中 $\boldsymbol{w}$ 要么都往正方向更新，要么都往负方向更新，使得收敛缓慢。sigmoid 激活函数还有一个缺点是指数函数的计算量较大。

（2）tanh 激活函数

tanh 是双曲正切函数（如图 12.19 所示）

$$\tanh(x) = \frac{1 - \mathrm{e}^{-2x}}{1 + \mathrm{e}^{-2x}} \tag{12.44}$$

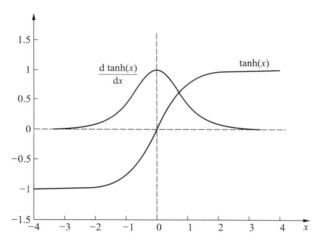

图 12.19　tanh 函数及其导数图形

tanh 函数和 sigmoid 函数的曲线是比较相近的，这两个函数在输入很大或是很小的时候，输出都几乎平滑，梯度很小，所以仍然是软饱和函数，存在梯度消失问题，不利于权重更新。但是该激活函数的输出区间是在 $(-1,1)$ 之间，而且整个函数是以 0 为中心的，这个特点比 sigmoid 函数的好。

（3）ReLU 和 softplus 激活函数

ReLU 激活函数的定义为

$$f(x) = x^{+} = \max(0, x) \tag{12.45}$$

softplus 可以看作是 ReLU 的平滑

$$f(x) = \ln(1 + \mathrm{e}^{x}) \tag{12.46}$$

ReLU 函数的导函数是一个单位阶跃函数，而 softplus 的导函数刚好是 sigmoid 函数，如图 12.20(b) 所示，可以看出它们的导函数曲线也很相似。因此

262

这两个激活函数的性质也比较接近。

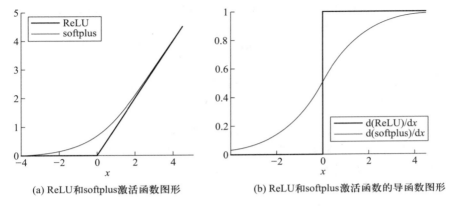

(a) ReLU和softplus激活函数图形   (b) ReLU和softplus激活函数的导函数图形

图 12.20   ReLU 和 softplus 激活函数及其导函数图形

根据神经科学家的相关研究,softplus 和 ReLU 与脑神经元激活频率函数有相似的地方。也就是说,相比于早期的激活函数,softplus 和 ReLU 更加接近脑神经元的激活模型,这两个激活函数的应用促进了神经网络研究的新浪潮。

ReLU(rectified linear unit)是目前用得最多的一种激活函数。虽然 2006 年 Hinton 教授提出通过分层无监督预训练解决深层网络训练困难的问题,但是深度网络的直接监督式训练的最终突破,最主要的原因是采用了新型激活函数 ReLU[9][10]。ReLU 函数也被称为斜坡函数,类似于电气工程中的半波整流函数。由图 12.20(a)可以看出,由于 $x>0$ 时导数恒为 1,所以 ReLU 在 $x \geqslant 1$ 时保持导数值不衰减,从而缓解了梯度消失的问题,但是该激活函数在 $x < 0$ 时硬饱和,随着训练的推进,部分输入会落入硬饱和区,导致对应权重无法更新,这种现象被称为"神经元死亡"。ReLU 激活函数同样有输出均值大于零,这一输出偏移现象同样不利于神经网络的训练。但是 ReLU 激活函数计算简单,其计算速度比 sigmoid 和 tanh 快得多。

(4) softmax 激活函数(或称为归一化指数函数)

前面介绍的 sigmoid 函数把输入映射到(0,1)区间上,如果把该激活函数应用在神经网络的最后一层(输出层),则可以用来解决输入样本的二分类问题:输出大于 0.5,则输入样本属于第一类;输出小于 0.5,则输入样本属于第二类。但是 sigmoid 函数只能进行二分类,多分类问题则需要应用到 sigmoid 函数的扩展——softmax 激活函数

$$\text{softmax}(x_j) = \frac{e^{x_j}}{\sum_{k=1}^{K} e^{x_k}}, j = 1, 2, \cdots, K \qquad (12.47)$$

式(12.47)对应的神经网络具有 K 个输出,把每个输出都映射到了(0,1)区间内,并且所有输出值的和为 1,因此,每个输出值 $\text{softmax}(x_j)$ 的含义可以理解为:该输入样本属于类别 j 的概率为 $\text{softmax}(x_j)$。

12.3 深度学习和卷积神经网络

深度学习是基于人工神经网络进行特征学习的一类机器学习方法,学习过程可以是有监督的、半监督的或无监督的。它的特点是通过不同的层次创建一个学习模型,更深的层次将前一层次的输出作为输入,对这些输入进行映射,获取输入的更为抽象的特征。

深度学习有多种网络架构,如深度神经网络、深度置信网络(deep belief networks)、循环神经网络(recurrent neural networks)和卷积神经网络(convolutional neural networks),它们的应用领域包括计算机视觉、语音识别、自然语言处理、音频识别、社交网络过滤、机器翻译、生物信息学、药物设计、医学图像分析、材料检验和棋盘游戏项目等,它们产生的结果可以与人类专家的表现相媲美,在某些情况下甚至超过人类专家的表现。

一、为什么要深度学习

(1) 人类视觉系统对信息的分级处理特点

1981 年的诺贝尔医学奖颁发给了 David Hubel(出生于加拿大的美国神经生物学家)和 Torsten Wiesel 以及 Roger Sperry。前两位的主要贡献是发现了视觉系统的信息处理是分级的。从低级的 V1 区提取边缘特征,再到 V2 区的形状或者目标的部分等,再到更高层,整个目标、目标的行为等。也就是说高层的特征是低层特征的组合,从低层到高层的特征表示越来越抽象,越来越能表现语义或者意图。而抽象层面越高,存在的可能猜测就越少,就越利于分类。如图12.21、图 12.22 所示,视觉通路分为感知对象位置的 where 通路和感知对象内容的 what 通路,它们都由视皮层的一些功能区分层处理构成系统。

另外,在视觉通路上,视网膜上的光感受器通过接受光并将它转换为输出神经信号影响许多神经节细胞、外膝状体细胞以及视觉皮层中的神经细胞。反过来,这些神经细胞的输出都依赖于视网膜上的许多光感受器。我们称直接或间接影响某一特定神经细胞的视网膜上光感受器细胞的全体称为该特定神经细胞的感受野(receptive field)。随着视神经信息处理的不断整合,从视皮层的低级区到高级区的神经细胞所对应的感受野越来越大,这对于人工神经网络的信息处理机制有很好的启发作用,后面将要介绍的卷积神经网络就具有这样的处理特点。

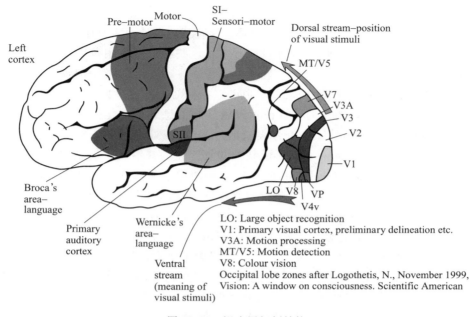

图 12.21 视皮层解剖结构

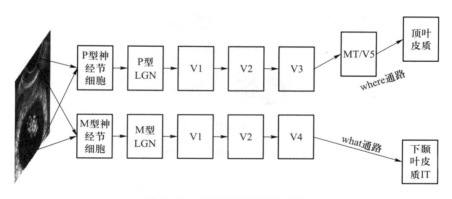

图 12.22 视觉通路模块结构图

（2）传统模式识别遇到的困难

传统的模式识别方法通常分为以下几个步骤：数据获取、数据预处理、特征提取、特征选择和整合、目标分类或识别。这其中良好的特征表达对最终算法的准确性起了非常关键的作用，识别系统的计算耗时也主要集中在特征提取部分。而提取什么样的特征，如何提取，一般都是人工设计的。人工设计的几个比较成功的特征有：指纹识别算法中的关键点特征，设计了交叉点、中心点、分叉点、端点、小岛、三角点等特征描述方法；人脸检测算法中常用的 Haar-like 特征；基于可变形目标模型(deformable parts model,DPM)的目标检测算法中的 HoG(histograms of oriented gradients)特征等。但是这些特征的设计通常是困难的,依赖于领域专家坚实的理论基础和高超的技巧,并且这些特征的适用范围往往具有一定的局限性。

同时人们也注意到,对于模式识别而言,目标对象的中层甚至高层特征有着十分重要的意义。D. Marr 的计算视觉理论认为信息处理就是把一些符号表象(representation)变成另外一种符号表象的过程,这一处理过程从外部世界投射到视网膜上的图像开始,一直到形成某种知觉为止。并给出了信息的三级表象结构:(a)基元图(the primal sketch)——由于图像的灰度变化可能与物体边界这类具体的物理性质相对应,因此它主要描述图像的灰度变化及其局部几何关系;(b)2.5 维图(2.5 dimensional sketch)——以观察者为中心,描述可见表面的方位、轮廓、深度及其他性质;(c)3 维模型(3D model)——以物体为中心,用来处理和识别物体的三维形状表象。但是图像的中级和高级特征提取是困难的,如图 12.23 所示,图(a)为目标图像轮廓的基本形状、目标几何结构间的基本关系(比如平行、垂直),图(b)为图像物体的基本部件。但是人脑可以轻而易举地感知这些基本的结构,人工智能是否能够自动地学习这些特征?

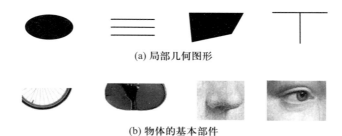

(a) 局部几何图形

(b) 物体的基本部件

图 12.23　目标图像的基本部件

（3）浅层学习局限性

我们理解神经网络模型的表达能力的时候应该从两个角度思考问题:一个是对复杂函数的逼近能力,另一个是对具有复杂结构对象的表达能力。这两个能力看似是同一个问题,从数学上来讲都是一个函数空间的表达问题。如果仅仅从这一个角度来讲,浅层的神经网络已经可以满足函数逼近能力的要求。万能近似定理(universal approximation theorem)告诉我们:两层的神经网络在神经元数量足够多、采用非线性激活函数的情况下可以拟合任意非线性函数[10]。该近似定理意味着无论我们试图学习什么样的函数,一个大的多层神经网络(要"大",隐藏层不一定需要很多)一定能够表示这个函数。那么我们为什么还要设计"深度"网络呢? 这就牵扯到另一个问题:对具有复杂结构对象的表达能力

266

问题。复杂结构对象往往具有空间几何结构和占据较大的几何空间,这个时候往往需要由不同尺度的特征来表达更大尺度、更加复杂的结构对象。所谓窥一斑而知全豹在这里是行不通的,小尺度的、简单的"斑点"特征不能够完整描述豹子的整体复杂特征。但是我们可以构造多个尺度的特征逐层逼近复杂的结构对象,比如斑点、线段、局部阶梯构成第 1 层的小尺度的简单特征,眼睛、耳朵、嘴巴则由中等尺度复杂一点的第 2 层特征构成,这样分层次的结构特征就可以合成更加复杂的大尺度的目标对象。总的来说,只含有一层隐层节点的浅层人工神经网络模型不能够提取中高层的图像特征,但是高层特征可以由一些基本结构(浅层特征)组合而成。这促使人们设计更加深层次的神经网络,并且随着网络层次的增加,所能够表达的信号特征也更加抽象。

二、卷积神经网络(CNN)

卷积神经网络由 Le　Cun 等人于 1989 年提出[12],是一种前馈神经网络结构,与一般的前馈型神经网络有相同的基本结构,包括输入层、隐藏层、输出层,不同之处在于多种特殊的网络层设计。受到生物学神经元信息处理过程的启发,神经元之间的连接模式类似于动物视觉皮层的组织。单个皮质神经元只在视野的一个被称为感受野的限制区域对刺激作出反应。不同神经元的感受野部分重叠,覆盖了整个视野。卷积神经网络的神经元(特别是隐藏层的神经元)和上一层神经元之间并非是全连接的,可以只响应一部分在它覆盖范围内的神经元。当前层神经元和上一层神经元之间的局部连接权值构成一个卷积滤波器,该滤波器和上一层的输出进行卷积运算,卷积运算的结果又作为下一层神经元的输入。卷积神经网络的隐藏层通常由若干个卷积层和池化层组成,整体结构如图 12.24 所示,输入图像在经过卷积层的卷积操作后转化为多组特征图,再通过池化操作对特征图降维,然后把最后的池化层输出的特征图按像素排列为行向量,最后通过全连接层输出结果。

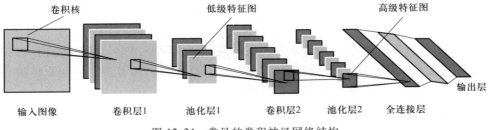

图 12.24　常见的卷积神经网络结构

CNN 的主要构成部分有输入层(input layer)、卷积层(convolutional layer)、池化层(pool layer)、激活函数(activation function)、全连接层(fully connected layer)、输出层(output layer),其实现的主要功能包括卷积(抽取特征,变换维度)、非线性变换(拟合复杂系统)、下采样(抽象特征的聚合)和批量归一化(加快网络参数的收敛速度,避免陷入局部最优解)等。下面对 CNN 的各个主要构成部分进行简单介绍。

（1）卷积层

卷积层通过卷积核对输入图像进行特征提取,通过卷积的线性运算过程来获得原始图像中鲁棒性高、表达能力好的特征,卷积过程如图 12.25 所示。

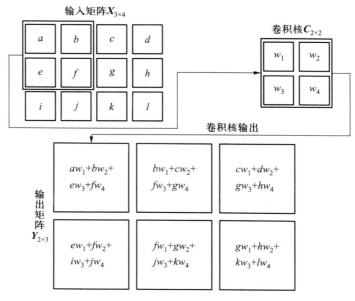

图 12.25　卷积过程示意图

输入图像矩阵 $X_{3\times4}$ 与卷积核 $C_{2\times2}$ 卷积的过程就是在输入图像矩阵的每一个 2×2 的小区域内进行特征抽取。卷积核 $C_{M\times N}$ 的卷积过程如下式所示

$$Y_{i,j} = \sum_{m=1}^{M} \sum_{n=1}^{N} X_{i+m,j+n} C_{m,n} \tag{12.48}$$

式中,M 表示卷积核的长,N 表示卷积核的宽。在实际使用中,卷积神经网络的第一层通常提取的是简单的特征,比如样本图像的边缘,随着多层的卷积运算,卷积神经网络可以得到纹理等更抽象的特征。

（2）池化层

池化层可以对输入的特征图进行压缩,一方面使特征图变小,简化网络计算复杂度;另一方面进行特征压缩,提取主要特征。可以根据池化函数将池化方式分类,比如最大池化、平均池化、范数池化以及对数池化,常见的池化方式为平均池化和最大池化。平均池化函数是将特征图的某一区域内所有像素值求和,再除以该区域内的所有像素个数。最大池化函数是对特征图的某一区域内所有像素值进行比较,取最大的一个像素值作为该区域的特征。

如图 12.26 所示,对左边 4×4 的特征图进行最大池化,每四个像素比较得出一个最大的像素作为输出像素,得到了 2×2 的特征图,特征图相比池化前更加抽象,维度也得到了降低。池化操作还具有平移、伸缩和选择不变性,以图 12.26 的池化过程为例,左上角 4 个像素值的互换并不影响该 4 个像素区域的池化结果,因为都是以 4 个像素值中最大的一个作为池化结果。

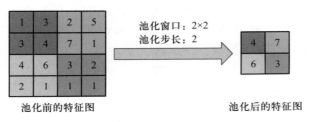

图 12.26　最大池化(max pooling)示意图

（3）全连接层

在卷积神经网络里,全连接层通常作为网络的最后几层出现,它的作用是对特征图进行综合计算。经多个卷积层和池化层后,连接着 1 个或 1 个以上的全连接层。与多层感知器(MLP)类似,全连接层中的每个神经元与其前一层的所有神经元进行全连接。全连接层可以整合卷积层或者池化层中具有类别区分性的局部信息。为了提升 CNN 网络性能,全连接层每个神经元的激励函数一般采用 ReLU 函数。

（4）输出层

通过全连接层对特征图的综合计算后,输出层可以将全连接层的输出转化为最终的任务目标,例如分类和回归。神经网络会尽量使分类层的输出与输入样本的标签相符,通常通过 softmax 激活函数实现。

三、深度学习中的损失函数和正则化

（1）常用的损失函数

① 应用于回归问题的损失函数

在处理需要实值输出的回归模型时,我们使用平方损失函数。假设我们只需要预测一个输出特征($M=1$)。我们对预测的误差求平方和,然后除以样本点数以获得平均误差,这里我们称之为均方误差(mean squared error, MSE)损失函数或均方损失函数

$$L(w) = \frac{1}{N} \sum_{i=1}^{N} (\hat{y}_i - y_i)^2 \qquad (12.49)$$

如果 $M>1$，即给定输入样本集合，但是输出为多个预估值的时候，这时输出期望 $\pmb{y}_i$ 和实际网络输出 $\hat{\pmb{y}}_i$ 都将是维数为 M 的向量。这个时候的均方损失函数表示如下

$$L(w) = \frac{1}{NM} \sum_{i=1}^{N} \sum_{j=1}^{M} (\hat{\pmb{y}}_{ij} - \pmb{y}_{ij})^2 \qquad (12.50)$$

理论上来讲，均方损失函数是一个凸函数，但是由于深度神经网络具有大量的可变参数，往往会产生多个参数集合都会得到相同的损失值的情况。

虽然 MSE 被广泛使用，但它对异常值非常敏感，在选择损失函数时应该考虑这一点。在这种情况下，我们对中位数更感兴趣，而对平均值的兴趣更少。与均方误差损失相类似的是平均绝对误差（mean absolute error，MAE）损失，相对来说，MAE 比 MSE 对于异常样本更加稳定

$$L(w) = \frac{1}{NM} \sum_{i=1}^{N} \sum_{j=1}^{M} |\hat{\pmb{y}}_{ij} - \pmb{y}_{ij}| \qquad (12.51)$$

均方对数误差（mean squared log error，MSLE）损失

$$L(w) = \frac{1}{NM} \sum_{i=1}^{N} \sum_{j=1}^{M} (\log \hat{\pmb{y}}_{ij} - \log \pmb{y}_{ij})^2 \qquad (12.52)$$

还有平均绝对值百分比误差（mean absolute percentage error，MAPE）损失

$$L(w) = \frac{1}{NM} \sum_{i=1}^{N} \sum_{j=1}^{M} \frac{100 \times |\hat{\pmb{y}}_{ij} - \pmb{y}_{ij}|}{\pmb{y}_{ij}} \qquad (12.53)$$

在应用中，这些都是有效的候选损失函数定义，没有哪一个损失函数在任何情况下都优于其他损失函数。MSE 和 MAE 被广泛使用，在大多数情况下这是一个安全的选择。如果我们的网络预测的输出变化范围很大，那么可以考虑 MSLE 和 MAPE。

② 应用于分类问题的损失函数

神经网络可以将数据分为不同的类别，并且当构建神经网络来解决分类问题时，往往还同时关注数据属于某一类别的概率。我们需要结合不同的应用场景选择合适的损失函数。

Hinge 损失函数

$$L(w) = \frac{1}{NM} \sum_{i=1}^{N} \sum_{j=1}^{M} \max(0, \hat{\pmb{y}}_{ij} \times \pmb{y}_{ij}) \qquad (12.54)$$

Hinge 损失函数是比较常用的一个损失函数，是一个 0-1 损失函数，或者称为 0-1 分类器。在支持向量机（support vector machines，SVM）分类算法中经常使用。

Logistic 损失函数

$$L(w) = \frac{1}{NM} \sum_{i=1}^{N} \sum_{j=1}^{M} \log_2(1 + e^{-\hat{y}_{ij} \times y_{ij}}) \qquad (12.55)$$

Logistic 损失函数是 0-1 损失函数的另一种实现方法,该函数处处光滑。但是该损失函数对所有样本点都惩罚,对异常值很敏感。当网络输出值在 [-1,1] 范围内时,另一个更加常用的损失函数是交叉熵损失函数

$$L(w) = -\frac{1}{NM} \sum_{i=1}^{N} \sum_{j=1}^{M} \log_2\left(\frac{1 + \hat{y}_{ij} \times y_{ij}}{2}\right) \qquad (12.56)$$

(2)正则化(regularization)方法

正则化是一种减小测试误差的方法(有时候会增加训练误差)。我们在构造机器学习模型时,最终目的是让模型对新数据有很好的表现。当我们用比较复杂的模型比如深度神经网络去拟合数据时,很容易出现过拟合现象(训练集表现很好,测试集表现较差),这会导致模型的泛化能力下降,这时候,就需要使用正则化降低模型的复杂度。正则化的一般形式是在整个平均损失函数的后面增加一个正则项。正则项越小,惩罚力度越小,极端时正则项为 0,则会造成过拟合问题;正则化越大,惩罚力度越大,则容易出现欠拟合问题。这里我们列举几种常用的正则化方法。

① L^1、L^2范数正则化

这种方法直接在损失函数后面添加一个关于网络权值的惩罚项

$$J(w) = L(w) + \frac{\lambda}{2N} g(w) \qquad (12.57)$$

这里,$\frac{\lambda}{2N}$是一个常数,N 为样本个数,λ 是一个超参数,用于控制正则化的程度。

L^1范数正则化时对应的正则化项为

$$g(w) = \|w\|_1 = \sum_i |w_i| \qquad (12.58)$$

L^2范数正则化时对应的正则化项为

$$g(w) = \|w\|_2^2 = \sum_i w_i^2 \qquad (12.59)$$

虽然两者都是通过加上一个求和项来限制参数大小,但它们却有不同的效果:L^1正则化更适用于特征选择,而 L^2正则化更适用于防止模型过拟合。

② Dropout 方法

这是 2012 年 ImageNet 比赛的获胜模型 AlexNet 的论文中提出的避免过拟合的方法。他的基本步骤是在每一次的迭代中,随机删除一部分节点,只训练剩下的节点。每次迭代都会随机删除,每次迭代删除的节点也都不一样,相当于每次迭代训练的都是不一样的网络,通过这样的方式降低节点之间的关联性以及模型的复杂度,从而达到正则化的效果。如图 12.27 所示,在训练中以概率 P

（超参数，一般为 50%）关掉一部分神经元，如图中的虚线的箭头。那么对于某些输出，并不是所有神经元会参与到前向和反向传播中。在预测的时候，将使用所有的神经元，但是会将其输出乘以 0.5。

③ 提前终止（early stopping）

提前终止适用于模型的表达能力很强的时候。这种情况下，一般训练误差会随着训练次数的增多逐渐下降，而测试误差则会先下降而后再次上升。提前终止就是在测试误差最低的点停止训练即可。

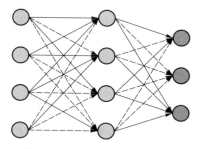

图 12.27 Dropout 方法示意图

四、深度神经网络训练方法

2006 年，加拿大多伦多大学教授、机器学习领域的泰斗 Geoffrey Hinton 在《科学》上发表论文提出深度学习主要观点：（1）多隐层的人工神经网络具有优异的特征学习能力，学习得到的特征对数据有更本质的刻画，从而有利于可视化或分类；（2）深度神经网络在训练上的难度，可以通过"逐层初始化"（layer-wise pre-training）来有效克服，逐层初始化可通过无监督学习实现。

深度神经网络的训练通常分为两个步骤进行：第一步逐层构建单层神经元，这样每次都是训练一个单层网络，是一个自下而上的训练过程；第二步当所有层无监督训练完成后，再用有监督的误差反向传播（BP）算法对网络参数进行微调。

第一步：采用自下而上的无监督学习

这一步可以看作是一个特征学习（feature learning）过程，这是和传统神经网络区别最大的地方。具体的，先用无标定数据训练第一层，训练时先学习第一层的参数（这一层可以看作是得到一个使得输出和输入差别最小的三层神经网络的隐层），由于设计了数据约束模型，使得得到的网络模型能够学习到数据本身的结构，从而得到比输入更具有表示能力的特征；在学习得到第 $n-1$ 层后，将 $n-1$ 层的输出作为第 n 层的输入，训练第 n 层，由此分别得到各层的参数。

无监督单层训练又可分为编码过程和解码过程，如图 12.28 所示，编码过程可以理解为对输入数据的变换过程，而解码过程可以看作对原输入数据的恢复过程。其约束有两项：编码尽可能稀疏和恢复误差尽可能小。常见的自编码器包括稀疏自编码器（SAE）、去噪自编码器（DAE）以及压缩自编码器（CAE）。其主要区别是使用了不同的非平庸约束，以使自编码器符合简单性要求。这里给出稀疏自编码器（sparse auto encoder，SAE）的目标函数

$$L(X;W) = \parallel WA - X \parallel^2 + \lambda \sum_i \mid a_i \mid \tag{12.60}$$

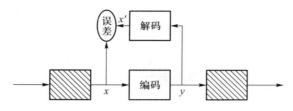

图 12.28　无监督单层训练过程示意图

稀疏自编码器的具体学习过程用到了字典学习和稀疏编码算法,这里不再细述。

第二步:自顶向下的监督学习

这一步是在第一步学习获得各层参数的基础上,在最顶的编码层添加一个分类器(例如逻辑回归、SVM 等),而后通过带标签数据的监督学习,利用梯度下降法去微调整个网络参数。

深度学习的第一步实质上是一个网络参数初始化过程。区别于传统神经网络初值随机初始化,深度学习模型可以通过无监督学习输入数据的结构得到,因而这个初值更接近全局最优,从而能够取得更好的效果。

需要指出的是,由于当前激活函数 ReLU 和 Dropout 网络结构的使用,更多的网络倾向于有监督训练,这时候往往需要大量的带标签样本,理想的学习方式应该是两者的结合。

五、常见开源的深度学习工具包及神经网络

当前比较流行的开源深度学习工具包如下。

(1)伯克利大学的 Caffe

Caffe 的全称是 convolutional architecture for fast feature embedding。Caffe 是纯粹的 C++/CUDA 架构,核心语言是 C++,支持命令行、Python 和 MATLAB 接口,既可以在 CPU 上运行也可以在 GPU 上运行。Caffe 是一个深度卷积神经网络的学习框架,使用 Caffe 可以比较方便地进行 CNN 模型的训练和测试。

(2)微软的 CNTK

CNTK(computational network toolkit)是微软用于搭建深度神经网络的计算网络工具包,在 Github 开源。CNTK 有一套极度优化的运行系统来训练和测试神经网络,它以抽象的计算图形式构建,支持 CPU 和 GPU 模型。CNTK 相比 Caffe、Theano、TensorFlow 等主流工具性能更强,灵活性好,可扩展性高。

(3)谷歌的 TensorFlow

TensorFlow 是 Google 基于 DistBelief 进行研发的第二代人工智能学习系统,基于张量数据流图的计算。TensorFlow 支持 CNN、RNN 和 LSTM 算法,拥有 C++/

Python 编程接口。

（4）Torch

Torch 是一个广泛支持机器学习算法的科学计算框架,具有简单和快速的脚本语言 LuaJIT 和底层 C/CUDA 实现。

（5）MXNet

MXNet 是一个轻量化分布式可移植的深度学习计算平台,它支持多机多节点、多 GPU 的计算,MXNet 支持从单机到多 GPU 多集群的计算能力。

（6）Theano

Theano 是 BSD 许可证下发布的一个开源项目,是由加拿大魁北克的蒙特利尔大学 LISA（现 MILA）小组开发的基于 Python 的深度学习框架,专门用于定义、优化、求值数学表达式,其效率比较高,适用于多维数组,能在 CPU 或 GPU 上尽可能快地运行。

（7）百度飞桨 PaddlePaddle

百度飞桨（PaddlePaddle）作为一款国产的深度学习平台,提供了包括迁移学习、强化学习、自动化网络结构设计、弹性深度学习计算、图神经网络等在内的多个工具组件。据了解,目前飞桨已经支持超过 70 个主流的模型,包括视觉、自然语言、推荐等人工智能核心技术领域。

12.4　深度学习在医学图像处理中的应用

一、基于深度学习的医学图像分类

医学图像或其他检查数据的分类是深度学习在医学图像分析方面的一个重要应用方向。在检查数据分类中,通常以一个或多个图像（检查数据）作为输入,以单一的诊断变量作为输出（如疾病存在与否）。

图 12.29 分别给出了不同类型的医学图像。从左上到右下依次为:乳腺囊肿 X 射线图像分类;脑占位病变图像分割;气管漏气检测中的呼吸道树分割;糖尿病视网膜病变分类;前列腺分割（在 PROMISE12 挑战赛中排名第一）;结节分类（在 LUNA16 挑战赛中排名第一）;乳腺癌淋巴结转移灶检测（在 CAMELYON16 挑战赛中排名第一,算法检测结果和人类专家标记）;皮肤病变分类中的人类专家表现;最先进的 X 射线中的骨抑制。

应用场景:颈动脉斑块的自动识别。

采用基于深度学习的方法从颈动脉超声图像中自动识别出颈动脉斑块,可为后期进行斑块的特征分析做好准备工作,其在心脑血管疾病预防方面具

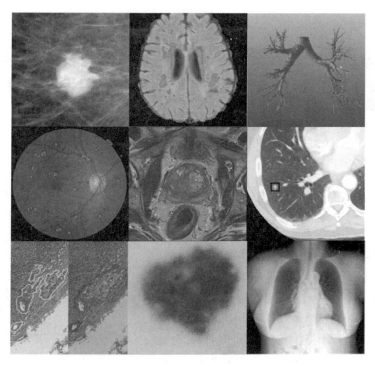

图 12.29　深度学习在医学图像中的应用示例图

有重要的临床意义。卷积神经网络在医学图像识别、分割等领域应用广泛，为医学图像诊断提供了新的思路和研究手段。Zhao 等人采用图 12.30 所示的卷积神经网络进行斑块识别[13]。该网络采用权值共享来减少网络中参数的个数，主要包含特征提取层和特征映射层，也就是卷积层和下采样层。使用的卷积神经网络包含 2 个卷积层、2 个池化层和 2 个全连接层。两个卷积层中的卷积核大小均为 5×5，数量分别是 32 和 50。两个池化层都选择大小为 2×2 的局域做不重叠平均值池化，两个全连接层的特征维度分别为 250 和 2。在 Linux 下使用 Caffe 来进行卷积神经网络的训练。初始学习率和学习动量分别设为 0.01 和 0.9，权重惩罚为 0.000 5，每迭代 10 000 次学习率减小 10 倍，最大迭代次数为 20 000 次。

　　卷积神经网络对于斑块的识别具有较好的表现，但是如果只是通过简单地将卷积层叠加在一起，增加网络深度并不会起到什么作用。由于一旦出现梯度消失问题，深层网络是难以进行训练的，因为梯度反向传播到前层，重复乘法可能使梯度无穷小，而造成的结果就是，随着网络的层次加深，其性能趋于饱和，或者甚至开始迅速退化，造成梯度消失从而无法继续进行训练和学习。这并不是过拟合的问题，因为不仅在验证集上误差增加，训练集本身误差也会增加，为避

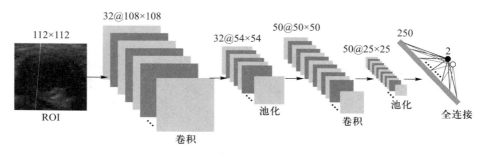

图 12.30　卷积神经网络结构,池化层使用平均值池化

免出现这种情况,Ma 等人采用了深度残差网络(deep residual network, ResNet)来进行数据的训练与测试[14]。该网络架构是何凯明等人于 2015 年首次提出,并在 ILSVRC 2015 分类任务中获得第一名[15]。假设某个神经网络的输入是 x,期望输出是 $H(x)$,如果直接把输入 x 传到输出作为初始结果,那么此时需要学习的目标就是:$F(x) = H(x) - x$,这就是 ResNet 残差网络的思想。残差网络借鉴了 Highway Network 思想,相当于在旁边专门开个通道使得输入可以直达输出,而优化的目标由原来的拟合输出 $H(x)$ 变成输出和输入的差,多个残差模块的叠加可以构建更深的网络。图 12.31 显示了残差模块的结构。

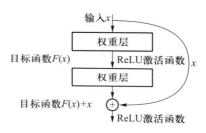

图 12.31　残差模块的结构

　　由于数据集的容量有限,Ma 等人在实验中采用了 18 层的残差网络(resnet18),它比上述 Zhao 等人使用的网络更深,但更易于训练。该网络主要包含 17 个卷积层和 1 个全连接层。池化层采用平均池化方式进行池化。最后一层的全连接层神经元个数设置为 2,并使用随机权重进行初始化。为了训练和测试网络,使用了开源深度学习框架 Pytorch。所有训练和测试过程均在配备 Intel Core i7 6700K 中央处理器(CPU)、16 GB 随机存取存储器和 1080 图形处理单元(GPU)的 Ubuntu 64 位台式个人计算机上进行。实验时,resnet18 首先在 ImageNet 数据集上进行预训练。然后,使用颈动脉超声数据集进行微调参数,而无须从头开始训练。学习率从 0.001 开始,每 7 个迭代次数变为原来的 0.1 倍,模型训练了多达 100 个迭代次数。学习动量设置为 0.9。

　　实验中使用的数据由加拿大西安大略大学罗伯茨研究所医学影像实验室提供,共包含 36 位受检者、1 828 张颈总动脉横断面超声图像。在训练网络时,从数据中随机选择 30 个病人的颈动脉超声图像作为训练集,剩余 6 个病人的颈动脉超声图像作为测试集。在具体实现过程中,选择合适的网络层数和调整网络

276

参数,然后根据内外膜信息选取了三种不同类型的感兴趣区域(region of interest,ROI),即 ROI1、ROI2 和 ROI3,如图 12.32 所示。ROI1 是包含颈动脉血管的裁剪图像。在 ROI1 的基础上,将血管外膜以外的其他组织的灰度值都设置为 0,得到 ROI2。ROI3 是在 ROI2 的基础上,根据血管内膜信息,将血管腔内的灰度值都设置为 0。

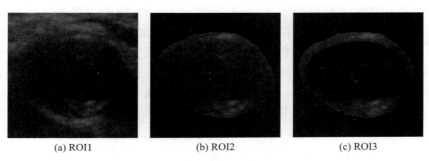

(a) ROI1　　　　　　　　(b) ROI2　　　　　　　　(c) ROI3

图 12.32　三种不同类型 ROI

在三种不同类型 ROI 上的测试结果如图 12.33 所示,ROI1 因为包含了一些与分类结果无关的干扰信息,结果最差;而 ROI3 因为去除了干扰信息,结果最好,测试集平均分类准确率为 92.5%。

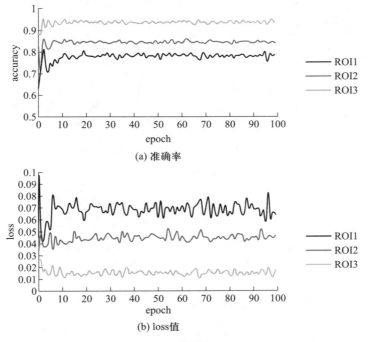

(a) 准确率

(b) loss值

图 12.33　三种不同类型 ROI 上的测试结果

二、基于深度学习的医学图像分割

医学图像分割是准确测量和提取各类特征的重要前提与保证。深度学习在各类医学图像分割任务中得到了成功的应用。

应用场景一:颈动脉超声图像血管壁分割。

颈动脉三维超声血管壁体积(vessel-wall-volume,VWV)等特征与脑血管事件的发生有着密切的关系;而 VWV 特征的获取需要颈动脉血管腔-内膜边界(lumen-intima boundary,LIB)到中膜-外膜边界(media-adventitia boundary,MAB)的轮廓,然而人工分割往往非常地耗时且分割的准确度和一致性依赖于观测者的经验。因此,利用计算机辅助技术,研究一种三维超声中颈动脉 MAB 和 LIB 分割算法是十分必要的。Zhou 等人采用基于深度学习的方法进行颈动脉血管 LIB 和 MAB 轮廓的分割[16]。首先,采用动态卷积神经网络对颈动脉 MAB 轮廓进行分割:该方法首先训练一个卷积神经网络(CNN),然后在预测时动态地微调模型,使之得到能适应不同病例的更准确的分割结果,图12.34 显示了 MAB 轮廓分割流程图。根据 MAB 轮廓获取血管 ROI 区域后,利用改进的 U–Net 网络进行分割可得到血管的 LIB 轮廓,网络结构如图12.35 所示。

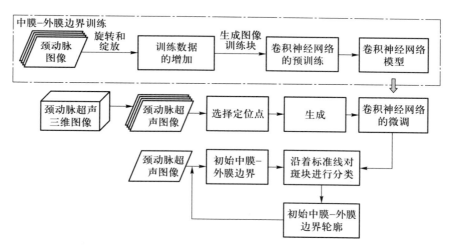

图 12.34　采用动态 CNN 进行三维颈动脉超声图像 MAB 轮廓分割
流程图(包括训练和测试两部分)

图 12.35 的左侧是一个编码器,它由一个卷积神经网络结构组成,包括 4 个模块,每一个模块包括两个重复的 3×3 卷积层、一个步长为 2 的 2×2 最大值池化层和一个 drop-out 层,并用校正线性单元(rectified linear unit,ReLU)激活每一

278

个卷积层中的神经元。drop-out 层按照一个给定的概率随机地把一些神经元置为零,这样可有效地防止过拟合。同时,我们在每一个卷积模块中加入了残差的短连接,它跳过两个堆叠的卷积层,直接将卷积模块的输入与输出进行连接,如图 12.35 所示,折线箭头线段是残差短连接,这种设计可以有效防止梯度消失,加快网络收敛。图 12.35 的右侧是一个解码器,它包含从对编码器得到的特征进行上采样解码复原到原图大小的过程,且最后通过一个分类层得到最终的分割结果。解码器有四个上采样模块,每一模块包括两个 2×2 的反卷积层、一个连接层和两个 3×3 卷积层。连接层将编码器中对应卷积模块的输出特征与反卷积得到的特征进行连接。每一个卷积层采用 ReLU 函数进行激活。最后一层是一个 1×1 的卷积层,将 64 通道的特征图映射到 2 维的矩阵,然后用 softmax 层进行逐项像素的分类,得到每个点在血管腔内的概率。

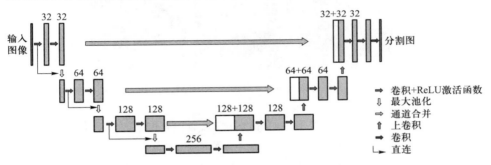

图 12.35 改进的 U-Net 网络结构图(黑色的填充框代表特征图,在每个特征图上方标注了特征图的通道数)

图 12.36 显示了一个病人的颈动脉血管 MAB 和 LIB 算法分割结果与人工分割结果的对比。其中,亮色的曲线是人工勾勒的 MAB 和 LIB 轮廓,暗色的曲线是算法分割的结果。从结果中可以看出,算法得到的 MAB 和 LIB 轮廓与人工勾勒的轮廓非常接近。

应用场景二:颈动脉超声图像斑块分割。

为了获得斑块总面积(TPA)和斑块总体积(TPV)的值,需要对颈动脉斑块的轮廓进行分割。人工分割一方面非常耗时,另一方面需要观测者具有很强的专业知识背景,且人工分割更依赖于观测者的主观性和经验,一致性较差。通常人们需要 2~3 个月的时间才能完成一个高可靠性观测者的训练。因此,研究一种全自动的、准确率高的颈动脉斑块分割方法具有重要理论意义和临床应用价值。

基于传统方法的分割方法一方面计算时间长,另一方面对初始化轮廓敏感。Zhou 等人提出了一种基于 U-Net 的超声图像中颈动脉斑块自动分割方法[17]。

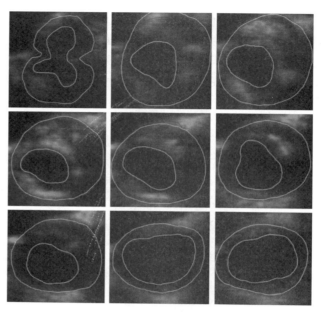

图 12.36 算法分割与人工分割得到的 MAB 和 LIB 轮廓对比

一般来说,训练 U-Net 网络需要大量有标记的训练样本;然而,对大量的样本进行标记存在困难。一方面,由于标记样本是被用于训练的金标准,人工标记的准确性依赖于观测者的经验,即使是经验非常丰富的专家在进行人工勾画轮廓时,两次标记直接的相关性仅为 0.875;另一方面,人工标记大量的数据不仅非常耗时吃力,而且当斑块形状复杂时,标记者很难准确记忆上一帧图像的斑块形状,从而大大增加了分割的误差与差异性。为了解决缺乏大量标记样本的问题,Zhou 等人对 U-Net 网络进行修改,提出了一种无监督深度学习的神经网络。利用无标记的样本预训练 U-Net 网络模型,然后再用预训练模型初始化 U-Net 网络并采用少量有标记的样本对 U-Net 网络模型进行微调。

图 12.37 显示了 8 个斑块微调后的 U-Net 分割结果与人工分割结果的对比,其中,暗色的曲线是两个专家人工分割的平均斑块轮廓,亮色的曲线是算法分割的结果。该结果显示,在这 8 个斑块中,算法分割结果与人工分割结果非常接近,具有很高的一致性。

由于斑块体积是衡量斑块变化的重要指标,特别是血管的斑块总体积是临床上监测颈动脉粥样硬化及判断食物/药物治疗效果的重要依据。因此,通过计算算法与人工分割斑块体积的误差来评价分割算法的性能。图 12.38 中显示了人工分割与算法分割得到斑块面积的相关性及两者误差的 Bland-Altman 图。从图 12.38(a)中可以看到,算法分割与人工分割得到斑块面积之间的 Pearson 相

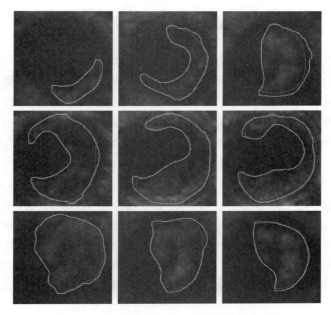

图 12.37　算法分割与人工分割斑块轮廓对比

关性系数为 0.98,显示了两个分割结果之间具有非常好的一致性。图 12.38
(b)显示了算法分割和人工分割斑块面积之间误差的 Bland-Altman 图,暗色连
续直线为平均偏差,虚线为 mean±1.96SD,显示了两者的一致性。两者斑块面
积的偏差为 1.26±2.38 mm^2(5.5±10.2%),其中斑块面积的变化范围为 1.44~
60.0 mm^2。

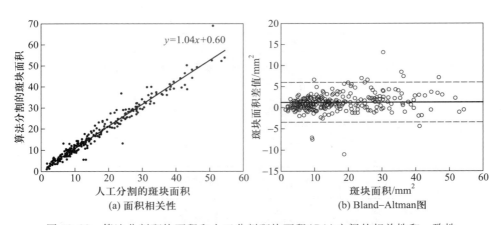

图 12.38　算法分割斑块面积和人工分割斑块面积(PA)之间的相关性和一致性

三、基于深度学习的医学图像融合

深度学习在图像配准、分类、增强、分割和重建等方面取得了很大的成功,它可以从训练数据中确定数据驱动的、具有代表性的、层次化的特征。目前有关医学图像融合的研究和应用还处于发展阶段[18-23]。图像融合权重的生成能够看作是图像分类问题,其中活动水平测量对应于深度学习网络中的特征提取,融合规则对应于深度学习中的分类器,因此,从这个角度来看,使用深度学习进行图像融合是可行的。与传统的方法相比,基于深度学习的融合方法有以下两个优点。首先,它能够克服主观设计多尺度分解规则和融合规则的困难,随着一些使用方便的深度学习训练平台(例如 Caffe 和 MatConvNet)的出现,神经网络结构的设计和实现对研究人员来说变得较为方便;其次,通过深度学习模型可以直接生成融合规则,在某种程度上我们可以认为这个结果是"最佳"的融合解决方案,理论上是比手动设计的解决方案更为有效。因此,基于深度学习的方法与传统方法相比应当具有更高质量的融合效果。可用于进行图像融合的深度学习方法有卷积神经网络(convolutional neural networks, CNN)[24-25]、卷积稀疏表示(convolutional sparse representation, CSR)[26-27]等,其具体结构如图 12.39、图 12.40 所示。同时,基于深度学习的图像融合研究仍然存在着一些挑战,如针对特定融合任务的网络结构设计、网络训练数据集的生成(当前基于深度学习的图像融合的一个实际困难是缺乏特定的大规模数据集)、基于深度学习的图像融合算法和基于深度学习的图像融合算法应用领域知识或传统的融合技术,根据具体图像融合问题的特点等。在实际应用中,这些问题是密切相关的,应该都

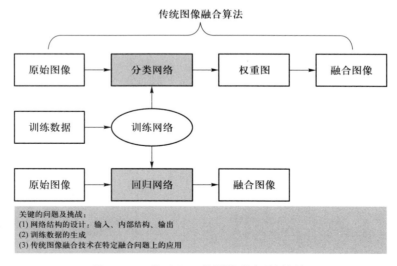

图 12.39　基于 CNN 的图像融合通用框架

考虑到我们的算法框架中,对于将来的各种图像融合任务开发更多的基于深度学习的方案也具有重要的意义。

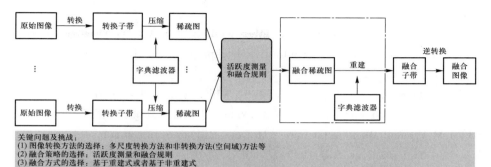

关键问题及挑战:
(1)图像转换方法的选择:多尺度转换方法和非转换方法(空间域)方法等
(2)融合策略的选择:活跃度测量和融合规则
(3)融合方式的选择:基于重建式或者基于非重建式
(4)训练样本的获得和训练参数的设置

图 12.40　基于 CSR 的图像融合通用框架

本 章 小 结

　　本章介绍近年来非常著名的人工智能新方法——深度学习方法,并给出在图像处理中的应用实例。首先,介绍机器学习的概念,以及监督学习、无监督学习与强化学习方法。其次,给出生物神经网络、人工神经网络、感知机、深度神经网络、BP 及其改进算法、激活函数等的定义,并重点回顾了人工神经网络发展历史。然后,分别介绍深度学习和卷积神经网络法,讨论深度学习中的损失函数和正则化以及深度神经网络训练方法。最后,介绍深度学习在医学图像处理中的应用实例,包括颈动脉斑块的自动识别、颈动脉血管超声图像的分割、斑块的分割以及图像融合等。

　　本章教学的主要目的是让学生对于深度学习的发展历程、原理以及应用有一个较为全面、基本的了解,从而让学生理解深度学习成为当今最热门技术之一的原因和理由,为今后从事深度学习方法理论与应用研究奠定基础。

　　本章需掌握的关键术语、概念主要包括:深度神经网络,浅层学习,深度学习;监督学习,无监督学习,强化学习;损失函数,智能体(agent),状态价值函数;生物神经网络,生物神经元,感知机,多层感知机,Delta 学习规则;深度神经网络,深度置信网络(deep belief networks),循环神经网络(recurrent neural Networks),卷积神经网络(convolutional neural networks);前馈神经网络,多层前馈神经网络,反向传播(BP)算法,激活函数等。

　　本章学习的难点是要让学生了解深度学习与一般人工神经网络的区别与联系,以及为什么深度学习可以在许多领域得到广泛的应用。希望通过本章的学习,学生对于深度学习这一人工智能最新和最有效的工具有一个基本的、全面的认识与了解,从而为在今后的学习与工作中的应用奠定基础。

参 考 文 献

[1] Geoffrey Hinton, Simon Osindero, Max Welling, et al. Unsupervised discovery of nonlinear structure using contrastive backpropagation [J]. Cognitive Science, 2006,30(4):725-731.

[2] Rumelhart David E, Hinton Geoffrey E, Williams Ronald J. Learning representations by back-propagating errors[J].Nature,1986,323(6088):533-536.

[3] T.M.Mitchell.Machine Learning (McGraw-Hill series in computer science)[M]. New York:McGraw-Hill,1997:2.

[4] Cortes Corinna, Vapnik Vladimir N.Support-vector networks[J].Machine Learning,1996,20(3):273-297.

[5] Warren S McCulloch, Walter Pitts.A logical calculus of the ideas immanent in nervous activity[J].The bulletin of mathematical biophysics,1943,5:115-133.

[6] Morris R G M.D. O.Hebb:The Organization of Behavior,Wiley:New York; 1949 [J].Brain Research Bulletin,1999,50(5-6):437.

[7] Hinton G E.Reducing the dimensionality of data with neural networks[J].Science,2006,313(5786):504-507.

[8] Bear M F, Connors B W, Paradiso M A.Neuroscience:exploring the brain[M]. 2nd ed.Philadelphia:Lippincott Williams & Wilkins inc,2001.

[9] Vinod Nair, Geoffrey E Hinton.Rectified linear units improve restricted boltzmann machines vinod nair[R].Haifa:Omnipress,2010.

[10] Glorot X, Bordes A, Bengio Y.Deep sparse rectifier neural networks[J].Journal of Machine Learning Research,2011,15:315-323.

[11] Hornik K.Approximation capabilities of multilayer feedforward network[J]. Neural Networks,1991,2:251-257.

[12] Le Cun Y.Generalization and network design strategies[R].Toronto:University of Toronto,1989.

[13] 赵媛,孙夏,丁明跃.一种基于深度学习的颈动脉斑块超声图像识别方法 [J].中国医疗器械信息,2017(9).

[14] Wei Ma, Ran Zhou, Yuan Zhao, et al.Plaque recognition of carotid ultrasound images based on deep residual network[R].Chongqing:IEEE,2019.

[15] He K, Zhang X, Ren S, et al.Deep residual learning for image recognition[R]. Las Vegas:IEEE,2016.

[16] Zhou R, Fenster A, Xia Y, et al.Deep learning-based carotid media-adventitia

and lumen-intima boundary segmentation from three-dimensional ultrasound images[J].Medical Physics,2019,46(7):3180-3193.

[17] Zhou R,Ma W,Fenster A,et al.U-Net based automatic carotid plaque segmentation from 3D ultrasound images[R].San Diego:SPIE,2019.

[18] Min X,Zeng W,Chen S,et al.Predicting enhancers with deep convolutional neural networks[J].BMC Bioinformatics,2017,18:478.

[19] Chen M,Dai W,Sun S Y,et al.Convolutional neural networks for automated annotation of cellular cryo-electron tomograms[J].Nature Methods,2017,14:983-985.

[20] Sharma H,Zerbe N,Klempert I,et al.Deep convolutional neural networks for automatic classification of gastric carcinoma using whole slide images in digital histopathology[J].Computerized Medical Imaging and Graphics,2017,61:2-13.

[21] Wang S,Zhou M,Liu Z,et al.Central focused convolutional neural networks:Developing a data-driven model for lung nodule segmentation[J].Medical Image Analysis,2017,40:172-183.

[22] O'Toole A J,Castillo C D,Parde C J,et al.Face space representations in deep convolutional neural networks[J].Trends in Cognitive Sciences,2018,22:794-809.

[23] Zhao Y,Dong Q,Zhang S,et al.Automatic recognition of fMRI-Derived functional networks using 3D convolutional neural networks[J].IEEE Transactions on Biomedical Engineering,2018,65:1975-1984.

[24] Y Le Cun,L Bottou,Y Bengio,et al.Gradient-based leaning applied to document recognition[J].Proceedings of the IEEE,1998,86,2278-2324.

[25] D Tran,L Bourdev,R Fergus,et al.Learning spatiotemporal features with 3D convolutional networks[R].Santiago:IEEE,2015.

[26] M.Zeiler,D.Krishnan,G.Taylor,et al.Deconvolutional networks[R].San Francisco:IEEE,2010.

[27] B. Wohlberg. Efficient algorithms for convolutional sparse representations[J].IEEE Transactions on Image Processing,2016,25(1):301-315.

[28] Sheue-Jen Ou. Embodied neurobiological perspective on the survey study of conceptual metaphors of chinese eating verb 吃 Chi ' eating' phrases[J].Linguistics and Literature Studies,2018,6(5):228-235.

习　　题

12.1　机器学习就是_____。按照训练过程中是否需要人的监督,机器学习可

285

分为:_____、_____和_____。

12.2 什么是监督学习,列举一种常见的监督学习算法。

12.3 什么是无监督学习,列举一种常见的无监督学习算法。

12.4 感知机的定义和基本原理是什么?

12.5 神经网络中常用的激活函数包括哪些?

12.6 推导 sigmoid 函数的导数计算公式。

12.7 深度学习与传统机器学习有什么不同,具有哪些特点?

12.8 卷积神经网络 CNN 的主要构成部分有_____、_____、_____、

_____、_____。

12.9 假设 $X = \begin{bmatrix} 2 & 3 & 8 \\ 6 & 1 & 5 \\ 7 & 2 & -1 \end{bmatrix}$,$K = \begin{bmatrix} 3 & -2 \\ -1 & 4 \end{bmatrix}$,求 X 与 K 进行卷积后的结果。

12.10 假设 $X = \begin{bmatrix} 1 & 5 & 8 & 2 \\ 2 & 1 & 2 & 1 \\ 1 & 6 & 4 & 3 \\ 7 & 8 & 4 & 9 \end{bmatrix}$,对 X 进行步长为 2,池化窗口为 2×2 的最大值池化结果为

多少?

习题 12.13 数据下载

12.11 什么是全连接层?它有什么作用?

12.12 列举几种深度学习常用的损失函数。

12.13 利用 Caffe、TensorFlow、Torch 等深度学习软件实现一个图 12.41 所示的卷积神经网络,对手写体数字进行分类。

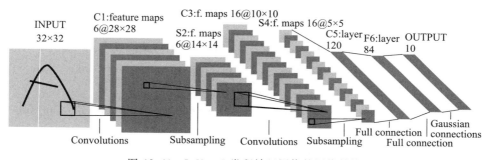

图 12.41 LeNet-5 卷积神经网络的网络结构

附　　录

定理 9.1：设输入图像 I 由两部分合成 $I=N+L$，这里 N 由一些孤立的正脉冲噪声构成（每一个噪声点相邻的八个邻点灰度值为零）。L 是灰度值为常数 $\alpha(\alpha>0)$ 的单像素宽线状结构。在式（9.21）中如果取 $h_1=h_2=1,h_3=h_4=\sqrt{2}$，而形态学腐蚀算子式（9.22）中取 $c=3+\sqrt{6}$，$\Delta t=-\dfrac{\sqrt{6}}{6}$ 那么式（9.22）所示的形态学腐蚀算子对图像 I 的一次腐蚀结果为 $u_{ij}^1=E(I_{ij})=\begin{cases} K_{ij}\alpha & (i,j)\in L \\ 0 & (i,j)\notin L \end{cases}$，而 K_{ij} 的取值为：

（1）如果 L 以垂直或水平方向穿过像素 (i,j)，那么 $K_{ij}=1$；

（2）如果 L 以斜对角方向穿过 (i,j)，$K_{ij}=\dfrac{\sqrt{6}-\sqrt{5}}{\sqrt{6}-2}\approx 0.474\,8$；

（3）如果 (i,j) 是 L 的一个端点，并且 L 以水平或垂直方向到达 (i,j)，$K_{ij}=\dfrac{\sqrt{6}-\sqrt{5}}{\sqrt{6}-2}\approx 0.474\,8$；

（4）如果 (i,j) 是 L 的一个端点，并且 L 以斜对角方向到达 (i,j)，$K_{ij}=\dfrac{2\sqrt{3}-\sqrt{11}}{2\sqrt{3}-2\sqrt{2}}\approx 0.232\,0$；

（5）其他情况，$K_{ij}=0$。

证明：假设 I 是方程（9.22）的输入数据，即 $u=I$。考查点 (i,j) 和它的八个邻点的所有可能关系如附图 1 所示。

（1）如附图 1（a）所示，当考查点 (i,j) 的灰度值不等于零且不在直线 L 上时，由噪声点的孤立性假设知道它的八个邻点的灰度值必为零，不妨设 $u_{i,j}=c$，$c>0$，由于 $h_1=h_2=0,h_3=h_4=\sqrt{2}$，由式（9.21）知道 $\Phi(u_{i,j})=6c$，于是 $E(u_{i,j})=0$。

（2）如附图 1（b）所示，当考查点 (i,j) 的灰度值等于零时，由定理的条件知输入数据 I 的灰度值是非负的，又由于 $\Phi(u_{i,j})$ 取点 (i,j) 八个邻点的灰度值和 $u_{i,j}$ 之差与零相比的最小者之和，于是 $\Phi(u_{i,j})=0$；所以 $E(u_{i,j})=0$。

（3）如附图 1（c）和附图 1（d）所示，当直线段 L 通过考查点时，由噪声点的孤立性要求，直线上两侧点的灰度值必定为零。又由于 $u_{i,j}=\alpha$，于是 $\Phi(u_{i,j})=4\alpha^2$，所以 $E(u_{i,j})=\alpha$，并且 $K_{i,j}=1$；类似的道理，对附图 1（e）和附图 1（f）所示的

287

情况，$\Phi(u_{i,j}) = 5\alpha^2$，并且 $K_{i,j} = (\sqrt{6} - \sqrt{5})/(\sqrt{6} - 2) \approx 0.474\ 8$。

（4）当考查点为直线段的端点时，如附图 1（g）、附图 1（h）、附图 1（i）和附图 1（j），和（3）的类似道理，$K_{i,j} = (\sqrt{6} - \sqrt{5})/(\sqrt{6} - 2) \approx 0.474\ 8$；对于附图 1（k）、附图 1（l）、附图 1（m）和附图 1（n），$K_{i,j} = (2\sqrt{3} - \sqrt{11})/(2\sqrt{3} - 2\sqrt{2}) \approx 0.232\ 0$。该定理证明完毕。

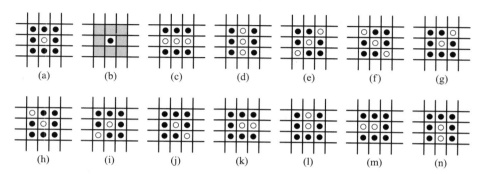

(a)　　(b)　　(c)　　(d)　　(e)　　(f)　　(g)

(h)　　(i)　　(j)　　(k)　　(l)　　(m)　　(n)

附图 1　当前点 (i,j) 和它的八个相邻点之间的关系示意图，黑点代表灰度值为零，白点代表灰度值为 $c(c>0)$ 的点，灰色的方格代表该点的灰度值可以为任意值。

郑重声明

高等教育出版社依法对本书享有专有出版权。任何未经许可的复制、销售行为均违反《中华人民共和国著作权法》,其行为人将承担相应的民事责任和行政责任;构成犯罪的,将被依法追究刑事责任。为了维护市场秩序,保护读者的合法权益,避免读者误用盗版书造成不良后果,我社将配合行政执法部门和司法机关对违法犯罪的单位和个人进行严厉打击。社会各界人士如发现上述侵权行为,希望及时举报,本社将奖励举报有功人员。

反盗版举报电话　(010)58581999　58582371　58582488
反盗版举报传真　(010)82086060
反盗版举报邮箱　dd@hep.com.cn
通信地址　北京市西城区德外大街4号
　　　　　高等教育出版社法律事务与版权管理部
邮政编码　100120

防伪查询说明

用户购书后刮开封底防伪涂层,利用手机微信等软件扫描二维码,会跳转至防伪查询网页,获得所购图书详细信息。用户也可将防伪二维码下的20位密码按从左到右、从上到下的顺序发送短信至106695881280,免费查询所购图书真伪。

反盗版短信举报

编辑短信"JB,图书名称,出版社,购买地点"发送至10669588128
防伪客服电话
(010)58582300